JN298702

長田 裕

無血刺絡の臨床

痛圧刺激法による新しい臨床治療

A NEW CLINICAL TREATMENT with PRESSING PAIN STIMULATION TECHNIQUE

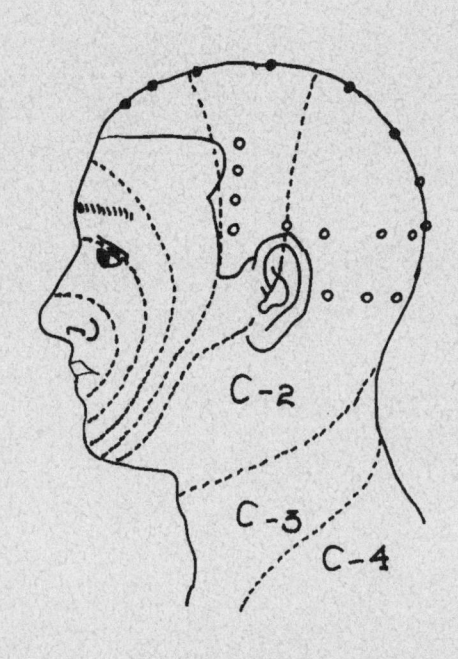

三和書籍

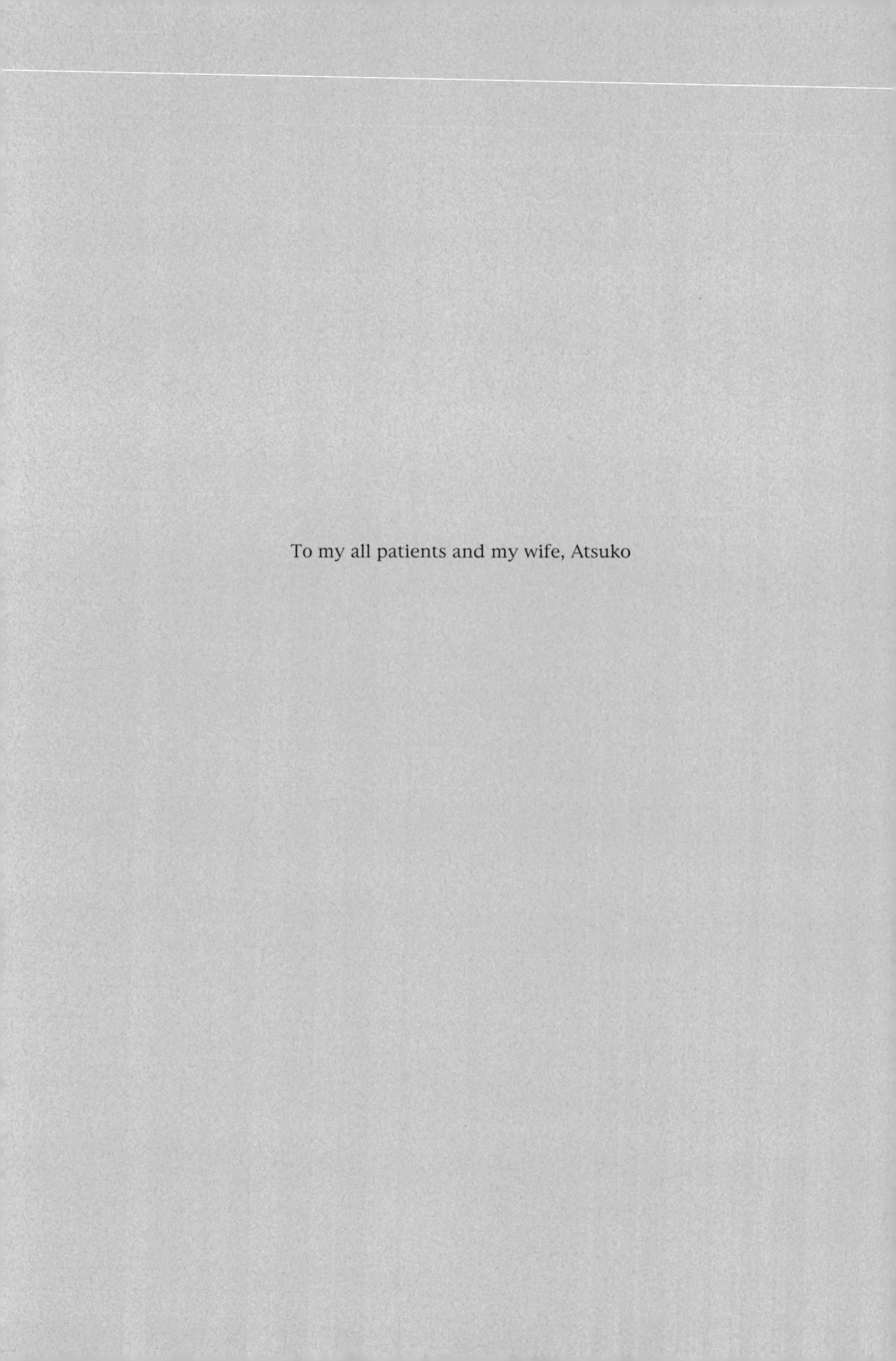

To my all patients and my wife, Atsuko

推　薦

　現代医学は急性疾患に対する応急措置に対してはすぐれた力を発揮しているものの、慢性疾患の治療に対してはまったく無力である。つまり、多くの慢性疾患の発症を原因不明として対症療法を行い患者を破綻に導くという流れになっている。治療による害が多い。

　原因を明らかにしないで科学的な治療を行うということはあり得ないことである。ここで病気の原因にたどり着くためのキーワードが3つある。自律神経、白血球、体温である。いずれも進化した多細胞生物の恒常性を維持するために発達したシステムである。

　さらにこの3つのシステムは連動していて、私たちの生き方に合わせて揺れ動いている。働くこと（エネルギー消費）で交感神経─顆粒球─体温上昇が起こり、休息や食べること（エネルギー蓄積）で副交感神経─リンパ球─体温下降が起こる。

　ある範囲の中でこの連動のリズムが繰り返されているうちは健康を維持できるが、一方に偏ると病気となる。働き過ぎや心の悩みは交感神経緊張をつくり、顆粒球増多と血流障害（血管収縮による低体温）を招き、組織破壊の病気や発癌をうながす。逆に、おだやか過ぎる生き方は副交感神経過剰優位をつくり、リンパ球増多と低体温によりアレルギーの病気や疲れやすく、無気力などの病気に入る。この流れはストレスを受けやすくなる体調でもあるので、容易に逆転して交感神経緊張になることも多い。

　このような「新しい医学」の概念にたどりつくと、すべての病気の発症原因に光が当たり始めるのである。斎藤章、福田稔、私（安保徹）の流れがあり、このような理解が進んできたように思う。そしてさらにこの理論を実践し新しい方向性を提示したのが長田裕先生の「無血刺絡」と本著『無血刺絡の臨床』である。

　上に述べたように多くの病気は交感神経緊張状態にあるので、医師や鍼灸師が副交感神経反射を利用して病気からの脱却の手助けができるのである。長い歴史を持った鍼灸、刺絡などの東洋医学的治療が科学的理解の元に実践できる。長田先生の著したこの本が多くの学びを私たちに与えてくれたことに深い感謝の念が湧いてくる。多くの医学関係者がこの本の読者となり医学が発展してゆくことを祈っている。

2005年12月
新潟大学大学院　免疫学・医動物学分野教授
安保　徹

推　薦

　平成17年4月の日本自律神経免疫治療研究会で、長田裕先生は無血刺絡の報告をされた。私は、針で出血させたほうがより効果的ではないかと質問した記憶がある。

　さらに長田先生は、爪もみ療法について、薬指を含めた5本指すべてを刺激したほうが、より効果的であるとも報告された。

　私は平成16年10月ごろより、薬指の効果について検討を始めていた。

　薬指について、浅見鉄男先生は、井穴刺絡療法では必ず薬指を含めた2～3本の指を刺絡されていた。平成8年11月に浅見先生が行われた講演で、私は薬指の使用については疑問があると質問を行ったが、もちろん結論は得られなかった。しかし、刺絡後に起こるショック時には薬指の使用が有効であることは、このときに教えていただいた。このことより、ふだんは交感神経（薬指）を使用すべきではないと考えたのである。

　平成9年にはアトピー性皮膚炎、ガン末期、リウマチ、ぜんそく、腰痛、五十肩症例などの多く患者さんが来院するようになった。

　平成10年になった暑い日に、小川潤二氏（マキノ出版）が取材に来た。そうした何回かの取材のある日、彼は手足の爪もみでも効果があるのではないかと提案してきた。そのとき私は、あまり効果は期待できないと言った。しかし、爪もみをやってみてはどうかと答えておいた。

　そして数カ月後に、彼は驚くべきデータを持参してきた。その後、私も患者さんたちにも爪もみ治療を奨励するようになった。

　このような経緯をへて爪もみは普及してきた。しかし、薬指の使用については、まだまったく考えることはなかった。

　平成16年の春ごろ、私は無意識で薬指をもんでいた。そして20日経たときに検査してみると、50％近くあったリンパ球が35～36％に減少していた。そこで薬指についてのデータがまったくないことに気がつき、平成16年10月より薬指の検査について検討を行うことにした。そして、まだ結果が完了していないときに、長田先生は薬指を使用したほうが効果があると断言された。このとき、やっぱりそうかと思い、驚いたことは記憶に新しい。

　検査の結果は、薬指を含めた5本指の使用時のほうが、顆粒球とリンパ球のバランスがとれ、しかも白血球の数も多くなり、結果的にはリンパ球の数も多かったのである。そして、臨床的にも効果がよいことが判明してきた。

　無血刺絡法は長田先生が開発したものである。治療の痛みはあるが、効果が高く、副作用

はない。そのうえ、出血を必要としないので、肝炎やエイズなどの感染の心配もないため、これからの明日への治療として、刺絡療法と、その家庭版としての爪もみ療法とともに、大いに期待される治療法と考えられる。

　現在、医療費が膨大となり、国家財政が窮地に追い込まれている状況に、少しでも役に立てるものと思われる。長田先生の今後のますますのご活躍を期待するものである。

2005年11月9日
自律神経と免疫の研究会会長
福田　稔

はじめに

　白血球の自律神経支配と刺絡療法を結びつけた自律神経免疫治療の福田－安保理論は21世紀の医学の主流になると予感する。日本自律神経免疫治療研究会の先生方のご努力のおかげでこの治療法が今着々と成果を挙げ、今後さらに発展進化していくものと思っている。

　今回、私は経絡（ツボ）を鍼や針で刺す鍼灸治療と異なり、鍼や針を使わない治療法としての無血刺絡法を考案し、また西洋医学の神経解剖学でいうデルマトームに東洋医学の経絡をミックスさせた髄節刺激理論による新しい治療法を創案した。この無血刺絡は皮膚を押圧することにより福田－安保理論の自律神経調整法を人体に最小限度の刺激で最大効果を得ることのできる点が従来法と異なるところである。

　福田－安保理論では交感神経過緊張が様々な難病、疾病をもたらすということが理論的にも、臨床現場でも証明され数多くの難治症例が次々と快方に向かっていることが報告されている。しかも薬、注射、手術などの人体への副作用、後遺症を残すことなく治っていくという現実を直視するとき、この治療法の無限の発展が予想される。これこそ、20世紀に主流であった薬剤、手術主体の治療法から人体の自然治癒力を手助けする治療法として脚光を浴びる時が必ずくるものと信じている。今、巷間代替医療が数多く出回り、薬害を逃れたいと思っている患者さんたちがそれに注目し、またその種の書物が出版されている。しかしその多くは最終的には福田－安保理論に基づく副交感反応（反射）を高め、白血球の自律神経支配に基づくリンパ球の活性化を目指すものである。行き着くところは同じであるが、刺絡療法の中で私が創案した無血刺絡療法と髄節刺激療法の組み合わせは最も簡単で、かつ有効にその反応を引き起こすに十分な効果を発揮すると思っている。未だ実地臨床現場に於いて全ての疾病に応用したわけではないが、副交感反応を引き起こすという点においては全て共通の手法である。ただ対象とする疾患が異なるだけある。従って、全ての疾患を経験しなくても手法さえマスターすれば、目的とする交感神経過緊張によりもたらされる疾患なら全て応用される手技である。ここにその手法を著した次第である。この治療法は副作用や危険を伴うことはなく、安全にかつ有効に不愉快な諸症状あるいは疾病の改善に役立つものと期待しているので、臨床医、鍼灸師の方々の臨床現場で役に立つ治療法であると確信している。

　上記の文はこの本の執筆を思い立った時に書いたものである。それ以前に福田先生の刺絡療法を初めて知り、その後の研究会で薬害が招くさまざまな病態を指摘された安保教授にお会いし、以降安保免疫学を忠実に実行実践してきた。研究会入会後から執筆準備を始め、そ

の後 1 年半を経過し 570 名の症例を経験した。このお二人に出会わなければこの無血刺絡も髄節刺激理論も生まれなかった。そして、高い確率で病気を治せることを過去 2 回の研究会で発表したが、この治療法を私個人のものとしてではなく、当初より興味を抱かれた先生方にもご覧になって頂きたくここにその経験を本に著わした次第である。

　最後に、この治療の初期に多くの症例を経験させて頂いた医療法人和気会（大阪府和泉市）新生会病院（アルコール依存症専門病院）理事長和気隆三先生のご厚意と、また無血刺絡創案期より現在に至るまで厳しい批評を指摘し続けてくれた同級生で畏友の田中クリニック院長田中陽一先生（泉佐野市）のご協力に感謝申し上げます。また私の治療を支持し応援してくださった全ての患者さんと、私の本の完成に日夜かげながら支えてくれた妻にお礼を述べます。

2005 年 8 月
長田　裕

無血刺絡の臨床
A New Clinical Treatment with
Pressing Pain Stimulation Technique
痛圧刺激法による新しい臨床治療

目次

推薦（安保　徹／福田　稔） i
はじめに v

Section I　無血刺絡療法
Pressing Pain Stimulation Therapy

1... 刺絡とは 3
　1．刺絡の意味
　2．瀉血刺絡療法

2... 無血刺絡と無血刺絡類似療法 5
　1．無血刺絡法（＝痛圧刺激法）　Pressing Pain Stimulation Technique (PPST) using a Pointed Tweezers
　2．無血刺絡類似療法　Dermal Stimulation Technique without using a Needle

3... 標治法と本治法 7
4... 無血刺絡法（PPST）は本治法の変法である 8
5... 白血球の自律神経支配の法則から見た無血刺絡法におけるリンパ球推移 9
6... 無血刺絡法（PPST）用具解説 11
7... 無血刺絡法（PPST）の利点・欠点 13
8... 無血刺絡法（PPST）による井穴刺激効果 15
9... 無血刺絡法（PPST）の刺激回数 16
10... 無血刺絡法（PPST）の反応態度 17
11... 無血刺絡法（PPST）の効果判定 19
12... 無血刺絡法（PPST）直後の副交感反応遅延または不応例 .. 20
13... 無血刺絡法（PPST）の初期無効例、不変例 21
　1．初期無効例
　2．無血刺絡法（PPST）の不変例
14... 無血刺絡法（PPST）のリバウンド 24
15... 無血刺絡法（PPST）の手技順序 30

Section II　髄節刺激療法
Dermal Segmental Stimulation Therapy

16... 髄節刺激理論とは　Dermal Segmental Stimulation Method 33
17... 髄節刺激療法とは　Dermal Segmental Stimulation Therapy (DSST) 34
18... 髄節刺激療法の手技分類　Technical Classification of Dermal Segmental Stimulation

   Therapy 35
 19...髄節刺激療法刺激部位別分類 36
 20...デルマトームと髄節とは 38
 21...各種デルマトーム図 39
 22...上肢のデルマトーム 41
 23...下肢のデルマトーム 42
 24...Keegan のデルマトームの正当性？ 43
 25...Keegan のデルマトームと足の太陽膀胱系を融合させた 8 分割傍脊椎髄節パート図
   （One 8th Divided Para-spinal Dermal Segmental Part=Para-spinal DSP） 45
 26...8 分割傍脊椎髄節パート（Para-spinal DSP）の名称 47
 27...8 分割傍脊椎髄節パートにおける刺激点作成経過 48
 28...8 分割傍脊椎髄節パート図解説 49
 29...各臓器及び組織の髄節と髄節パートとの関連 51
 30...百会パート（Hyakue Part=H-P） 52
 31...脳パート（Brain Part = B-P） 54
  1．脳パート（Brain Part = B-P）
  2．百会パート・脳パートの中の三叉神経末梢性分布図と髄節支配図
  3．三叉神経核性分布の詳細
 32...首パート（Neck Part=N-P） 58
 33...肩パート（Shoulder Part=S-P） 61
 34...背パート（Thoracic Part=T-P） 63
 35...肝胃パート（HepatoGastric Part=HG-P） 67
 36...腰パート（Lumbar Part=L-P） 71
 37...仙骨パート（Sacral Part=Sc-P） 74
 38...温熱療法　Thermotherapy 76
 39...髄節刺激療法（DSST）のまとめと実例写真について 79
 40...症状疾患別無血刺絡部位選択表（今までに治療した疾患名） 83
 41...髄節刺激療法の治癒メカニズムを福田－安保理論から考察する 84
  1．交感神経の害がどこに存在するのか
  2．交感神経の害の発見と至適髄節パート選択
  3．髄節刺激治療の治癒へのメカニズム仮説
  4．「白血球の自律神経支配」と無血刺絡治療回数決定
  5．無血刺絡開始前後のリンパ球変動について
  6．代償性リンパ球症

Section III　その他の髄節刺激療法
Other Dermal Segmental Stimulation Therapies

 42...耳パート（Ear Part=Ear-P） 97
  1．耳鳴り・難聴疾患
  2．耳鳴り・難聴疾患の髄節パート（Ear Part=Ear-P）

3．耳鳴り難聴疾患の治療方針
4．耳鳴り難聴疾患の効果判定
5．耳鳴り・難聴疾患の有効症例集
6．電子鍼

43…眼パート（Eye Part=Eye-P） 100
1．眼科疾患
2．眼科疾患の髄節パート（Eye Part=Eye-P）
3．眼科疾患の治療方針
4．眼科疾患の効果判定
5．白内障を除く有効症例集

44…鼻パート（Nose Part=No-P）と口腔パート（Oral Part=O-P） 105
1．歯・口唇・鼻の疾患
2．鼻疾患の無血刺絡　眼・鼻パート（Eye・Nose Part=Eye・No-P）　順序1
3．鼻疾患の無血刺絡　眼・鼻パート（Eye・Nose Part=Eye・No-P）　順序2
4．口腔疾患の無血刺絡　眼・口腔パート（Eye・Oral Part=Eye・O-P）
5．歯・口唇・口腔・鼻の疾患の治療方針
6．有効症例集

Section IV　無血刺絡局所髄節刺激療法と無血刺絡末梢神経刺激療法
Focal Dermal Segmental Stimulation Therapy and Peripheral Nerves Stimulation Therapy with Pressing Pain Sensation

45…概　説 113
46…膝パート（Knee Part=K-P）神経支配：L3・4・5 114
47…脛骨神経パート（Tibial Nerve Part=Ti-P）神経支配：L3・L5・S1・2 115
48…足パート（Foot Part=F-P）神経支配：L4・5・S1・2 116
49…肩関節パート（Shoulder Joint Part=Sh-P）神経支配：C5・6・7・8・T1 117
50…無血刺絡による末梢神経刺激療法　Peripheral Nerves Stimulation Therapy with Pressing Pain Sensation 118
51…末梢神経刺激ポイント分類　Various Pressing Pain Stimulation Points to the Peripheral Nerves 119
52…腕神経叢ポイント：BrPl-P（Brachial Plexus Point） 122
53…SCMポイント：SCM-P（Sternocleidomastoid Point） 124
54…腋窩神経ポイント：AXN-P（Axillary Nerve Point） 126
55…橈骨神経ポイント：RN-P（Radial Nerve Point） 127
56…内側前腕皮神経ポイント：MABN-P（Medial Antebrachial Cutaneous Nerve Point） 128
57…筋皮神経ポイント：MCN-P（Musculocutaneous Nerve Point） 129
58…橈骨神経手首ポイント：RNW-P（Radial Nerve at the Wrist Point） 130
59…正中神経ポイント：MN-P（Median Nerve Point） 131
60…尺骨神経ポイント：UN-P（Ulnar Nerve Point） 132
61…大腿神経ポイント：FN-P（Femoral Nerve Point） 133
62…外側大腿皮神経ポイント：LFCN-P（Lateral Femoral Cutaneous Nerve Point） 134

63...伏在神経ポイント：SaN-P（Saphenous Nerve Point）·················135
64...総腓骨神経ポイント：CPN-P（Common Peroneal Nerve Point）·········136
65...浅腓骨神経ポイント：SPN-P（Superficial Peroneal Nerve Point）·······137
66...深腓骨神経ポイント：DPN-P（Deep Peroneal Nerve Point）············138
67...後脛骨神経ポイント：PTN-P（Posterior Tibial Nerve Point）···········139
68...腓腹神経ポイント：SuN-P（Sural Nerve Point）······················140
69...上殿皮神経ポイント：SCIN-P（Superior Cluneal Nerve Point）·········141
70...中殿皮神経ポイント：MCIN-P（Middle Cluneal Nerve Point）··········142
71...胸腰筋膜ポイント：TLF-P（Thoracolumbar Fascia Point）············143

Section V　各論

72...パーキンソン病·····················147
　1．交感神経の害はどこにあるか
　2．どのようにして脳内副交感神経を刺激できるか？
　3．パーキンソン病における無血刺絡髄節パート
　4．血中ドーパミン濃度とリンパ球との関連
　5．有効判定には血中ドーパミン濃度かリンパ球比率か？　の考察
　6．無血刺絡療法の改善結果まとめ
　7．既治療患者の減薬方法
　8．既治療患者で施術を中断した（打ち切った）例
　9．代償性リンパ球症を呈する患者の対処法
　10．エルドーパはパーキンソン病を救えるか？
　11．今後の展望
　12．私の使うヤール重症度簡易分類表

73...首肩こり症·····················164

74...梨状筋症候群·····················168

75...腰痛症と間欠性跛行·····················174
　1．腰痛症
　2．間欠性跛行

76...膝関節痛·····················179

77...夜間頻尿・生殖器関連疾患（前立腺肥大・神経性頻尿等）·····183

78...肩関節周囲炎·····················187

79...認知症・不眠症・頭痛·····················190
　1．認知症
　2．不眠症
　3．頭痛

80...内臓疾患·····················195
　1．無血刺絡では内臓疾患をどう捉えるか
　2．糖尿病
　3．高血圧症
　4．高脂血症
　5．腎機能低下例

- 81...関節リウマチ・膠原病 199
  1．無血刺絡での方針
  2．施術選択髄節パート
  3．治療成績
  4．症例報告
  5．治療展望
- 82...痛み・痺れ・冷え・だるさ・むくみの臨床 204
  1．無血刺絡治療で見た痛みと痺れの関係
  2．痛み・痺れを自律神経の観点から見る
  3．むくみ・痛み・痺れ・冷え・だるさ・痙攣のまとめ
  4．実症例での臨床
  5．ヘルペス後神経痛
- 83...特殊疾患、難病など 209
  1．RSD症例：38歳 男性
  2．掌蹠膿胞症例：68歳 男性
  3．強皮症例：57歳 女性
  4．シェーグレン症候群例：62歳 女性
  5．尋常性乾癬例：61歳 女性
  6．脳卒中後遺症例：45歳 男性
  7．脊柱管狭窄症例：68歳男性
  8．がん

Section VI　ケースレポート

- 84...ケースレポート項目内容説明（内容や、記号、略語、アルファベットの解説） 217
- 85...1年間無血刺絡法による髄節刺激療法成績一覧 219
- 86...ケースレポート　認知症（痴呆症）　髄節パート考案の原点（1） 221
- 87...ケースレポート　頻尿　髄節パート考案の原点（2） 224
- 88...ケースレポート　頭痛・不眠 226
- 89...ケースレポート　耳鳴り 228
- 90...ケースレポート　肩こり 230
- 91...ケースレポート　坐骨神経痛　椎間板ヘルニヤ 232
- 92...ケースレポート　腰痛　坐骨神経痛　梨状筋症候群に脊髄動静脈奇形合併した症例 .. 234
- 93...ケースレポート　膝関節痛（術後）　髄節パート（DSP）刺激のみの例 236
- 94...ケースレポート　膝関節痛　局所刺激療法追加例 238
- 95...ケースレポート　下腿浮腫　下腿リンパ浮腫 240
- 96...ケースレポート　頻尿　神経性頻尿 243
- 97...ケースレポート　夜間頻尿・耳鳴り・難聴　前立腺肥大 245
- 98...ケースレポート　夜間頻尿　切迫性尿失禁 247
- 99...ケースレポート　五十肩　髄節パート（DSP）刺激と局所刺激療法の組み合わせ 249
- 100...ケースレポート　手の痺れ　尺骨神経麻痺 251
- 101...ケースレポート　頭髪薄毛症 254

102... ケースレポート	シェーグレン症候群	257
103... ケースレポート	不定愁訴症候群　洟が鼻の奥に流れる	259
104... ケースレポート	嗅覚低下	262
105... ケースレポート	口唇の痛みと痺れ	265
106... ケースレポート	パーキンソン病治癒例　既治療例	268
107... ケースレポート	パーキンソン病　既治療例	271
108... ケースレポート	パーキンソン病　未治療例	274
109... ケースレポート	パーキンソン病　未治療例	276
110... ケースレポート	掌蹠膿疱症	278
111... ケースレポート	関節リウマチ・不定愁訴症候群	281
112... ケースレポート	関節リウマチ	284
113... ケースレポート	強皮症	286
114... ケースレポート	RSD（反射性交感神経性萎縮症）	289
115... ケースレポート	陰股部痺れ（血管撮影後後遺症）	292

付録：DSP 選択早見表　　　　　　　　　　295
　索引　　　　　　　　　　　　　　　　　299
　参考文献　　　　　　　　　　　　　　　307

Section I　無血刺絡療法

Pressing Pain Stimulation Therapy

1...
刺絡とは

1．刺絡の意味

「古来より行っている「刺絡」という鍼術行為はさまざまな器具や手技を用いる方法があると考えられることなどから、一般的に確立した定義はなく、またその具体的な効果などについても説明は困難である」以上は2005年6月14日付けの「鍼術における刺絡鍼法に関する質問」に対する内閣の答弁書から引用させてもらった。

『最新医学大辞典』（医師薬出版）によれば瀉血の同義語または類義語と述べられている。そして「刺絡の絡は静脈の意」とある。また「治療目的で血液を注射器などで適当量取り除くこと」とある。

また古くは間中喜雄博士の『医家の為の鍼術入門講座』（医道の日本社、昭和29年初版）の中では次のように述べておられる。「古典における刺絡の意義は鋒鍼（三稜鍼-『内経』中には、ときとして第四鍼とも称する）を肉眼で見うる病的表在性血管に施して出血させる術というのが最も妥当と考えられる。現代的には、『内経』にいう賛刺・豹文刺などの乱切法、蛭による蜞鍼（きしん）法、一般の注射器による採血などを含めた、広義の瀉血法と解したい」とある。

このことから刺絡を、注射針を用いて行っている以下の瀉血刺絡について、簡単に著者なりの分類をしてみた。ここでは紹介だけにとどめる。

これは著者が無血刺絡を考案したのは下記の先生方の手技が手本となったからである。

2．瀉血刺絡療法

瀉血刺絡療法として、手足の爪の根元に刺す＜井穴刺絡療法＞、全身に針を使って浅刺する＜全身刺絡療法＞とがある。これらは副交感反応を引き出す手技として考案されたものと解釈している。

井穴刺絡療法
日本では浅見鉄男医師による井穴刺絡が有名である。

針を井穴に刺し、瀉血を何十滴か繰り返して行う手法である。

全身刺絡療法
　福田稔医師による頭から躯幹までの皮膚に針を浅刺する方法である。
　副交感反応はほぼ確実に得られると思われる。従って高い成功率が望めるが、広範な部位への刺絡が必要である。

　先に述べた間中博士の文中にある「肉眼で見うる病的表在性血管に施して出血させる術」というのは福田式全身刺絡法に近いと思われる。皮膚のうっ血、虚血のある部位への刺絡を行う、とあるが、その見分けは相当経験を積まないと難しいと著者には感じられた。

2.
無血刺絡と無血刺絡類似療法

1．無血刺絡法（＝痛圧刺激法）
Pressing Pain Stimulation Technique（PPST）using a Pointed Tweezers

無血刺絡法の手技

刺抜きセッシ<注1>を用いて皮膚を押圧する手技である——高率に副交感反応が引き起こされることが現在までの臨床経験で明らかになった。

考案した経緯

皮膚を浅く刺す本治法（西條－水嶋理論から）では副交感反応が誘導されるが、皮膚を尖った道具で押圧しても同様の副交感反応が引き起こされるのではないかと考え臨床現場で試みた<注2>。

セッシの種類

道具として外科の手術などで使う刺抜きセッシ（(sharp)-pointed(tipped) tweezers）を使用した。

最初はアドソンセッシの有鉤、無鉤セッシなども用いたが注射針の刺入する感覚と類似している刺抜きセッシを用いるのが一番良いと考えた。これ以外にももっと適当な道具があればそれに替えても良いと思っていたが、それは今までに見つからなかった。

家庭で行う自己無血刺絡を指導しているが、それにはシャープペンシルやボールペン、他に爪楊枝などの使用が考えられるが安定性、安全性から考えてシャープペンシルが適当と考えている。

＜注1＞
　刺抜きセッシを使う手技を考案した理由は3つある。
　1つめは感染回避を第一に考えたこと。2つめは刺絡における針の刺入時の感覚に類似すること。3つめは本治法が副交感反応を導き出せること。
　以上から刺抜きセッシでも必ず刺絡療法と同じ効果を発現できるとの確信のもと施術が始まった。
＜注2＞
　本治法：次項で解説

長田式無血刺絡法＝ Pressing Pain Stimulation Technique（PPST）

　瀉血刺絡に対して、出血をさせないで経絡及びその他の刺激点を尖端の鋭利な道具で皮膚に痛覚刺激を与える治療法として考案した。

　手法が痛み刺激を与えて施術するという意味から英訳名を Pressing Pain Stimulation Technique（＝略称 PPST、和訳名：痛圧刺激法）とした。

　著者の使う先端の尖ったセッシ使用による刺激療法では注射針で刺したのと錯覚するような刺激を与えることができる。

　正式呼称は英文の通り痛圧刺激法になるがこの本では単に無血刺絡法（または無血刺絡）と呼ぶことにする（これは第８回日本自律神経免疫治療研究会において自身の名をとって長田式無血刺絡法として発表しているが今後文中全て無血刺絡は長田式を指すものとする）。

　刺絡が皮膚を傷つけることで治療に意味があるとすれば、痛覚だけのこの治療法は刺絡ではないと言えるだろう。しかし、ここでは刺絡療法を福田－安保理論の副交感反応を惹起することに意味があるという観点から捉えて、副交感反応を惹起することができる痛覚刺激治療法としての刺絡という意味から無血という表現を冠して使用することにした。

２．無血刺絡類似療法
Dermal Stimulation Technique without using a Needle

①レーザー
②電子鍼
③その他器具を用いるもの

　なども瀉血しないで刺絡と同様の効果をもたらすことができれば広義の無血刺絡と呼べるかもしれないが、これを刺絡の仲間に入れるか否かには異議を唱える方もおられるかと思う。

3...
標治法と本治法

本治法

　鍼灸の世界では、西條先生によって浅刺・呼気時・座位の刺鍼法が副交感反応を引き出すことができると発表された（『臨床鍼灸学を拓く』医師薬出版2003年）。これによると本治法である浅刺は5mmの刺入で、深刺（筋）は15mmとある。

　これを西洋医学的な面から実際に副交感反応が認められたかどうかを「白血球の自律神経支配の法則」から研究された水嶋医師によれば、浅刺によりリンパ球の増加が認められ、針を深く刺す標治法は交感神経を刺激するので副交感神経を刺激するには、本治法でなければならないと述べている（これを西條－水嶋理論とする）。

水嶋研究

　標治法と本治法による白血球の自律神経支配からみたリンパ球の変化（水嶋による）を標治法のみのグループ（54例、平均年齢66.3歳）、標治法に本治法を加えたグループ（69例、平均年齢68.8歳）に分けて白血球の変化を追跡した。

リンパ球比率％推移

	施術前	施術後
標治法のみの群	34.6±8.7	31.3±8.9（交感神経優位）
標治法+本治法群	31.5±8.3	40.0±9.5（副交感神経優位）

顆粒球比率％推移

	施術前	施術後
標治法のみの群	57.7±9.9	61.8±9.7（交感神経に傾く）
標治法+本治法群	60.8±9.2	52.6±9.5（副交感神経に傾く）

　以上より「白血球の自律神経支配の法則」から実際に副交感反応が導き出されることを証明した。

　リンパ球の正常範囲は35〜41％（福田－安保理論）とされるから上表からはこれに従うと標治法だけでは交感反応が導き出されたということになる。

　つまり副交感神経優位に導くには浅く刺すことが必要となる。

4...
無血刺絡法（PPST）は本治法の変法である

なぜ皮膚を押圧する手技を考案したか？──本治法の１変法である

　第３項で述べた本治法の考えを幅広くとらえ、浅刺の技術の変法として皮膚に針を刺入しないで鋭利なもので押圧することでも副交感反応を誘発するのではないかと考えた。

　結果は、現在まで570例近く（18カ月間）の多数の患者に臨床応用し、かなり高率に副交感反応が引き起こされ、高い確率で治癒または症状の軽減を確認することができた（改善率についてはケースレポート第85項を参照）。

　しかし、長田式無血刺絡法という用語は本当の意味での刺絡という手技ではない。先にも述べたように刺絡と同じ副交感反応をもたらすことができるという点では同じと考えている。和文名では無血という名前を冠して無血刺絡として用いているが、英文にするにはPressing Pain Stimulation Technique（＝略称PPST）という呼び名が適当と考え直訳では痛圧刺激法を正式呼称とした。ここでは通称、無血刺絡法（PPST）で通している。

無血刺絡法（PPST）の副交感神経刺激効果の判定をどうするか？

　無血刺絡が実際に副交感反応を引き出せたか否かは直後の反応と長期的な結果を総合して判断しなくてはならない。

　短期的には直後に起こるさまざまな副交感反応が経験された。これについては第８項と第11項にて直後の副交感反応が導きだされたことでもわかるし、長期的には著効率、有効率が共に高率な結果を得られたという点と、数多くの患者のリンパ球比率・数（第５項リンパ球推移の項参照）が上昇しているという事実からも明らかであろう。

　従って、交感神経が招くつまりストレスが招く病気には全て適応があるということであり、これは福田－安保理論を抜きにして考えられない。

　そしてその効果の判定を白血球のリンパ球比率・数を参考にしながら治療を進めている。このことで患者さんの置かれている状況が手に取るように分かるようになっている。今やリンパ球比率抜きでは治療が行えない状況である。

　例えば、リンパ球18％ではストレス過剰と判断できるし、これが30％、35％に復帰してくると症状も好転してくる。これは日常経験することである。そのリンパ球を減らす最大の敵は交感神経を刺激する薬剤の数々であり、筆頭はステロイド各種、次いで鎮痛剤、湿布塗布剤、胃酸分泌抑制剤、利尿剤、精神安定剤という順番になるだろうか。

5.
白血球の自律神経支配の法則から見た無血刺絡法におけるリンパ球推移

リンパ球推移からみた無血刺絡法の効果

1）無血刺絡法で連続2カ月治療した57例のリンパ球推移

　対象人数……57例

　対象期間……5カ月間

　対象方法……この期間全ての患者に対し薬指含む無血刺絡による井穴刺激と薬指含む全指の爪揉み療法も並行して実施した患者の中から2カ月連続して採血できた症例を対象にした。

57例のリンパ球推移表

	開始時	次月	増加率
リンパ球比率	29.0%	31.3%	7.9%増加
リンパ球数	1809	1875	3.6%増加

＜解説＞

　施術開始時のリンパ球は30%未満の軽度に近い中等度交感神経緊張状態にあった。次月の結果では比率・実数とも増加し特に比率の伸びが目立った。

2）上記1）の57例の内リンパ球比率が30%未満の症例追跡

　対象……34例

34例のリンパ球推移表

	開始時	次月	増加率
リンパ球比率	24.0%	27.2%	11.3%
リンパ球数	1636	1770	8.2%

＜解説＞

　開始時30%未満の平均は24%と中等度の交感神経緊張状態にある。

　治療の結果、比率・実数とも大幅な増加を示した。それでもまだ交感神経緊張状態にあることには変わりはない。無血刺絡を1カ月した位では正常値に近づくのは、それだけ難しいと言えるだろう。

3）リンパ球数が 10% 以上減少した 57 例中 11 症例の追跡

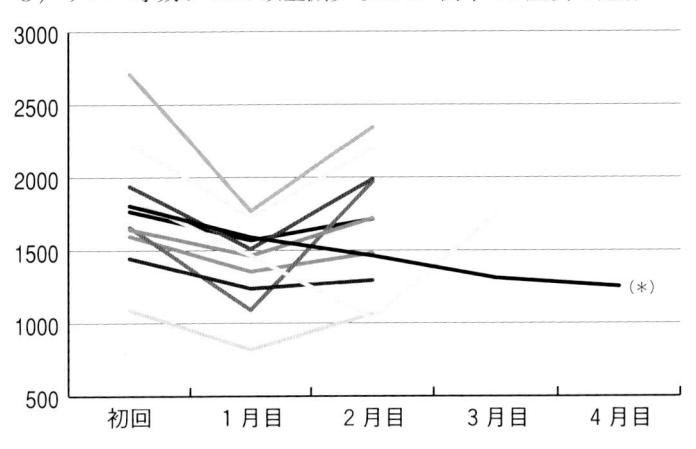

＜解説＞
1．無血刺絡の継続刺激で 10 例が V 字回復した。
2．リンパ球数が減少し続けた 1 例の例外（＊）は 74 歳女性で看護を続けた配偶者が途中入院病死した例である。心理的不安（恐怖）継続によるストレス持続のためと考察した。その後約 1 年近くたってようやく 30% 台に戻った。

＜参考＞
　この資料は第 9 回日本自律神経免疫治療研究会において、薬指の効能検証と題して発表した時のデータである。著者の 10 カ月間にわたる薬指を治療に加えた時と加えない時とで治療効果に変動が見られたか否か、次に交感神経の影響は見られたか否かの比較において考察したものである。
　結論は薬指を入れたほうが著効率のアップが認められ、またいくつものデータで薬指は副交感反応を導くとのデータを提示した。

6...
無血刺絡法（PPST）用具解説

① 皮膚押圧の道具として刺抜きセッシを使用した（写真）。
② これは先が尖ってはいるが皮膚を突き破る心配はなく（強く早く押せば刺入する危険があるが）[注1]、均等な刺激を加えることが可能である。
③ 丈夫で、ある程度の重量を持ったものでないと均等な刺激を与えることができないという理由から刺抜きセッシが適当である。
④ 他の道具として爪楊枝やシャープペンシルがあるが、軽過ぎたり折れたりする危険を伴う。

<注1>
16カ月間、約490例、延べ約8,000回の施術の中で出血した例の4例内訳

出血部位	出血回数	年齢・性別	病名	直接原因
仙骨部	1回	54歳・♂	頻尿	皮膚過伸展による
瞳子髎	2回	75歳・♂	パーキンソン病	性来の皮膚脆弱性による
承泣	1回	81歳・♀	ステロイド皮膚症	ステロイド塗布による皮膚脆弱性
手関節腫脹部／背中／瞳子髎	4回	69歳・♂	リウマチ	ステロイド内服による皮膚脆弱性

<解説>
　これらの出血例は慣れていても起こった。技術に関する問題よりも個人の体質を見極めなければならない。
　1例目は伸展し過ぎたため。2例目は元々皮膚に脆弱な体質を有していた症例であった。
　出血がないのが本法の特徴であるので、より慎重な施術が望まれる。しかし、出血してもこれは瀉血刺絡になるわけであって何も危険な手技を行ったわけではないから安心である。著者は始めの頃は出血させたセッシのみ消毒に回していたが、100％感染の危険を回避したい（皮膚病を持っていないとも限らない）と考え、一人一本のセッシを使用している。1日70人施術すれば70本用意しなくてはいけない。著者は75本のセッシを用意し、1日2回のオートクレーブでの消毒を毎日行っている。それだけで感染の危険はないわけだから安心して施術に打ち込めるようになった。また出血に関しても出血させないという手技に今後も

こだわり続けたいと思っている。

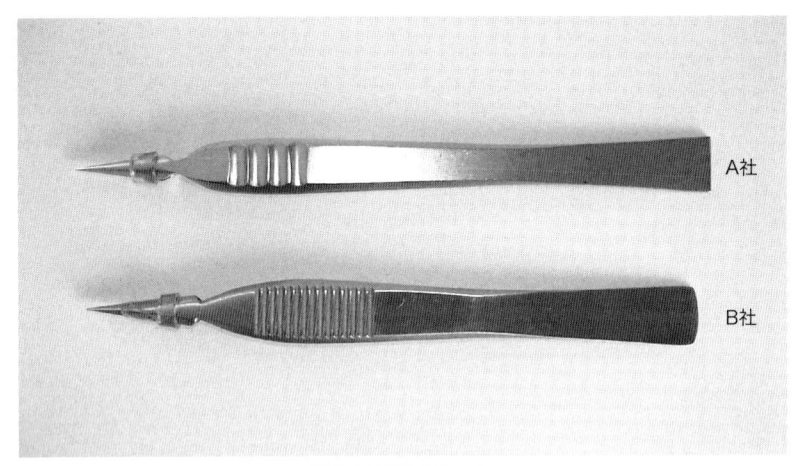

使用する刺抜きセッシ

＜解説＞
　基本的に尖端が鋭利なものなら何でも良いが、私は注射針で刺したのと同じ感覚を覚える刺抜きセッシを利用している。
　この刺抜きセッシは各社から出ているが性能に差がある。それは先端の研磨具合が異なることと先端の幅に多少の違いがあることである。
　例えば写真上段A社のセッシは先端の出来が非常に精細であるが、値段が下段のものより2倍以上高い。
　下段B社のセッシは値段が手頃で私は50本程所有している。まだ他にも所有するC社のセッシがあるが、先端が鈍の傾向にありこれは無血刺絡の痛覚刺激にはやや弱いかと思う。しかし、痛みを覚えやすい人にはこのセッシが適しているというのがあるので、精細だから良いというわけではない。精細なものほど皮膚に刺入する危険があるので注意が必要である。

7...
無血刺絡法（PPST）の利点・欠点

無血刺絡法の利点
①感染回避策：
　刺抜きセッシを使うことにより、患者さんに感染性肝炎や出血傾向などの疾病を気にすることなく、血を流す（瀉血する）ことによる汚染や後出血を心配することなく施術できる。セッシは1人1本用意している。
②特殊技術不要：
　後で述べる髄節刺激療法を理解すれば、手技を習得するのに特別なテクニックはいらず、西洋医学の解剖と東洋医学の経絡を融合させた無血刺絡（PPST）が施術できる。
③反復して手技を再現できる：
　つまり障害箇所及びその近傍を何度でも反復刺激できる。

無血刺絡法の欠点
　今まで約570例に施術してきて困ったことは特にない。欠点と言えるかどうか分からないが施術拒否が時にある。それは急性期の痛みで鎮痛剤や湿布で痛みを抑えている場合に、それを中断しこの施術を行った時、その夜にリバウンドとしての痛みの増強を訴えることがありこれは何例も経験した。これが治癒反応であるということを事前に伝えておくことが肝要である。もう1つ、この施術が鍼や針での人体に刺入する従来のハリ治療と混同されている点は針を刺すということを好まない患者にとっては施術を受ける気持ちにならないことが充分考えられる。全く新しい治療体系であるので、一般にどのような治療が行われるのかを理解されるのは容易ではないから、安全な手法であるとの認識が定着するには相当の長い月日を要するであろう。
　この療法は薬もハリも手術もせずに治っていく改善率の高い危険のない手法である。これだけで多くの患者が救われ、医療費もかからないとなると将来的には喜ばれるのは患者さんばかりで医療者、薬業界、その他パラメディカルの分野にも停滞の影響を与えることは必至である。これは理想の世界であるが産業活性化という面からは大きなマイナスである。しかし、この治療法を私一人の個人的な奥義や名人芸として誰にも伝えずに終わらせることは医師として、患者さんを助ける医療者の一人として許されることではないと考えこの著作を著すことにした次第である。

この治療法は「白血球の自律神経支配の法則」という世界に誇る発見があったからこそ生まれたのであり、これを医療界の方々に還元しさらに応用して病める方々を救って頂くことが私の願いである。この治療法の欠点で述べたことはとりもなおさず患者さんへの利点でもあると思う。

8…
無血刺絡法(PPST)による井穴刺激効果

井穴刺激効果証明写真

症例1:関節リウマチ69歳女性

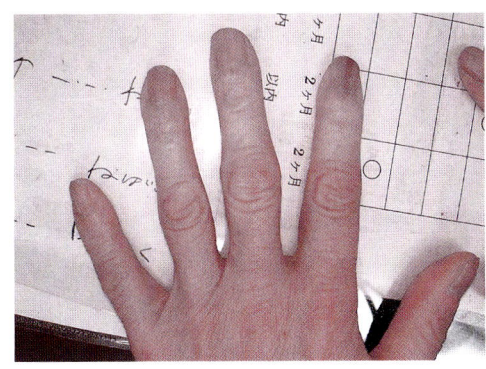

左2、3、4指レイノー現象

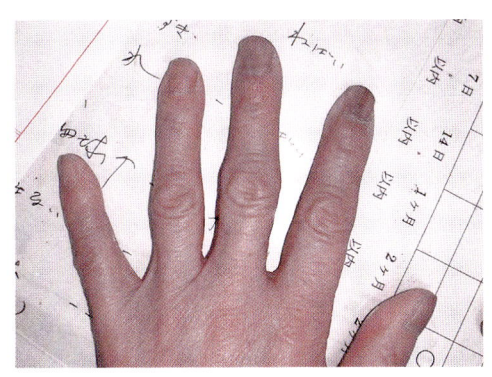

井穴の商陽、中衝、関衝穴刺激で 2分後の消失写真

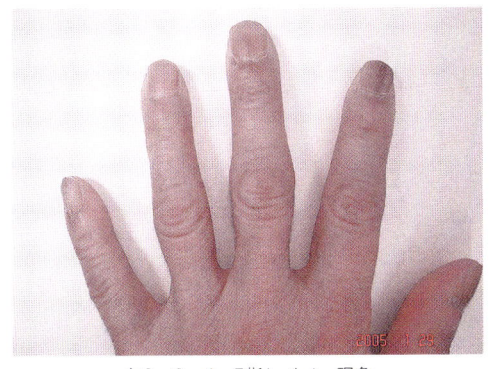

左2、3、4、5指レイノー現象

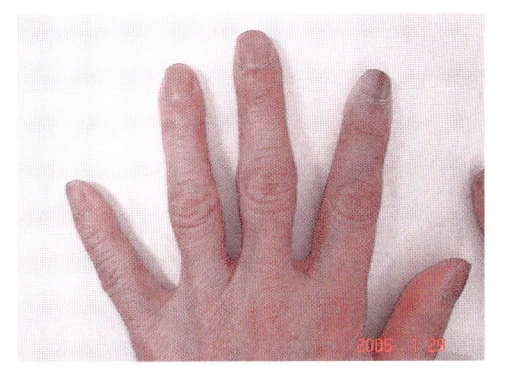

関衝穴単独刺激で1分後消失

薬指への井穴刺激

　あえて薬指を刺激したのは薬指が、交感神経刺激作用があるとされてきたことへの反証である。他の指と同様、副交感神経反応としての血管拡張効果がここで示された。

　これは第9回日本自律神経免疫治療研究会において10カ月間の期間に、薬指を入れない期間と入れて井穴刺激した期間の著効率他の観点から8項目の効能分析を試み薬指は交感神経を刺激することはないとして報告した。現在も薬指は必須の刺激指であり、自宅で行う爪もみも薬指を含め基本的に10指を揉むよう指導している。

9...
無血刺絡法（PPST）の刺激回数

無血刺絡法（PPST）の刺激回数

① 1ポイントに対する刺激回数は1回で十分であるが、場所によっては複数回刺激することもある。

② 刺激の強さはセッシが皮膚にめり込むくらいに強くゆっくりと押圧し、皮膚に陥没痕が残る位まで押す方法と、スピーディにかつ陥没痕が残らないくらいの強さで押す方法の2通りで行った。

③ 肩こりの場合には、両者を併用することがよくあるが、どちらが効果的かは症例により異なり1年以上受けた患者によるとゆっくりと押圧するほうが良いという。

④ 何千回と押圧してみて、このくらいの強さでこのくらいの速さでというコツを自分なりに修得する以外にない。それは術者により押圧の強さが個々で異なるからである。

⑤ また押し過ぎて痛みを訴える症例には強さを加減して押すことも必要である。しかし皮膚の押圧は患者が痛みを訴えても、皮膚に刺入する刺絡と異なり皮膚表面での刺激なので全て副交感反応を誘導するものと考える[注]。

＜注＞
　第4項で前述したように、本治法である浅刺法（5mm以内）が副交感反応を刺激するという手技であることを考慮すれば、皮膚の表面を押圧する技法はやはり本治法の一手技であると考える。
　事実、この手法で施術した直後に示す数々の副交感反応やほとんど全ての症例で有効を指し示す治療成績（後述）は副交感反応を誘導していることは間違いないものと思われる。

＜参考＞
　陥没痕は左右対称の目印にもなる。後で述べる首、肩、背、肝胃、腰、仙骨パートなどは左右交互に刺激したり、上から下へと降りていくように刺激したり、一方だけ済ませて片方に移るなど色々な組み合わせで行うことのできるマーカーとなり得る。

10...
無血刺絡法（PPST）の反応態度

無血刺絡法（PPST）による痛圧刺激に対する個々の反応態度

　まず痛圧刺激の無ないし低反応は交感神経過緊張者に多いことは言える。

　一方無血刺絡（PPST）を行った際、痛みを訴えたり体をひねったり顔をしかめたりすることは日常に経験するが、その解釈は個別に判断しなければならない。そのような態度を示した時はそれ以上行うと、押圧刺激が不愉快なため交感神経刺激となりうることが予想された。

　しかし今までの高率な改善経験から、どのような痛み反応でも皮膚を表面的に刺す以上これは全て副交感反応を惹起してきたといえる。これまで患者が痛みを訴えず我慢しているかどうかは、患者の表情や仕草で見分けることで、施術者の方から声をかけて問いかけていた。そのうち痛み反応態度は施術回数が増えるにつれ増していくものであるということが分かった。そうしてリンパ球が改善されてくれば並行して痛み反応も増すものであるということも分かった。しかしリンパ球が改善しなくとも症状の改善した例で多くの患者は痛みを覚えだすものである。痛覚に対する反応は百人百様である。大げさに痛いと訴えても次回には痛くないようにして欲しいと訴える患者は1％もないくらいである。気持ちが良いと表現する人は頭部や肩に多いが部位により異なる。そうした表現をする方は総じて治りが早い。それは肩こりに顕著である。

　痛いと訴える方には2通りの態度がある。

　1つは、刺した時から痛い痛いと口で言う方と、2つはぐっと我慢してしかめ面しながら耐える人である。

　いずれも著者はそれに気付くが、その時の状況に応じて刺す力配分を緩めるように調節したり刺すスピードも関係があるので変えたりしている。また先の鈍なセッシに代えることもある。

施術拒否とインフォームドコンセント

　このように痛み刺激があることを承知して来られる方は問題なく、次回からも同様に受診されるが、十分理解されない方は気分を害して次回からの施術を拒否されることがある（第14項リバウンドの項参照）。またリバウンドを知らずに受けた方の中には当日夜の痛みが無血刺絡で悪化したと思い込み文句を言う方も経験した。このように痛みで起こるさまざまな

副交感反応を知っていないと、相互理解を得られないばかりか、悪化した時には無血刺絡で悪化したなどと言われたりすることがある。そうなることなどないと自信を持って言うことができるが、最悪のことも想定して当たることは医療者として当然のことであると思う。そのあたりを充分な説明と同意（インフォームドコンセント）の元に施術を開始しなければならないと考える。

11...
無血刺絡法（PPST）の効果判定

効果を判定する元になる副交感反応とは

パートにより異なるが、以下の例を経験した。

1．温感（多数）：ポカポカする、あったかい、ホーとする、ぬくもってくる、湿布を貼ったよう、軽くなったなどの表現をする（肩、背、腰パート刺激）。
2．発汗（少数）（手掌など）：これはシェーグレン症候群の患者さんに見られた。それは下記3の唾液湧出例と同じだが、施術直後に現れてきた。早い時は井穴刺激をした段階で見られたこともあった。
3．唾液湧出（少数）：口腔疾患、シェーグレン症候群、強皮症などの患者さんで経験した。口腔疾患は唾液の出が悪いのが特徴であるが、施術中にその現象が認められる。強皮症の患者さんも毎回の施術で唾液の湧出を確認している。シェーグレン症候群の方との共通点はプレドニンを内服していたという点である。交感神経緊張のため副交感神経が機能低下に陥っているので唾液の湧出が悪いのであるが、顔面の経絡パートの刺激で瞬時にその現象が見られることはこの手技が副交感反応をもたらしていることの何よりの証明である。
4．流涙（多数）：眼パート刺激で見られる現象である。ここも交感神経緊張の強い人には反応が薄く、うっすらと眼に涙を自覚する人からはっきりと認める方まで色々である。
5．眠気（やや多い）：施術後帰りの電車内で眠るという人もあるくらい、よく反応する人にみられた。翌日まで持ち越す人もある。これの見られる人は改善効果が早い印象がある。
6．だるい（少数）（百会・脳パート刺激、腰・仙骨パート刺激で）：これは脳刺激で起こるものと思っていたが腰仙骨部（L-P、Sc-P）刺激でも起こりえた。
7．手が温かくなる（少数）（肩パートや井穴刺激で）
8．足先が温かくなる（少数）（腰・仙骨パート刺激で）、痒み出現（稀）：頭、肩、腰パート刺激で見られた。特に10歳の児童に施術した時は顕著であった。この児童は下記9の便意出現にも出てくるが、施術最中から痒みを訴えて、施術終了後、便意を催してトイレに駆け込んで行った。これなども明らかな副交感反応である。
9．便意（出現、少数）（仙骨パート刺激で）：便秘が治ったというのに通じるが施術後に生じた現象である。
10．'げっぷ'が出た（肝胃パート刺激で）
11．下肢が重い（比較的多い）（腰仙骨パート刺激で）

12...
無血刺絡法（PPST）直後の副交感反応遅延または不応例

副交感反応遅延、不応例とは

肩こりを参考にして

① 最も多くの症例を経験した肩こり症例では大多数の患者は温感が出現するが、温感を感じない人も少数ある。

② 肩こりそのものが交感神経過緊張による場合（薬剤、特にプレドニン内服中のリウマチ患者、シップ剤を長年貼っていた患者など）や僧帽筋硬化は施術直後の反応は鈍い。これは数十例に一例くらいの割合で経験した。特に湿布剤や塗布薬を長年使用して皮膚に色素沈着の変色をきたしていた例などは全く無反応であった。このタイプの患者が温感や効果を実感できるには10回前後の施術が必要であった。また全身性に筋肉硬化の存在するレイノー病（手のレイノー現象に加え、肩、下腿の筋肉に柔らかさがない）の症例も半年以上たっても温感を感じないという。下腿にも同様の傾向がある。全身性の動脈硬化からくる器質的な筋肉変性を考えている。それでも何がしかの効果を実感して来院されているものと思っている。肉体労働した患者にも多い。

③ 施術終了後診察室を出て帰るまでに遅れて温感を感じるタイプもあった。

④ 全く無反応の人もある（次項第13項参照）。

　　上記の場合、施術に誤りがある場合がある。たとえば、強く押圧しなかったかどうかである。また施術するリズムが悪ければ、痛さばかりが残ってしまうケースも考えられる。

⑤ 強く押圧した場合は2度目来院時には強さを加減し、患者に強さを聞きながら施術してみることである。

⑥ それでも効果を実感できないときは患者自身の側に問題がないかを検討する（次項第13項参照）。

13…
無血刺絡法（PPST）の初期無効例、不変例

1．初期無効例

初期無効例とは

　無血刺絡法を施術しても直後は勿論のこと、8回くらい施術しても効果を表しにくい例を初期無効例と表現した。これには器質的に変形、拘縮、変性、動脈硬化をきたしている例に相当する。その初期無効例の実際例は少数ではあるが実例を示す。

実際症例

① 　長年の肉体労働のため筋肉が硬直（肩こり例で僧帽筋の硬化）していた例や、長年の湿布剤使用により僧帽筋の虚血が高度で、週一回2カ月間施術してやっと軽度の反応が出現した女性例があった。湿布剤の使用期間の長いものほど難治性である。
② 　膝関節痛の場合は変形性関節症が高度な場合（O脚変形例）。この例は肉体を酷使し続けて高度のO脚を呈していた。施術中も仕事に励み、直後の反応はよくても仕事で効果が帳消しになってしまうという状態を数カ月続けていたが結局治療を断念した。
③ 　糖尿病性神経障害が長引いている高度な例（但し、初期糖尿病性神経障害の例では施術直後の痺れが改善する場合がみられる）。
④ 　中枢性脊椎病変による痺れ、痛み例。頚椎、腰椎ヘルニヤなど。梨状筋症候群（L4〜S3）に胸髄の脊髄動静脈奇形が見つかった稀な例がある（ケースレポート第92項）。これなどはL1〜S5までの非典型的症状を呈していたので痺れがとれるのは長期勝負であるが下肢の痛みはとれた。数回以上しても改善しないときはこのような器質性病変もあることを念頭におくべきで、検査を薦めるべきである。

　頚椎ヘルニヤで上肢の痛みを訴え手術で痛みはとれたが痺れを残した80歳以上の高齢患者がいる。施術開始後は不変が続いていたが1、2カ月過ぎから眠れるようになり、2.5カ月後現在24時間痺れっぱなしの症状が8時間の夜間睡眠時に軽快していて眠れるようになった例を施術中である。

⑤ 　認知症で意思疎通がない場合。認知症とばかり思っていたら慢性硬膜下血腫があった。
⑥ 　高齢で反応惹起しにくい例。
⑦ 　全身倦怠を訴えた例（2日間連続して施術した場合）。これは週末偏頭痛と同じ理由と

考える。つまり交感神経緊張→副交感反応でのリバウンドと考える。その後元気になり再来院された。

⑧　悪化する誘引を自ら作っている場合（振戦がアルコール性であった例）。

⑨　一般に痺れは相当な改善の隔たりがある（腰椎ヘルニヤ術後の痺れ例では完治するのに6カ月要し、同一例反対側の未治療の痺れは4カ月半かかった。しかし瞬時に軽快する例もある）。

　②、③、④、⑥、⑨は効果を実感してもらうには8回（週に2回として1カ月）ほどの期間を要する。それでも効果を実感できない時は施術の続行を検討することである。著者の経験では8回まで施術を続けてもらえれば例外を除きほとんどの例で少しの効果でも発現するように思う。

2．無血刺絡法（PPST）の不変例

　第12項と重なるが器質的に変形していたり、人工関節が入っていたり、筋肉の極度の硬直（例えば長年の筋肉作業を続けた人など）は施術に抵抗することが考えられる。

　また、別の部位の手術後（心臓ステント留置術など）の患者の場合や外傷直後、極度の過緊張を強いられている患者などは、交感神経緊張状態が継続しており無血刺絡（PPST）を行っても無反応のこともある。その場合、一見効果のないように見えても施術した夜などにリバウンドとしての悪化（本当は悪化ではなく好転反応なのだが）したと訴える患者がある。これは、副交感反応としての血流増加のしるしなのだが、施術によって悪くなったと感じる例がある。

　施術後、鎮痛剤を中止した場合、何も反応がなかった患者ほどこの反応（リバウンド）が出ることがある。この経験は無血刺絡を創始し始めた数カ月以内に集中している。現在は施術後にこの可能性を予め説明してあるので、例えリバウンドがきても耐えることを理解してくれるようになっている。しかし充分な説明は施術者として必ずしておかなくてはならない。

実際症例

①　器質的変形（変形性関節症、脱臼状態など）。

②　人工関節置換術、ステント留置術などを受けている場合（リンパ球減少症を呈し回復困難を予見できる）。

③　手術後の交感神経緊張状態（リンパ球減少症を呈す）。

④　椎間板ヘルニヤなどの器質的疾患を抱えていて、長年鎮痛剤、湿布剤などを使用し続けている場合。

⑤　頭痛例で頭痛薬を常用していた場合。

⑥　リウマチの長年治療例で、ステロイドや抗リウマチ薬の服用患者。

⑦　神経質な患者。

⑧　全身的な動脈硬化を示唆する病気。先に述べたレイノー病症例のように血管に病変の存在するような例や糖尿病性神経障害の痺れ例など。

14...
無血刺絡法（PPST）のリバウンド

　今まで無血刺絡法施術後に起こった好転反応（リバウンド）と思われる違和感をまとめてみた。

　i　腰痛及び疼痛リバウンド例
　ii　心臓に違和感を覚えた例（心気症症例）
　iii　頭と足先に違和感を訴えた例（不安神経症症例）
　iv　無血刺絡後の全身倦怠例
　v　緊張性頭痛リバウンド例
　vi　パーキンソン病のリバウンド？
　vii　施術後の耳鳴り増強例

i　腰痛及び疼痛リバウンド例
症例A　62歳、男性

> 施術当夜及び以降のリバウンド
> 経過：
> 　半年来の腰痛で来院。来院1カ月前に心臓ステント留置術を受けている。
> 　鎮痛剤服用中。WBC11,200、リンパ球10.5%（1,176）、顆粒球79.9%と激しい交感神経緊張状態あった。毎回のリバウンドに耐え切れず中断した。
> 解説：
> 　最も初期のころの経験で、激しい交感神経緊張が認められる。CRPはマイナスで無菌性炎症であることが分かる。リバウンドが何であるかが説明不足で理解できず、「痛い痛い！何とか痛みを止めてくれ」の繰り返しで、仕事もしたいし病気も治したいという非常に焦燥の強い患者であった。
> 　こういうタイプの患者を治すことは不可能である。
> 　あともう1例、リウマチ患者で心筋梗塞を患い手術も受けた患者で同じような訴えで来られた方がいた。病気の治療に専念するよりも職場に戻りたいばかりで焦りがリウマチの悪化を呼んでいたような方である（リンパ球15.9%、CRP7.3）。数回の施術後、治療に専心する気持ちがないと治せないことを説明したうえで、この治療は無理であるとの結論を出し施術を中断した。

症例B　53歳、男性

施術後数日間繰り返したリバウンド

経過：

　坐骨神経痛の痛みと痺れ。初回後3日間、2回目4日間のリバウンドで3回目以降は軽快し、5度目からは痛みのない日が出現、7度目からは痛みがほぼ消失した。

症例C　38歳、男性（RSDでのケースレポート第114項報告例）

施術当夜のリバウンド（施術前、鎮痛剤服用中）

経過：

　腰椎ヘルニヤと後縦靭帯骨化症によるギックリ腰を20年来繰り返していた。無血刺絡を施術したところ、その夜に耐え難い痛みが再発し翌朝行きつけの病院のペインクリニック外来を受診し硬膜外ブロックを受けた。3日後施術拒否をされたが事情を説明し、2度目の無血刺絡を施術した。その後杖なし歩行となり、4度目以降は急速に回復し、ソフトボールもでき走れるようにもなった。無血刺絡施術後1カ月間全くギックリ腰を起こさなかった。また10分歩くのも（杖ついて）やっとだったのが2時間も散歩できるようになった。

症例D　66歳、女性（ケースレポート第96項報告例）

施術後3日間のリバウンド（鎮痛剤服用なし）

経過：

　腰椎のヘルニヤを持っている患者で、寝返り、立つなどの動作でも痛みを起こし、さらに歩行障害や寝込む程の痛みを訴えていた。無血刺絡施術から3日間にわたりリバウンドをきたした。2度目からは軽快していった。2週間施術休止後、再度無血刺絡を行ったが著効を呈するに至った。

症例E　54歳、男性（ケースレポート報告第87項例）

施術当夜のリバウンド（鎮痛剤服用中）

経過：

　肩関節脱臼症を反復し、三角巾で肩を固定していた。頻尿に対し電子鍼（ハリボーイ）を手足の井穴に施術していた。肩の痛みのために使っていたボルタレン座薬を休止するよう指示。ハリボーイを刺抜きセッシの無血刺絡に変更。その施術したあとより肩の痛みが増強、座薬の再使用を申し出られた。しかし頻尿は減り座薬の使用は控えるようになり、肩の痛みも耐えられるようになった。2時間置きだった夜間頻尿も1回の時もあるようになり、喜んで退院していった。

これらAからEまでの症例は全て無血刺絡（PPST）初期の例であり、未だ髄節刺激療法（Dermal segmental stimulation therapy）を始める前後の症例経験であり、それ以後は患者にあらかじめリバウンドの説明をし、そのリバウンドが好転反応の兆しであることを納得してもらえるように対処している。

ii　心臓に違和感を覚えた例（心気症症例）
症例F　83歳、男性

経過：
　長期通院中の患者さんで長年の不整脈（心房細動）で脈が速くなったり遅くなったりを自覚し、就寝すると心臓に不安感を覚える方がいた。
　抗不安薬を投与していてテノーミン内服で動悸が半減していたが、同時に足の冷えもあったので、井穴と百会、足井穴に無血刺絡を施術した。ところが、その日の夕方心臓に不安感が襲ったが、翌日には元に戻ったという。「爪もみ療法」[注]も行い念のため、心電図で脈拍を追ったところ、それまでの毎回の検査で毎分80回以上あったのが70回前後に減っていた。その後も橈骨動脈での脈拍を測定したところ60台半ばから後半になっていた。無血刺絡は反射を利用している手技であるから、副交感反応による心拍数減少を自覚したとしても不思議ではない。このちょっとした違和感を神経質な患者さんが心臓病の悪化と勘違いした好転反応ではないかと推測している。その後無血刺絡は中止し、本人から再施術の申し出もあったが、神経不安がある場合は、しない方が良いと説明した。

iii　頭と足先に違和感を訴えた例（不安神経症症例）
症例G　79歳、女性

経過：
　頭痛、痺れ他愁訴の多い患者さんに、指と足とに無血刺絡を行った。そのあと具合が悪くなり、頭がファーとなり足先が痛くなったという。これなども、頭と足の血流が改善したための好転反応であろう。自律神経が副交感神経優位にスイッチされ血流改善されたためではないかと考えている。この方は、このあと頭痛と痺れ、冷えといった症状に加え不眠、耳鳴り、肩こりも同時に軽快消失していったことからも交感神経過緊張が解除されていったものと思われる。

※その後も不眠／うつ病／心気症を持つ患者に施術したが、1度だけで拒否及び中断した症例があった。精神疾患の患者には、無血刺絡を行うにあたり慎重に対処することが肝要であることを経験した。

iv 施術後の全身倦怠例
症例H　69歳、男性（ケースレポート報告第97項例）

経過：
　耳鳴り、難聴で来院された患者さんで、井穴刺激、百会他耳パートに加え、肩こり、前立腺性排尿困難を訴えたため、首・肩・腰・仙骨パート（後述）を2日間連続して施術した患者さんがいた。4日目に来院するといって予約して帰られたが来られなかった。あとで来院された時、来られなかった理由を聞くと、疲れが出て施術を受けに来られなかったと言われた。この方は温感も出現し一回の無血刺絡で排尿困難が治った例である。

解説：
　これなどは交感神経緊張→副交感神経優位にスイッチが入ったために、いわゆる'やれやれの疲れ'が出たのではないかと推察している。
　週末偏頭痛と同じ機序で、ほっとする週末に偏頭痛が起こる副交感反応ではないかと思われる。しかし、この方も5日目に来られた時には疲労感なく元気に来院された。その後も順調で、現在も通院中であるが前立腺薬は早くに中止できている。

v 緊張性頭痛リバウンド例
症例I　80歳、女性

経過：
　強度の肩こりに加え緊張性頭痛と後頭神経痛を訴えて来院された方であるが、無血刺絡を施術した晩に後頭神経痛が増強したという例である。
　施術時、頭から首、肩にかけて筋肉が硬く収縮しているのが分かった（交感神経緊張による血流障害であろう）。施術中も痛みに対して鈍感になっていた。しかし施術終了時点で筋肉の硬さがほぐれ、肩こりと頭痛は軽減した。苦しげな表情は緩和されその後落ち着いて問診できた。この方に施術当夜のリバウンド（好転反応）の話しをしておいたので、施術した晩に後頭神経痛が増強したが翌日に来院された時は納得した返事であった。そして翌日の明け方には神経痛は軽減（半減）していた。

vi パーキンソン病のリバウンド？──ヤールⅢ度からⅤ度へ
症例J　74歳、男性

経過：
　自律神経免疫治療を開始する前の患者。この症例がきっかけになり無血刺絡が考案された。アルコール依存症での入院患者例。入院前より杖つき歩行と仮面顔貌（ヤール分類Ⅲ度）で投薬治療中だった。流涎治療でも苦しんでいた。打つ手なしで'効けば儲けもの'くらいの感覚で「爪揉み療法」<注>を指示した。すると2カ月間杖つき歩行だった

患者が杖なしで診察室に歩いてこられた。と同時に仮面顔貌が消えニコニコと診察室に入ってこられたので、著者は驚いた。そうして刺絡治療が有効かも知れないと考え、電子鍼での井穴刺激と百会穴と後頭部刺激を追加した。この時点でマドパーを1錠減らすことができた。ポータブルトイレを使用していたが杖なしでトイレ歩行可能にまで回復し、同室の患者さんも驚いていた。さらなる回復を期待して電子鍼から刺抜きセッシの無血刺絡に変更した。この症例が無血刺絡の第1例目である。さらに井穴刺激を指（3〜4箇所）以外に足の井穴にも加え、合計16箇所の多くにわたり井穴刺激を加えた。ところが施術2日目（翌日）より倦怠感出現、その3日目に微熱（37.6度）、悪寒、下痢、尿失禁、食事摂取困難となり点滴治療開始。ヤールⅤ度に悪化。4日目37.1度まで解熱し、5日目体調も戻り杖つき歩行に回復しことなきを得た。6日目には予定していた通り退院できた。退院直後にも例会に出席可能なまでに戻っていた。

解説：

　これは、無血刺絡によるリバウンドと考えられる。爪もみ療法で劇的に改善した位、井穴刺激は強烈なインパクトを与えたと推察する。無血刺絡により一時的にステージⅤまで悪化したが3日間のリバウンドを経てことなきを得たが、急激な無血刺絡の施術範囲拡大は慎重になされるべきと反省した症例である。

vii 施術後の耳鳴り増強例

症例K　76歳、女性

経過：

　高血圧、不安・心気性神経症で4年間通院中の女性に対し、施術を勧めて失敗した例である。左耳鳴りが3年、昨年来右耳鳴りも出現するようになってきたと訴えたため、私が施術をしてみてはどうかと勧めた。耳鳴りは日中に起こり、夜間にはないという通常のパターンと異なるのが気にはなった。初回、福田の井穴 No.4、6、9、10[注]と百会のみの無血刺絡を行った。この時は何もなかった。

　42日後、2度目の施術を井穴刺激、百会刺激以外に耳パートにも加えた。2週間後の来院時に聞くと耳鳴りが強くなっているとのことで、3度目の施術を拒否された。更に2週間後にも尋ねたが元に戻らないという。その1カ月後には左の方が高くなってきたという。さらにその1カ月後には事情で引越しをされ治療中断となった。これなども先に述べた症例提示と同様、精神神経系統の訴えを持つ症例には慎重に施術を勧めるべきであると反省した。一本調子に症状の悪化を示す耳鳴りは経験しないが（変動のあるものである）、施術により悪化したか否かの判断に苦しんだ症例である。

　これら症例は全て初期の経験である。その後こういった患者には予め話し合いをしてリバ

ウンドのことを話してある。決して患者に勧めて施術をしてはならない。あくまでも患者が望む立場で施術を引き受けることである。代替医療は現行の治療とは異なる方向で進めていくものであるからである。万人に認知されるようになるまでは対話と相互理解で共同して治していくという姿勢が大事であると痛感している。

　＜注＞
　自律神経免疫療法の１つ「爪もみ療法」は福田稔医師が考案した家庭療法である。手の爪の生えぎわ（井穴）に親指の外側から順番に１・２から小指の９・１０まで番号をつけている（下図）。

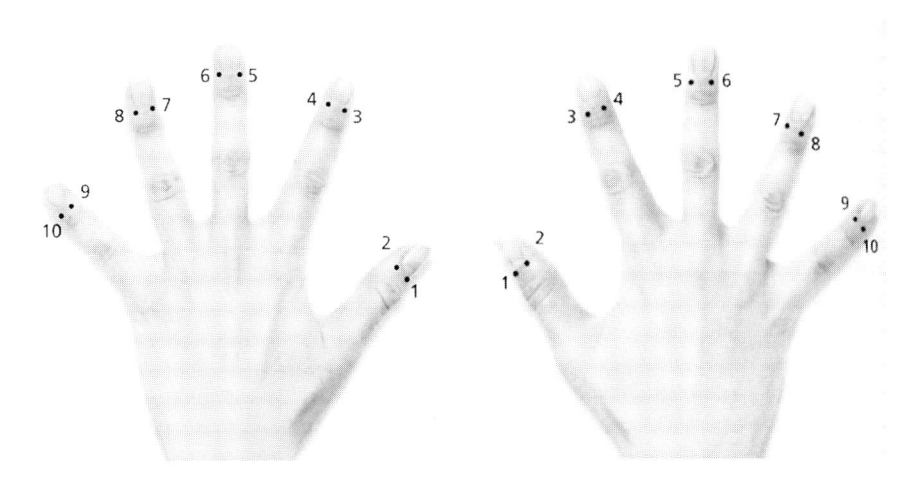

『免疫を高めて病気を治す自律神経免疫療法（福田稔・安保徹 著）』（マキノ出版）より

15...
無血刺絡法（PPST）の手技順序

順位１：施術開始――原則的に全指の井穴刺激を加える。

　私は、脳、首、肩、上肢下肢の疾患患者が多いので、初めから１年間くらいは商陽（福田のNo.3）、中衝（No.5）、関衝（No.8。１年前から必須刺激とした[注1]）、少沢（No.10）穴を選んで刺激をしていた。そうして全ての患者にこの４指を刺激して良好な結果を得ていた。もちろん親指を刺激してもなんら問題はない。この半年前からは親指の少商(No.1肺経)、小指の少衝（No.9心経）穴を含む全ての手の井穴を刺激するようになった。

　この段階で温感を感じる人が少ないがある。また症状が消失することもある[注2]。そのときは井穴刺激を左右両手した段階で止める場合もある。

　＜注１＞
　　福田のNo.8（関衝穴：三焦系）は、無血刺絡開始した５カ月間は刺激に加えてなかった。のちの５カ月間でNo.8を加える試行を５カ月間実施したところ著効率がアップした。パーキンソン病、リウマチなどの治療にも用いて薬指が大事な経絡であることが分かってから、薬指の井穴刺激は基本的に外せないものとなっている。

　＜注２＞
　　井穴刺激で症状の軽快した例は全て胃の不調を訴えた症例である。神経性の胃炎で精神科的な問題の抱えている例であった。数例経験している。

順位２：百会パート・脳パート（後述）への無血刺絡（PPST）。
順位３：対象臓器・組織の髄節に相当する髄節パート（DSP、後述）への無血刺絡（PPST）。
順位４：罹患した関節、筋、腱鞘などへの局所髄節刺激療法や罹患皮神経領域の末梢神経刺激療法による無血刺絡。

　診療現場では以上２つないし４つの施術にて終了。

　最近では順位１、２を飛ばし直接罹患局所に施術する場合がある。この時でも、次回来院時にリンパ球比率を確認したうえで、頭部無血刺絡を追加するかどうか決めている。また、頭部に関連した症状、例えば物忘れや頭痛、不眠などがあれば百会・脳パートへの無血刺絡は欠かさずしている。

　頭部の施術選択はリンパ球比率が低い場合重要であるとの認識にたっている（第41項４に詳述）。

Section Ⅱ　髄節刺激療法

Dermal Segmental Stimulation Therapy

16...
髄節刺激理論とは
Dermal Segmental Stimulation Method

髄節刺激理論

① 髄節刺激理論（Dermal Segmental Stimulation Method）とは治療したい臓器・組織のデルマトーム（皮節、皮膚節、皮膚分節、断区、真皮節、皮板など色々な訳が存在する）を知り、そのデルマトーム上に存在する経絡及びその近似点（刺激点と呼ぶ）に刺激を加えることにより効果的な副交感反応がもたらされた結果、病変部が治っていくという理論である。

② このデルマトーム上に加えた刺激を髄節刺激（Dermal Segmental Stimulation 略称DSS）と呼び、DSSによる治療法を髄節刺激療法（Dermal Segmental Stimulation Therapy 略称DSST）と名づけた。

③ ここで言う髄節刺激療法（DSST）は経絡上の経穴を正しく刺激（鍼術でいう取穴）することが目的ではなく、あくまでデルマトーム上にある刺激点が正しく刺激されていれば効果的な副交感反応がもたらされる結果、当該病変が治癒に向かっていくという治療法である。

④ そのうえ、DSSを加えた同一髄節に存在する組織、臓器の全てに効果が発現するものである。

⑤ これは当該患者への刺激負担を最小限にとどめることができ、正確でかつ効果的に治癒がもたらされる理論である。

＜参考＞

この髄節刺激療法は、のちに述べる8分割髄節パートのみの治療で10カ月間行った。その後は髄節パートのみの治療をベースに無血刺絡局所刺激療法という手法を加えて治療し、最近では無血刺絡末梢神経刺激療法という手技を考案して更なる治療率の向上に役立っている。

17...
髄節刺激療法とは
Dermal Segmental Stimulation Therapy（DSST）

髄節刺激療法

① 髄節刺激理論に基づき病変部の髄節に相当する皮膚に直接的な皮膚刺激を加え、病変部を治していく手法である。

② 原則的に、薬剤の投与は行わないで効果的な副交感反応をもたらすことを目標とする。その結果当該病変が改善していくうえ、髄節刺激を加えた脊髄節に相当する組織、臓器の全ての病変が改善していくものである。

③ これは当該患者への刺激負担を最小限にとどめることができ、正確でかつ効果的に治癒がもたらされる療法である傍脊椎髄節刺激療法と局所髄節を刺激する無血刺絡局所(髄節)刺激療法の２つがある。

④ 傍脊椎髄節刺激治療は主に膀胱経と頭では督脈を加えた刺激点を無血刺絡する手法である。

⑤ 無血刺絡局所（髄節）刺激療法は病変局所とその近傍の局所髄節へ直接無血刺絡する手法であり、両者併用により治癒率は高まる。

⑥ 無血刺絡局所刺激療法に、最近では無血刺絡末梢神経刺激療法という手技を考案し、更なる治療効果を高めている。

⑦ これについては、各論の中で詳細な各神経刺激療法を詳述する。

⑧ この無血刺絡末梢神経刺激療法も結局は髄節に従う刺激である。例えば手根管症候群では正中神経上の皮膚を無血刺絡するだけでも治癒する例がある。手根管症候群病変のデルマトームはC6・7であり、局所髄節刺激療法でも髄節刺激理論に沿って、C6・7領域を無血刺絡しさえすれば改善が期待できる。しかし無血刺絡末梢神経刺激療法を取り入れればここだけ（正中神経、経絡では大陵穴、内関穴）の刺激で改善するという非常に明快な治療法である。

18…
髄節刺激療法の手技分類
Technical Classification of Dermal Segmental Stimulation Therapy

髄節刺激療法には各種刺激道具を使用しても効果が得られるものと思われる。
ただし効果発現には無血刺絡による治療ほどの効果を発揮するか否かは不明である。
その可能性のある治療法を列挙してみる。

① 　無血刺絡（痛圧刺激）による髄節刺激療法（長田式無血刺絡法）：Dermal Segmental Stimulation Therapy using a Sharp-pointed Tweezers（略称 DSST）
　無血刺絡法（＝痛圧刺激法 PPST）を用いて髄節パートに刺激を加える方法である。

② 　注射針による髄節刺激療法：Dermal Segmental Stimulation Therapy using a Needle
　いわゆる刺絡治療を髄節刺激パートに加える手法である。今までの全身刺絡に比べ刺激する範囲は限られた刺激点だけで済むため、患者自身への負担はかなり軽減されると考える。

③ 　レーザーによる髄節刺激療法：Dermal Segmental Stimulation Therapy using Laser
　レーザーを髄節パートに刺激を加える方法である。著者は使用経験なし。

④ 　電子鍼による髄節刺激療法：Dermal Segmental Stimulation Therapy using Microwave Impulse
　電子鍼を用いて髄節に刺激を加える方法で、著者は眼疾患と耳鳴り難聴の耳疾患に好んで用い、高い有効率を誇っている。

⑤ 　温熱による髄節刺激療法：Dermal Segmental Stimulation Therapy with Heat
　例えば痛覚と同じ脊髄内の外側脊髄視床路（Lateral Spino-Thalamic Tract）を走る温度覚も温熱刺激を加える方法で同じ副交感神経刺激効果を引き起こすことが著者の経験で証明されている（第 38 項温熱療法の項参照）。

19...
髄節刺激療法刺激部位別分類

１）傍脊椎髄節刺激療法：Para-spinal DSST
　後述する８分割髄節パート（DSP）を刺激する方法で、この部位の刺激によりその髄節に所属する疾患が全て改善していくというものである。

２）無血刺絡局所髄節刺激療法：Focal DSST
　肩関節、膝関節、膝窩部、足関節、股関節など大きな関節の髄節神経支配を知ることにより、当該目的箇所の上下の髄節を刺激する方法である。これは皮膚知覚神経が上下にオーバーラップしているために、単一髄節だけではなくその隣の髄節まで刺激することが、治療効果を上げるからである。従って、例えば坐骨神経痛の場合、傍脊椎DSPに加え、S1／2の大腿裏側や足・足首のS1／2を刺激することが局所髄節刺激療法である。

刺激部位の変遷
＃１　当初無血刺絡法をスタートさせてから10カ月間は上記１）の傍脊椎DSP刺激治療のみで260名以上の症例を経験できた。
＃２　続く半年では上記１）と２）の組み合わせと下記③の末梢神経刺激療法で更に幅広い疾患に応用できるようになった。
＃３　無血刺絡法という言葉もなかった時代に、不安と期待を同居させながら最初の一人の治療をスタートさせた。延べ18カ月で約570名の症例が集まった。そして髄節刺激理論を確立できた。

　当初より治療法の試行錯誤はあったが理論の正しさは早期より高い著効率となって現れた。壁らしい壁にぶつからずに来られたように思う。そこには患者さんの私への信頼感が心に伝わり、それが私の支えにもなった。そうして自信を持って進むことができた。

刺激部位の選択について
　そして次のような結論に達した。
①　これまでの治療の結果、時間をかければ１）のみでも改善していく例を経験できた。
②　さらに無血刺絡局所刺激治療を加えることによってより早くより確実に成果を挙げることができるようになった。

③　そのうえ現在では2）の局所髄節刺激治療に代わる新しいテクニックである無血刺絡末梢神経刺激療法を考案したことにより、治療効果がさらにスピードアップした。今までの著効率がさらに引き上げられているという実感がある。

20...
デルマトームと髄節とは

デルマトーム Dermatome とは
　脊髄神経後根（知覚神経）によって支配されている皮膚領域のことをデルマトーム（第16項に訳）と呼ぶ[注]。

髄（分）節 Cord segment とは
　一方中枢である脊髄（spinal cord）においては形態的に分節構造を呈しているわけではないが機能的には分節構造になっていると考えられる。
　この分節構造を髄（分）節と呼ぶ。分節は segment と訳されるが、髄節は英訳では cord segment（訳すると脊髄分節だが）で表され、C5（第5頸節）とか T2（第2胸節）などで表記される。C5 といえば中枢と皮膚の双方の第5頸神経領域の意味を表している。

脊髄 Spinal cord の髄節の分類
　脊髄 Spinal cord はいくつかの cord segment に分けられ、人では C1-8、T1-12、L1-5、S1-5、Co に分けられ（それぞれ cervical segments 頸髄の C、thoracic segments 胸髄の T、lumbar segments 腰髄の L、sacral segments 仙髄の S、coccygeal segments 尾髄の Co という）、その髄節に対応した31対の脊髄神経が椎間孔を通って脊柱管を出る。
　しかし知覚神経を持たない C1（後頭下神経）を除けばデルマトームは30対の皮膚領域に分断されるが、Co についてはこれを入れたデルマトーム図と入れない図とが存在するため、ここでは29対に分節されたキーガンのデルマトーム図に従って進めていくことにした。
　これに顔面の三叉神経核性支配も入れて合計30分節あるデルマトームとして文中では扱っている。

　<注>
　　デルマトームには次項で述べるように定まった定説はない。半世紀以上も前に研究されたさまざまなデルマトームが提案され、その後わが国でも独自のデルマトームが提案されたのをみている。
　　定説がないうえ、デルマトームに関する記述もほとんどないのが現状である。ここでは治療を進めていくうえで私なりの工夫を重ねたデルマトーム図を Keegan のデルマトーム図を参考に作成した。

21...
各種デルマトーム図

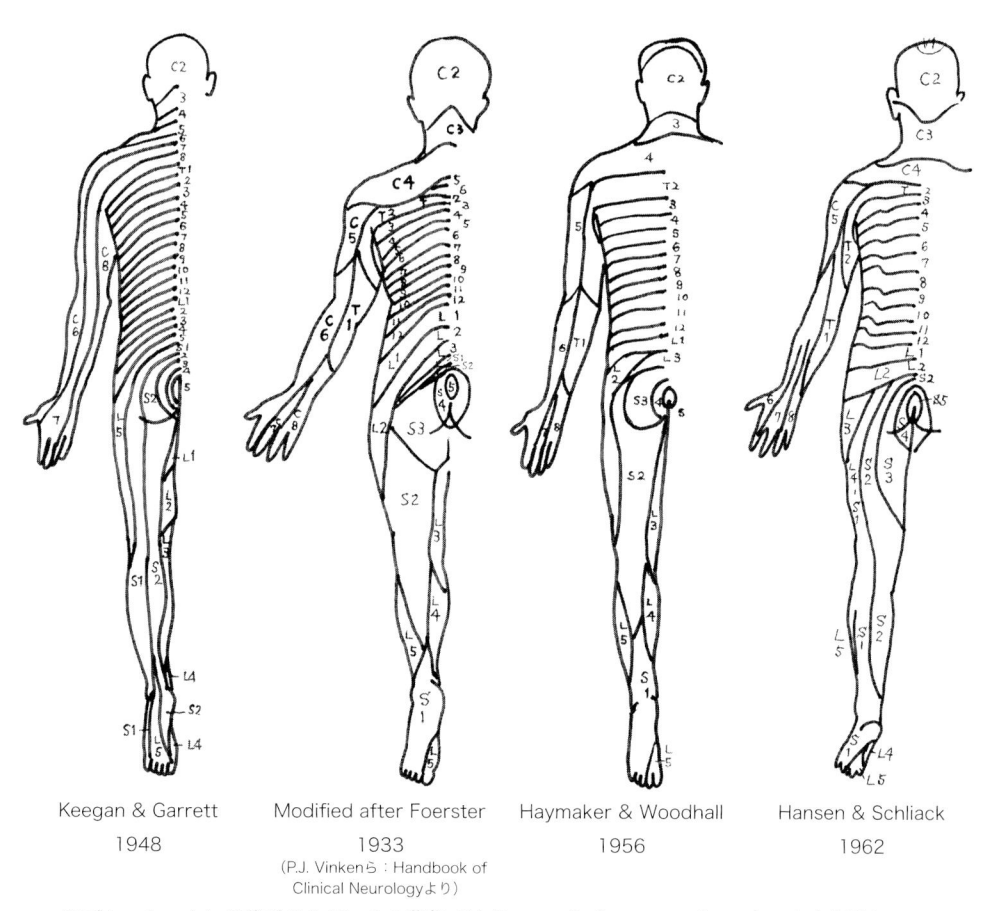

Keegan & Garrett	Modified after Foerster	Haymaker & Woodhall	Hansen & Schliack
1948	1933	1956	1962
	(P.J. Vinkenら：Handbook of Clinical Neurologyより)		

※デルマトームには諸説あるが、この著作ではKeegan & Garrettのデルマトームを使用している。

デルマトーム図解説

　Keegan & Garrett、Haymaker & Woodhall、Foerster、Hansen & Schliackらの唱えるデルマトームには2つの大きな相違点がある。これは、私の髄節刺激療法及び理論を支える根元的なものなのでその違いを考察してみよう。

　まず共通点は傍脊椎にあるT2からLの領域までは整然と規則正しく上下に並ぶ点である。しかし、最下部のデルマトームにはそれぞれ全て異なる領域で終わっている。

それぞれの最下部を記してみると

Foerster 図は L3 まで。

Haymaker & Woodhall 図は L1 と L3 の境界が脊椎上に存在するが L2 領域は一部が脊椎に接近してはいるものの傍脊椎にあるとは言い難く、L1 が最下部に見える。

Hansen & Schliack 図では L2 までが上下連続デルマトームとして描かれている。

これを表にしてみると

	傍脊椎にある上肢領域のデルマトーム	傍脊椎にある下肢領域ののデルマトーム
Keegan	C5・6・7・8・T1	L1・2・3・4・5・S1・2
Foerster	C5・6	L1・2・3、S1・2
Haymaker	なし	L1、L3
Schliack	なし	L1・2、S2

S3 は臀部の領域として下肢領域に含めず。

相違点

1つ目の相違点は上肢領域の傍脊椎デルマトームであるが、Keegan 説は規則正しく脊椎に沿い頚椎から胸椎に途切れることなく C5～T1 まで整然と並んでいる。

一方 Haymaker & Woodhall 図と Hansen & Schliack 図では C5～T1 までの全てが傍脊椎に欠如している。Foerster 図は C5・6 のみ傍脊椎に並ぶがその他の C7、C8、T1 デルマトーム領域は飛び地のように上肢の中にのみ認められる。

2つ目の相違点は、下肢も同様で整然と脊椎に沿って並ぶ Keegan デルマトーム図に対し Haymaker 説は L2、L4・5、S1・2 が脊椎から離れ飛び地を形成しているし Foerster 説でも同様 L4・5 が飛び地を形成している。Hansen & Schliack 図では L3・4・5・S1 が傍脊椎にない。これらの違いは Keegan の文献の中にも、他の研究者らとの相違として描かれている。

足裏は全ての図で S1 と L5 を含む点は同じであるが S1 が傍脊椎にあるのは Keegan 図と Foerster 図だけである。

このようなデルマトームの変遷以外にも異なった説が存在しどれが真実のデルマトームであるかという点については結論が出ていないようである。

この著作では臨床現場で経験できたことは Keegan の規則正しいデルマトームの配列があるが故に髄節刺激理論での髄節刺激療法が創案されパーキンソン病や膠原病やありふれた腰痛、肩こりに至るまで全てこの手法に則って高率な著効率を得られたと確信している。これが他の Haymaker 図や他の説を採用していれば髄節刺激理論は誕生しなかったといえる。

22...
上肢のデルマトーム

Keeganデルマトーム上肢の解説

手は掌側・甲側ともC6、7、8から支配されているが、前腕になると掌側がC5とT1となりイメージが湧きにくくなる。

前腕背側は手の甲の延長でC6、7、8が橈側から尺側にかけて並ぶので覚えやすい。

親指がC6、中指がC7、小指がC8である。

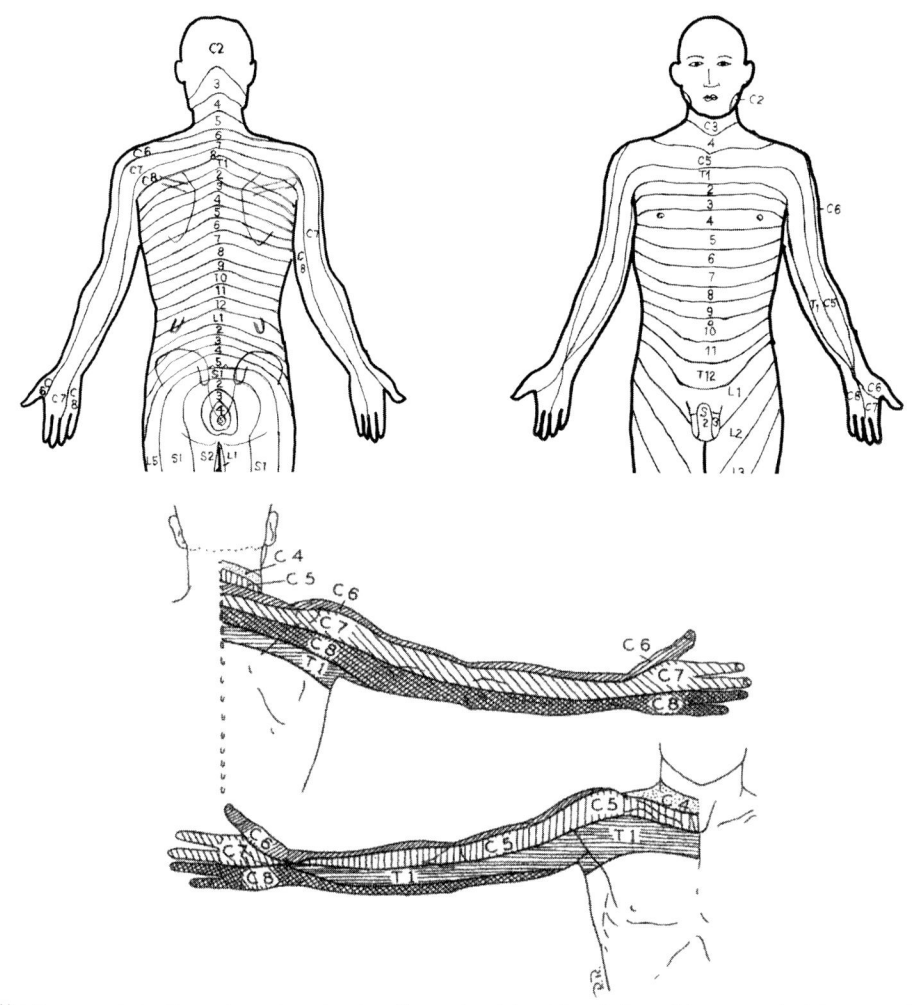

文献：Keegan, J, J. Dermatome hypalgesia with posterolateral herniation of lower cervical intervertebral disc. J.Neurosurgery 1947;115-139

23...
下肢のデルマトーム

Keegan デルマトーム下肢の解説

　下肢の髄節は ventral（腹）側は上から L1 から L5 まで内側斜めに分布するが、dorsal（背）側はおしりから踵まで S1、2 が縦列に並んでいる。

　足は内側が L4、甲が L5、小指が S1 となり、足裏から踵アキレス部までは L5 が回り込んで支配している。

　L5 が臀部から足裏踵に至る最大長のデルマトームを有しているので、この部位の病変の現れ方は梨状筋症候群などの多彩な様相をもたらしてくる。即ち、臀部、大腿、ひざ、下腿、足首、足裏などの症状として現れるために個々の病変として捉えられ長く別々の治療を受けたりしてきたことを経験する。

　S1・2 は一筋の領域としてまとまっているので坐骨神経痛としての診断は容易につきやすいのでここの病変については診断を誤ることはない。

　S3・4・5 は下肢領域にはなく、肛門を取り囲む同心円形を形成している。

　こういった図はなかなか覚えにくいが、習熟しなければ髄節刺激療法を理解することは困難である。

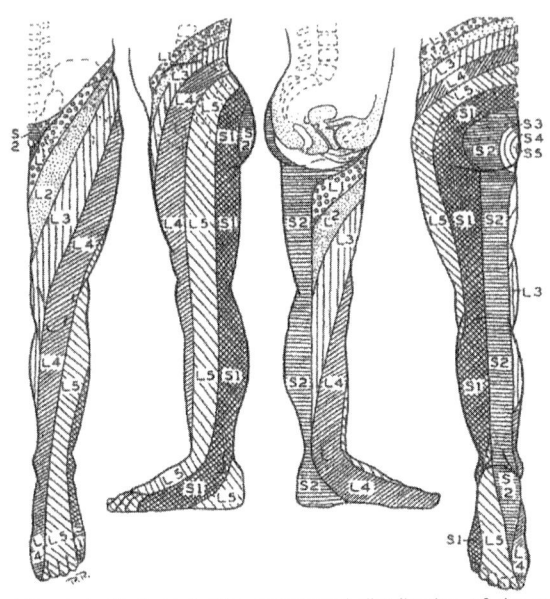

文献：J. Jay Keegan and Frederic D. Garrett. The segmental distribution of the cutaneous nerves in the limbs of man. The Anatomical Record 1948;102;409-437

24…
Keeganのデルマトームの正当性？

Keegan デルマトームは正しいか？

　髄節刺激理論に従う私の臨床経験から今までの数々の上下肢症例（後述）に於いての改善結果はキーガン説でないと説明しにくい theory であり、キーガン説が正しいことを裏付けているように思われる。

実例経験より
①上肢の髄節刺激療法での証明：

例：手の正中神経障害（デルマトーム C6、7、正中神経支配は C5～T1）患者
手の尺骨神経麻痺（デルマトーム C8、尺骨神経支配 C7～T1）の患者の治療を、後に述べる傍脊椎髄節パートの中の肩パート（髄節 C5・6・7・8・T1）の無血刺絡のみで改善したというのは何を意味するのだろうか──。

　無血刺絡による傍脊椎の刺激のみで手の運動障害、知覚障害が治っていったということは、傍脊椎から遠隔操作されたと言えないだろうか。つまり Keegan 説にある整然と並んだ C5 から T1 までのデルマトームが副交感神経刺激されたからと考えられないだろうか。

　他方 Haymaker 説などに従うと、肩の傍脊椎無血刺絡は C4 と T2 のみの刺激となり、当該場所を刺激していない（C5～T1 が傍脊椎にない）わけだから正中神経や尺骨神経病変への治療効果を傍脊椎刺激で治ったということはどのように説明すればよいのだろうか？
これを当然と解釈すれば身体のどこを無血刺絡しても手の神経麻痺が治るということになり非常に飛躍した説明になってしまう。

　しかし傍脊椎（頚胸椎）刺激で治っていったところをみると、キーガン説に従ったデルマトーム（C5・6・7・8・T1）への直接刺激があったから、当該障害箇所である正中神経と尺骨神経への遠隔操作的な治療効果発現が認められた、と言えないだろうか。

　もっとも髄節刺激理論に従わなくとも傍脊椎を単に刺激しただけで全ての上肢病変が治るというのであれば、傍腰椎を刺激しても手の病変が治るということになるのだが。

②下肢の髄節刺激療法での証明：
　上肢の例と同様に下肢においても傍脊椎デルマトームの直接的遠隔操作で改善した例が多数存在する。

例：下腿浮腫（ケースレポート参照）での（デルマトーム L3・4・5・S1・2）の浮腫例、第39項リウマチの足浮腫例（L4・5・S1・2）の写真を参照されたい。

これなどは、L／Sc-P のみの傍脊椎での当該デルマトームでの遠隔操作で浮腫が引いたと考えられる写真である。

もし Haymaker デルマトームを採用すれば傍脊椎には L4・5・S1・2 デルマトームが存在しないので、下腿浮腫が傍脊椎（腰仙椎）のみの刺激で消えることはどのようにして説明できるのであろうか。上肢のところでも説明したように傍脊椎刺激だけで浮腫が消えるという説を採用すれば、傍頚椎刺激でも下肢の浮腫が消えるということにならないだろうか。しかし Keegan 説では説明できる。

下腿足浮腫に関しては10例以上全てがここの刺激で解消しているし想定したとおりの結果が得られている。また同じケースレポートの椎間板ヘルニヤ両下肢痺れ（第91項）症例なども Haymaker 説、Foerster 説では説明できないが Keegan デルマトームと著者の傍脊椎髄節刺激理論では説明できるのである。

上肢例でも述べたように脊椎から遠く離れた病変が治るのはどのような仕組みで起こるのか？ これはやはり同一脊髄デルマトーム（髄節）内への副交感神経刺激入力（髄節刺激）が、遠隔操作されて病変改善に役立ったといえないだろうか。

以上から上下肢とも傍脊椎に並ぶ Keegan デルマトーム説を著者は支持するものであり、また日常そう思慮しながら日々の診療に役立てている。

③口腔、鼻、目の疾患の髄節刺激治療例：

これは顔面の三叉神経核性分布（第31項参照）が脊髄髄節の延長であるという閃きによって、口腔、鼻、目の疾患の治療を考案したので述べることにする。口腔疾患や鼻疾患などを無血刺絡で治せないかと考えたのは三叉神経末梢性分布（三叉神経節）以外に脳幹部の核性（髄節）分布が存在するということがヒントになった。つまり、同じ髄節内に存在する口腔や鼻部は同一髄節に存在する交感神経緊張病変ではと考えたからである。従って上下肢病変などを髄節刺激治療で治したことを顔面にも応用しただけである。結果は Section III に述べたので繰り返さないがほとんどの例において奏功した。顔面にもこの髄節の存在を想定したから改善効果が高まったと考えている。

またパーキンソン病においても病変部の中脳黒質は三叉神経核性分布の高位部に近いため、この部への痛覚髄節刺激は中脳への副交感反応をもっとも近くで呼び起こすのではと考えて、実際の症例に応用し高い改善率を生み出せるまでになったと考えている。第5章パーキンソン病にある髄節パート図の眼・鼻パートパーキンソン用は、痛覚刺激が髄節の接近する核同士で影響しあうのではないかと考えて眼・鼻パートのパーキンソン用として追加したものである。

25...
Keeganのデルマトームと足の太陽膀胱系を融合させた
８分割傍脊椎髄節パート図
(One 8th Divided Para-spinal Dermal Segmental Part=Para-spinal DSP)

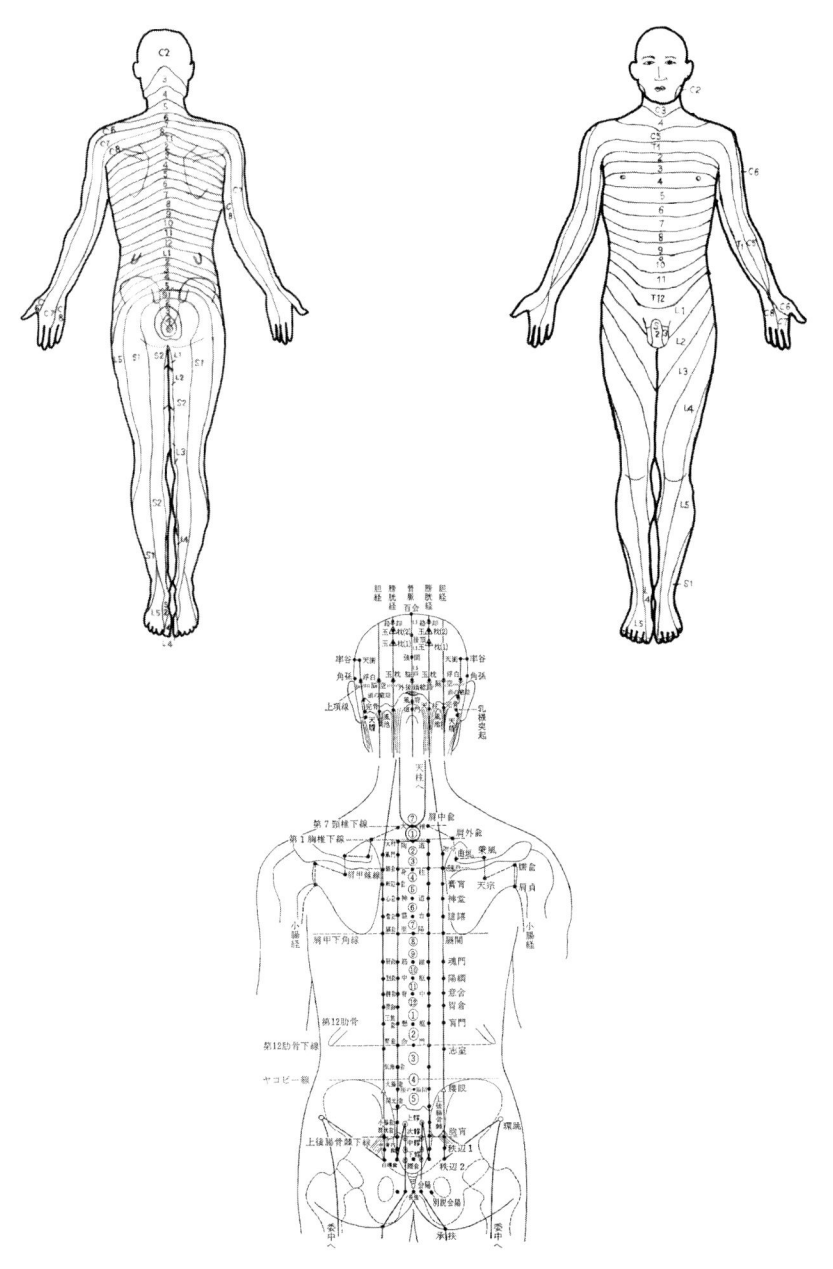

『臨床経絡経穴図解』（山下 詢　著より）

耳介上際線
外耳道線

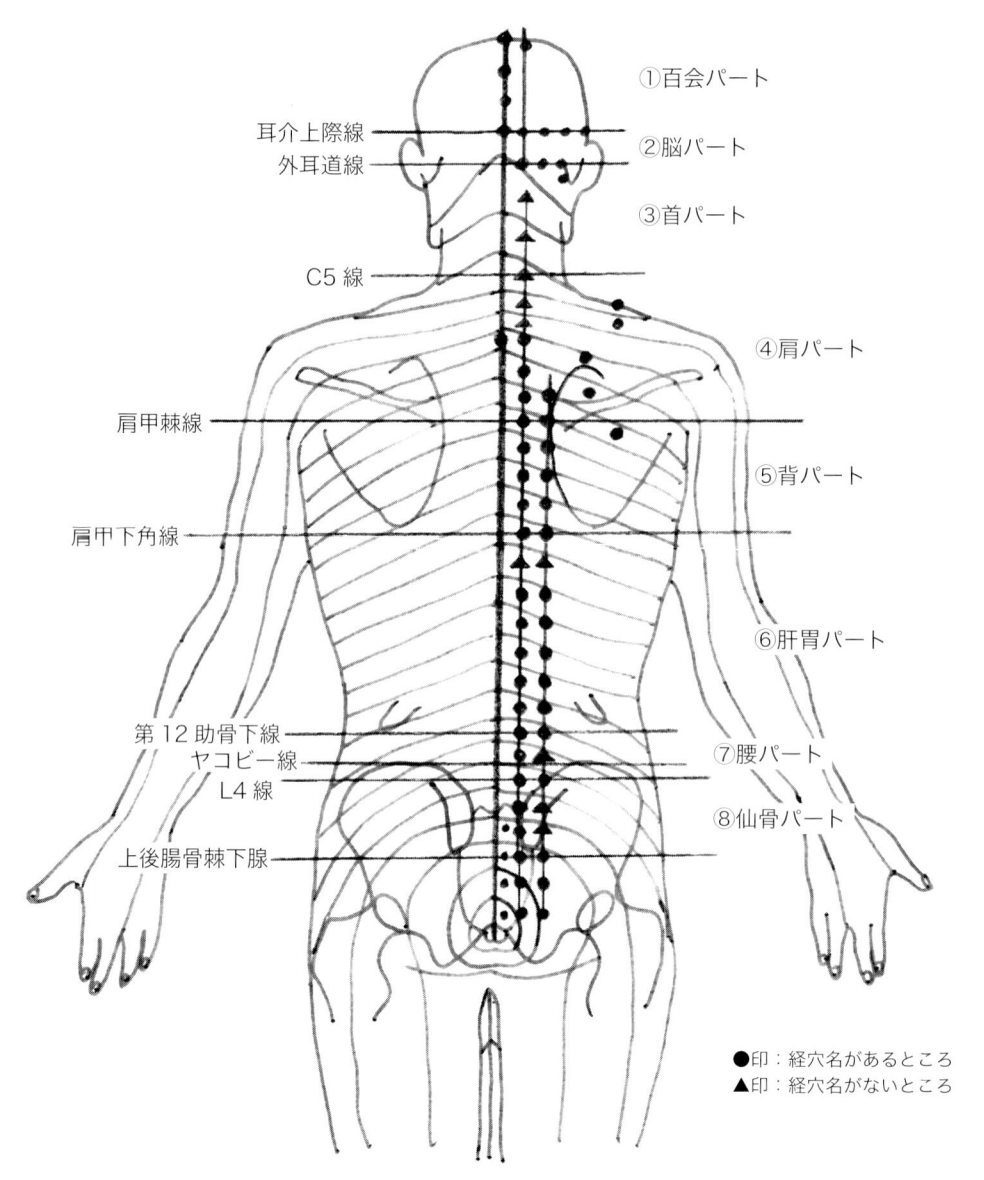

C5 線

肩甲棘線

肩甲下角線

第12助骨下線
ヤコビー線
L4 線

上後腸骨棘下腺

①百会パート
②脳パート
③首パート
④肩パート
⑤背パート
⑥肝胃パート
⑦腰パート
⑧仙骨パート

●印：経穴名があるところ
▲印：経穴名がないところ

Keegan　デルマトームと膀胱経を中心に合成した傍脊椎髄節パート全体図
（Para-spinal Dermal Segmental Part=Para-spinal DSP）

26...
8分割傍脊椎髄節パート（Para-spinal DSP）の名称

名称	CORD SEGMENT
①百会パート（Hyakue Part＝H-P）	三叉神経核（Tr）・C2
②脳パート（Brain Part＝B-P）	三叉神経核（Tr）・C2・3
③首パート（Neck Part＝N-P）	C3・4・5
④肩パート（Shoulder Part＝S-P）	C5・6・7・8・Th1・2
⑤背パート（Thoracic Part＝T-P）	Th2・3・4・5・6・7
⑥肝胃パート（Hepato-Gastric Part＝HG-P）	Th7・8・9・10・11・12・L1
⑦腰パート（Lumbar Part＝L-P）	L2・3・4
⑧仙骨パート（Sacral Part＝Sc-P）	L5・S1・2・3・4

＜解説＞

　8分割傍脊椎髄節パート図ではKeegan説に従えば傍脊椎に沿って無血刺絡すれば全てのデルマトームが刺激できるようになっている（他の主張する説では存在しないデルマトームがあるので傍脊椎刺激だけでは全てを刺激できない）。従って、細かなデルマトームの範囲がどこからどこまでがデルマトームの境界かという神経解剖学上の問題点は無視している。つまり臨床的にどこを刺激すれば治っていったかという点を重要視しているので、腰・仙骨部にある傍脊椎デルマトームの配列については経穴と一致させるように便宜上作成している。そういう点でKeeganのデルマトーム配列と一部異なっていることを付け加えておく。

　例：次髎穴（第2後仙骨孔）は第2仙骨神経（S2）の出口であるからその上下（S2とS3）の仙椎間がS2デルマトームと定めてある（Keegan図で見るとS1あたりに次髎穴が存在するように描かれている）。同様にヤコビー線を中心とする椎体間はL4とL5の棘突起間であるから、ここをL4デルマトーム領域（Keegan図ではL5あたりに見える）と定め大腸兪穴に刺激点を設定している。このように胸椎以下のレベルにおけるデルマトームの設定は上下椎体間の上の椎体番号のデルマトーム領域であるという考え方で髄節パート図を創案している（頚椎は下の番号になる。例えば、C5とC6間はC6デルマトーム領域、ただしC7とT1間はC8デルマトーム領域となる）。

27...
8分割傍脊椎髄節パートにおける刺激点作成経過

① 基本は膀胱経絡を主に作成した。
② 頭部経穴は督脈と膀胱経と三焦経と胆経などから構成されている。
③ 後頚部は経穴がないので新たに刺激点を設けた（膀胱経第1行線に相当する傍脊椎にC3、C4、C5点）（図参照）。
④ 肩は膀胱経を中心に一部小腸経（肩中兪、肩外兪、曲垣穴）、胆経（肩井穴）、三焦経（天髎穴）などが含まれている。これは僧帽筋肩こり治療を念頭においたからである。
⑤ デルマトームは30分節されている（中枢は橋・延髄・脊髄にある三叉神経核、頚髄節C2-8の7個、胸髄節T1-12の12個、腰髄節L1-5の5個、仙髄節S1-5の5個である）。
⑥ 経絡上の膀胱経穴は一見してデルマトームの配列に従って傍脊椎部位に整然と並んでいるのが分かる。
⑦ これを治療したい器官、臓器、組織別に一括りし、頭部から順に百会パートと脳パート、上肢に相当する部を肩パート（C5、6、7、8、T1、2）とし、下肢・骨盤腔に相当する部を腰パート・仙骨パート（L2、3、4、5、S1、2、3、4）とし、残りを首パート、胸部部分を背パート、腹部内臓部分を肝胃パートと読んで分割した。
⑧ 従ってデルマトームは8つのパートに分けられ、それぞれを髄節パート（Dermal Segmental Part=DSP）と命名した。

＜頭部を2つに分けた意味＞
　頭部をなぜ2つに分けたかについては明確な意図があったわけではない。ともにC2と三叉神経支配を受けているので一まとめにしてもよかったと今は思う。しかし当初、経絡的には督脈と膀胱経を百会パート、胆経と三焦経の側頭部を脳パートとして分割し何か役割が異なるのではと考えていた。今では三叉神経核性分布の重要性を考えると顔面も含めた刺激点の追加がパーキンソン病などの脳の疾患には有効ではと考えるようになったので、顔面も含めた部位も脳百会パートとしてもよかったのではないかと考えている。今後もっと工夫を重ねてより良い刺激方法を考え出していきたいと思っている。
　最終章のケースレポート認知症例中にこのパートを命名するきっかけになったいきさつをコメントの欄で再度掲載している。

28...
8分割傍脊椎髄節パート図解説

① ここでは頭部の前頭部、頭頂部、後頭部に相当する部を百会パートと名付けた（ここは三叉神経第1枝領域とC2である）。経絡では督脈と膀胱経からなる。
　百会パートは三叉神経核性分布からは三叉神経核の下方部分からの分節支配を受けている（第31項2）。

② 側頭部、後頭部下部に相当する部を脳パートとした。脳パートは三叉神経核の最下部近傍からの神経支配とC2を受けている。経絡では三焦経、胆経、膀胱経などを含む。

③ 首パートはC3からC5までをいうが経絡上は経穴が存在しない。従って膀胱経第1行線の延長上に刺激点を設けた。また必要に応じて第2行線も刺激点としている。また別に胸鎖乳突筋の後ろの大耳介神経 Great Auricular Nerve（GAN）は重要な刺激点として無血刺絡することがある（のちに述べる天窓穴＝SCM-P＝GAN以外に鎖骨上神経、頚横神経、小後頭神経を含みここは極めて重要なポイントと認識している）。

④ 肩パートは上肢帯域を含む髄節パートである。つまりC5からTh1までの神経支配を全て網羅する。よって此処だけの刺激で上肢に関わる症状が髄節刺激理論では全て改善する。これは下肢帯域の腰・仙骨パートも同様である。

⑤ 肩パートから下位のパートは膀胱経第1、2行線上に刺激点が存在する。

⑥ しかし、肩パートは僧帽筋の分布する領域に肩こりが存在するので、その中心となる肩井穴や膀胱経以外の小腸経などを刺激点に加えてある。これだけでC5からT2が含まれている。

⑦ この肩パートは肩こりの治療に使う部位であり、髄節刺激治療が有効に作用しているか否かを判別するうえで極めて重要な役目をもつ。

⑧ その意味は肩パートを無血刺絡（PPST）した直後に見る皮膚反応と患者の施術直後の感想である。

⑨ 無血刺絡（PPST）した直後にみる刺激部位の発赤反応は副交感神経機能が良好であることを意味する。一方全く反応がなく、患者が痛覚をあまり訴えない場合は交感神経過緊張である（第12、13項参照）。

⑩ 痛覚を覚える訴えだけで交感神経、副交感神経の優位性を判定できない。交感神経過緊張では痛覚は鈍い例もあるが逆に極度の痛みを訴える例もある。

⑪ 事実、初期の頃の例では痛みを嫌って施術を拒否した例が数例ある。その場合では器具

の変更が望ましいか施術が適当かを再考しなくてはいけない。

⑫　胸部の背パートは肩甲骨の間の刺激点で膏肓症候群（肩甲骨肋骨症候群）や五十肩の痛み治療で大切な刺激点を含む。

⑬　肝胃パートはいわゆる内臓臓器の裏側に相当する。肝臓、胃、小腸、膵臓、胆嚢などに関する疾患に無血刺絡することがある。T5 から T12 の髄節支配を受けているのでこれら疾患のある場合にはここを刺激することは有効であろうと思われるが内蔵は迷走神経支配を受けており意義はまだ不明。

⑭　上記⑬で有効であろうと述べたのは消化器系疾患を経験したことは少なく、この部位での評価には語る資格がないと思ったからである。しかし髄節刺激理論での他の部位での奏功例から考えると、このパートでの成果も上がるものと信じている。従って、この部位を得意とする方々に今後の成果を期待したい。

⑮　腰パートと仙骨パートは多数の下肢症例に対し L／Sc パートとして実地臨床上は欠くことのできない刺激パートである。それは下肢の髄節神経支配が股関節の L1 から始まり大腿から足にいたる S2 までを含むので一括して L／Sc として刺激する。

⑯　従って、L／Sc パートは今まで分離して刺激をしたことは少ないが、明らかな筋々膜性腰痛症などの場合でも L／Sc-P を刺激することが望ましい。

⑰　Sc パート（L5、S1、2、3、4）は特に重要である。ここは副交感神経分布部位である Cranio-Sacral（頭仙骨）系の中の仙骨部の副交感神経を含む支配領域であり、骨盤内臓の泌尿・生殖器系から大腸直腸系全ての疾患に有効である。

29...
各臓器及び組織の髄節と髄節パートとの関連

原則

腹部内蔵の痛覚刺激伝達は T5～12 の後根にある。

大内蔵神経：T5（6）～9胸神経節、小内蔵神経：T10～12胸神経節から起こり腹部内蔵知覚ことに痛覚をつかさどる（最下内蔵神経＝腎枝＝T12）。

S2-4 は仙骨部副交感神経である。

	髄節（CORD SEGMENT）	髄節パート（DSP）
胃・十二指腸	T5-9	T・HG
肝臓・胆嚢	T5-9	T・HG
膵	T5-9	T・HG
小腸	T6-11	HG
大腸	T6-11	HG
腎	T10-12	HG
腎盂	T10-L1	HG
尿管	T11-L1	HG
生殖器	T10-L2、S2-4（ネッターより）	HG、L、Sc
膀胱	T12-L2、S2-4（ネッターより）	L、Sc

＜注＞

書物により脊髄節のレベルが全て異なる。髄節パート選択に際しては範囲を広げて取り入れる形になっているが、施術に際し細かな違いは問題ではない（上記髄節レベルは後記文献①、③、⑤、⑦、⑨、⑭、⑮の中から著者が包括的に記したものである）。

30...
百会パート（Hyakue Part=H-P）

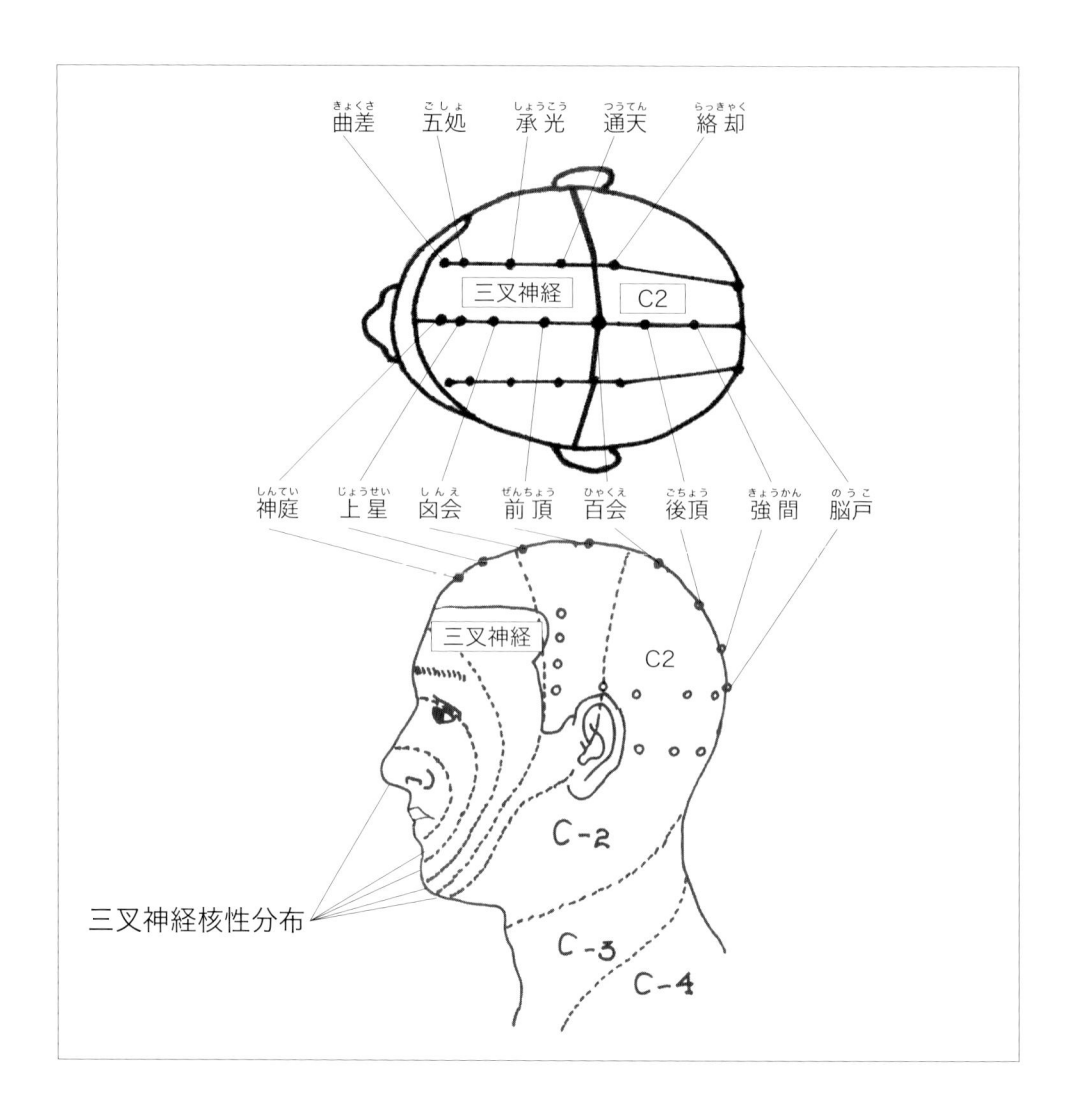

百会パートと脳パートの解説

この２つは不可分なパートであるので一緒に述べる。

この百会パートと脳パートは無血刺絡に於いて最も大切な刺激部位である。それは脳内副交感神経が刺激され、脳内ホルモンが分泌されると想定しているからである。

パーキンソン病や認知症が改善する例があるという経験からである。ではこの２つのパー

トの共通点は何かというと、髄節刺激理論から見ると三叉神経核性分布の一部と脊髄 C2 髄節が含まれているということである。従ってこの点からこの２つを分けて考える必要はなかった、というのが現在の著者の感想である。

　一緒にできなかった理由は、先にも述べたが出足の段階で今のパート図を完成させてしまったことである。しかし一度に多数の頭部の経穴を一枚の図の中に含めるよりは分割して図示したほうが分かりやすくてよかったのではないかと思っている。

　加えて、今はまた考えが少し変わりパーキンソン病の鍵は側頭部の胆経・三焦経の刺激に加え、顔面刺激も有効で（前述第 24 項、後述第 72 項眼・鼻パート図）あるのではと思えるようになってきており、その意味でも分割に意味はあったのかもしれない。

31...
脳パート（Brain Part＝B-P）

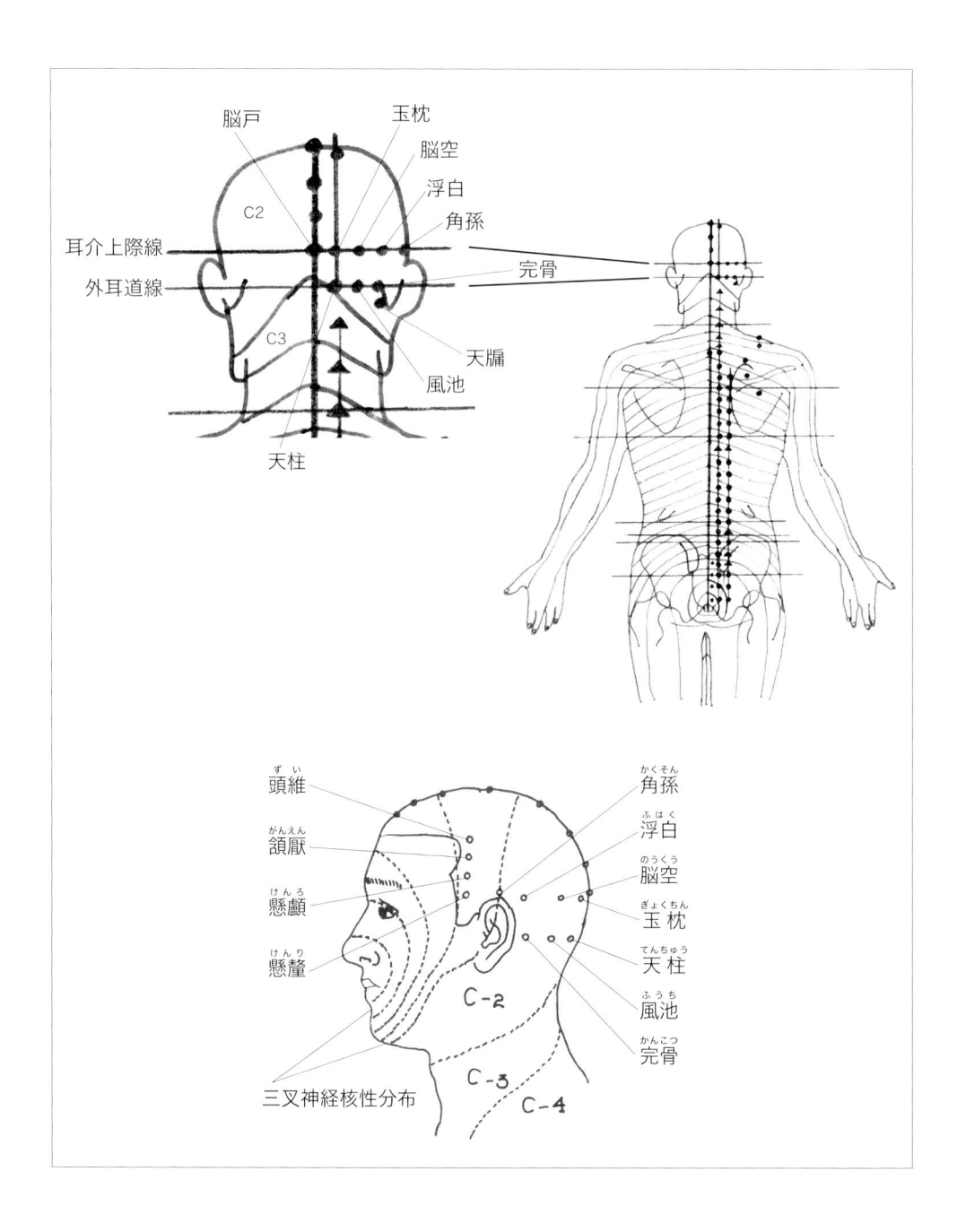

1．脳パート（Brain Part＝B-P）

刺激点の取り方

　髄節刺激理論はデルマトーム上の傍脊椎部分に（脊髄に近いという意味）刺激点をとり、そこからそのデルマトーム上の病変が治っていくという理論であるから、正確な経絡経穴を取穴する鍼術とは異なる。あくまでも皮膚上のデルマトームを刺激するという点に主眼をおいて刺激すればよい。そのために経絡上の経穴を一つの目安として選択したと考えればよい。実際頭部を刺激してみて取穴する難しさを実感している。

　百人百様の頭蓋の形に驚くばかりで、長頭、短頭、幅広頭、非対称頭、尖頭など全て異なる。それを教科書のとおり取穴しようとしても目的の経穴に届かなかったり、行き過ぎたりを経験した。「そのあたり」という漠然とした取穴点（刺激点）でよい、というのが本音のところである。

　従って躯幹部の髄節パートと同様、頭にもデルマトームが存在（三叉神経核性分布）するのだから、そのデルマトームを刺激しているのだという感覚を持つことが大事で、今どこの経穴を刺激しなければならないという考えを持つ必要はない。そう考えることでこの髄節刺激療法は簡単で、例え失敗しても危険は何もないのだからやり直してみる、というくらいの感覚で施術を進めていっている。ただ大事なのは躯幹の傍脊椎の髄節パート図を見てお分かりだと思うが、刺激点は整然と配列している。この整然とほぼ等間隔に並んでいる通りに取穴（刺激点刺激）をする必要がある。なぜなら脊髄髄節内に入ったインパルスがランダムな刺激では駄目で、きちんとしたリズムでかつ等しいインタバルで取穴することが大事と日頃心掛けて施術している。著者の真似をする患者さんがいて痛いだけで全く効果がないと教えてくれた。これは整然と刺激を加えていないからだと認識している。頭でも督脈の百会から神庭穴までは３対３対２対１という配分は忘れずに取穴している。また膀胱経の絡却から曲差穴までも３対３対３対１と唱えながら頭蓋の形に応じて配分しながら刺激を加えている。脳戸、玉沈、脳空、浮白、角孫も１対１対１対１という風に等間隔に取穴しているし百会、後頂、強間、脳戸までも同様等間隔である。

2．百会パート・脳パートの中の三叉神経末梢性分布図と髄節支配図

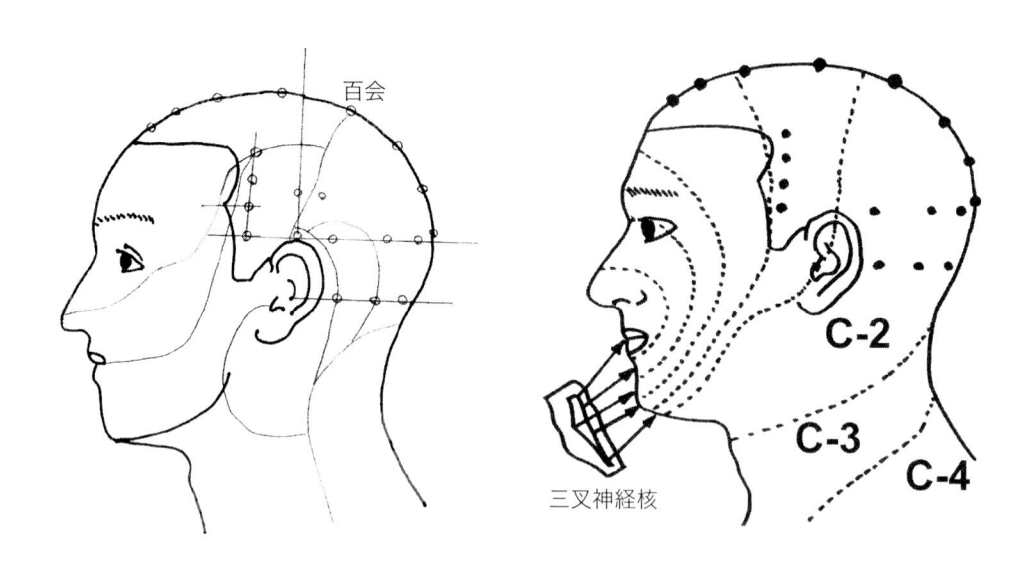

図の解説

　図では左側の三叉神経末梢性分布図が広く知られているところである。ところが右の三叉神経核性分布図は脊髄デルマトームの知識はあっても、顔面にも髄節に相当する三叉神経核性分布があるというのをご存知の方は少ないのではないかと想像する。今まで神経を勉強していてもデルマトームが疾患の診断に役立ったというのは椎間板ヘルニヤや脊髄損傷時のレベルを特定する高位診断が主であり、それ以外ではギランバレー症候群でのレベル決定や、脊椎麻酔での麻酔範囲決定での知識くらいのものである。

　まして顔にも三叉神経核性分布の髄節支配があるという記載を目にする機会は少ないのではないだろうか。脳外科医であれば手術するうえで知っていて当然だと思うが、その頃に学習した記憶が百会／脳パートを含む髄節刺激理論を導き出すきっかけになった。このおかげで難治とされる顔面の眼鼻・歯・口唇領域の奇病（耳鼻科、歯科、口腔外科を渡り歩いても治らない患者さんの疾患。第3章、その他の髄節刺激療法参照）などが、「種々の疾病は交感神経性の緊張によりもたらされる」（福田−安保理論）という考えを取り入れることにより髄節刺激理論を展開でき、治していけたと思っている。

3．三叉神経核性分布の詳細

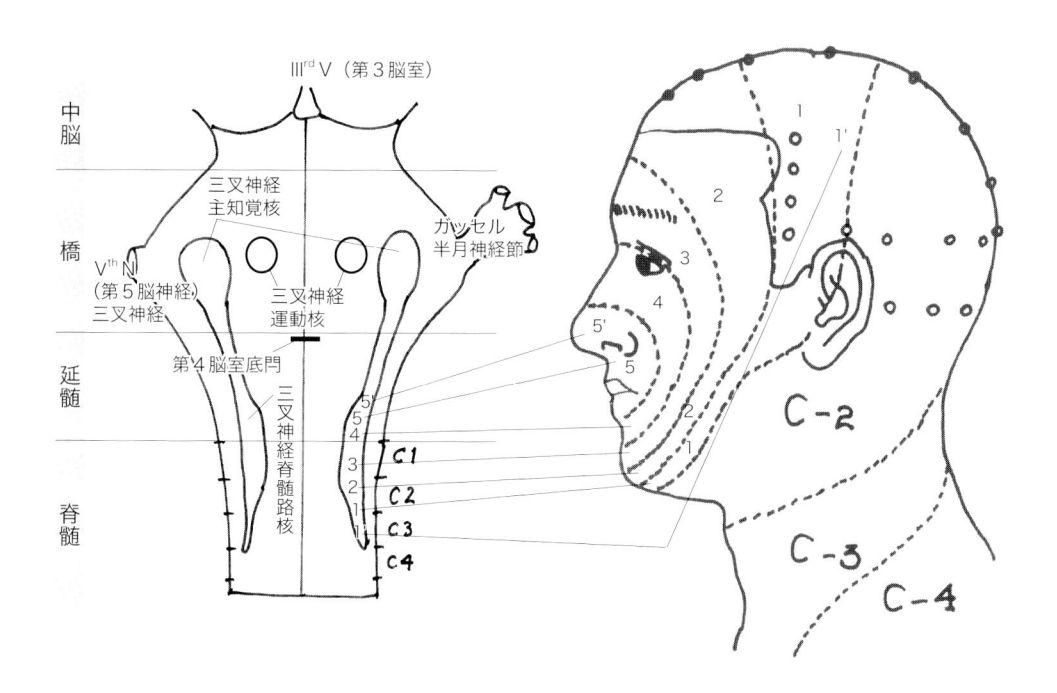

　顔面の三叉神経核性分布は、鼻部が三叉神経核内では頭側に、C2 と接する側頭部は尾側に位置するとされる。その中間の顔面皮膚の中枢支配図は順次 Onionskin pattern とも Concentric Zone Pattern とも呼ばれる半円状の境界で中枢からの支配を受け、これが脊髄のデルマトームの延長とみなされている。

　上記の図は著者の髄節パートである百会／脳パートの刺激点（○印）である側面と正中（督脈）の刺激点を図示したものと三叉神経核性分布図との関連を著者が合成したものである。

　百会は耳上垂線と正中線との交点より少し後方に大きく陥凹したところという説をとっている。

参考図書：
　CORRELATIVE NEUROSURGERY（E.A.KAHN1969）
　CORRELATIVE NEUROANATOMY & FUNCTIONAL NEUROLOGY（J.G.CHUSID1976）

32...
首パート（Neck Part=N-P）

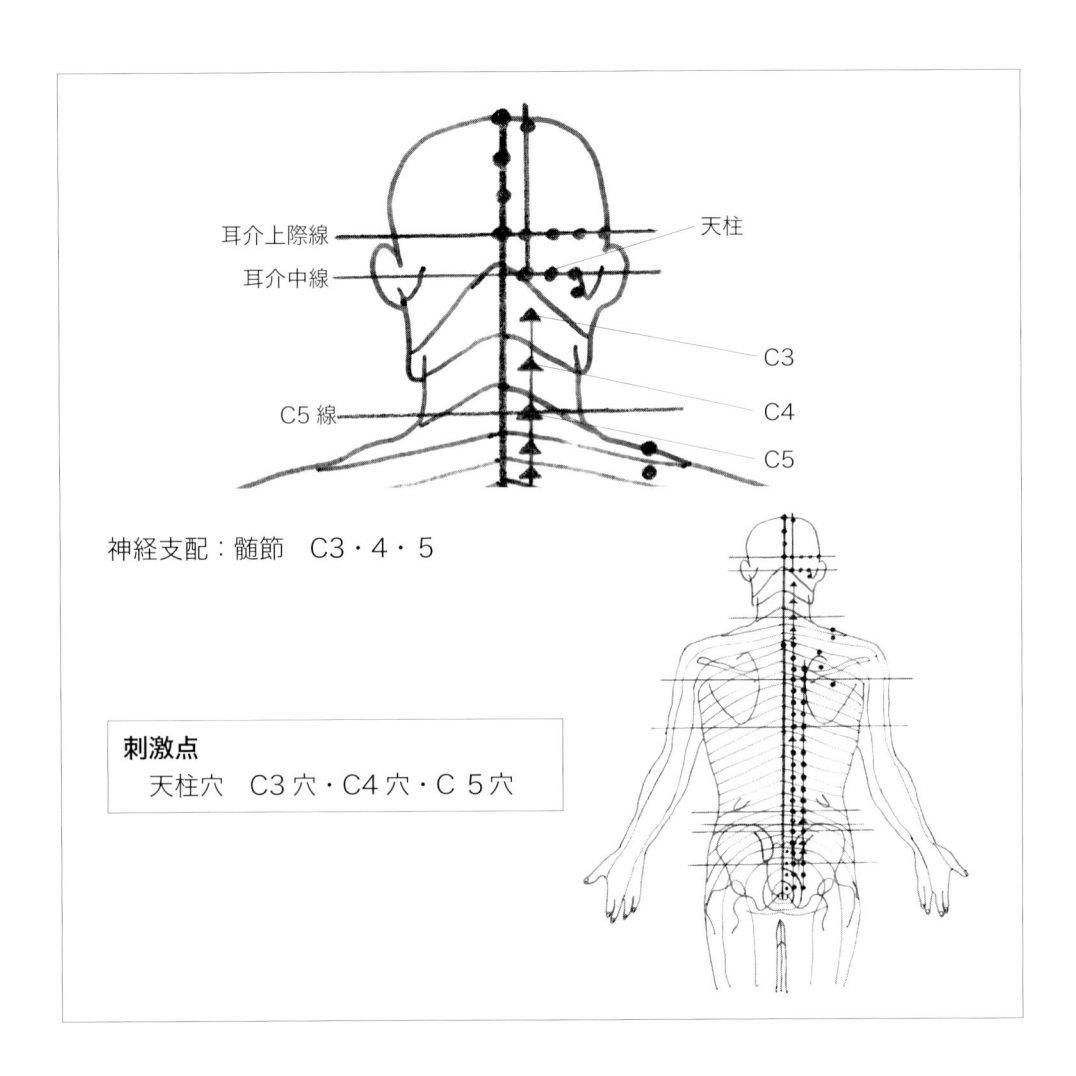

図の説明

　首パートは膀胱経第1行線、2行線とも、経絡経穴が存在しないパートであった。
　そこでC3、4、5の刺激点を著者が作った。膀胱経第1行線上に設けてある。

首パート（N-P）の意義

　ところで首パートは今までのところ組織病変として出会った症例がない。鞭打ち症の首凝

りくらいであり、このパートは下記の SCM-P を除き効能は実感できていない。

傍脊椎首パート（N-P）以外の重要な刺激点＝天窓（てんそう）穴

　髄節刺激理論では傍脊椎デルマトーム上（膀胱経第1、2行線）の皮膚を刺激するとその髄節上の組織器官の病変は根こそぎ治るという理論であるが、ここを刺激しなくても各末梢神経の支配する領域病変ではのちに述べる無血刺絡末梢神経刺激療法を用いても治すことができる疾患がある。

　末梢神経刺激療法例：手根管症候群での正中神経刺激。経穴では大陵穴刺激。

　この首パートでは天窓穴が相当する。

天窓穴における無血刺絡末梢神経刺激療法

　首パートの側頸部の方をみると経穴が存在する。最も重要な経穴はデルマトームではC3とC4の境目に位置すると思われる胸鎖乳突筋後縁の天窓穴である。

　この経穴は解剖学上C2、3、4の髄節を含む末梢神経の集合体である。

① 即ち後頭部の皮膚に分布する小後頭神経（C2、3、LON=Lesser Occipital Nerve）
② 耳介、耳下腺、口腔領域の皮膚を支配する大耳介神経（C3、4、GAN=Great Auricular Nerve）
③ 胸鎖乳突筋を横切り前頸部の皮膚を支配する頸横神経（C3、(4)、TCN=Transverse Cervical Nerve or Cervical Cutaneous Nerve）
④ 前頸部下部では鎖骨及び鎖骨を下り、後頸部では肩甲骨上部の皮膚に分布する鎖骨上神経（C3、4、SCN=Supraclavicular Nerve）

などがある。

　これらは全て知覚神経であり、まとめて胸鎖乳突筋（Sterno-Cleido-Mastoid Muscle =SCM）ポイント（略称 SCM-P）と呼ぶことにする。

　他方、この SCM-P にもう一つ運動神経の支配神経である副神経外枝と僧帽筋々枝（C2、3、4）が併走している。

無血刺絡末梢神経刺激療法

　ここでは難治性の疾患として下記の1)、2)の疾患を紹介する。

1) SCM-P で治る歯科口腔疾患の1つ：「歯が浮く」という症状

① 歯科で虫歯などがないのに歯が浮くという症状がある。そして治療しても一向に治らないという症状である。肩こりが原因の場合で起こることが多い。その歯科口腔領域は三叉神経核性分布では三叉神経核の上方に存在し三叉神経支配である。

　ところがこの三叉神経性の領域の症状がSCM-Pの無血刺絡で改善するのである。図の

通り下顎領域はデルマトーム C2 であり、髄節 C2、3、4 の集合体である SCM-P がこの症状の改善に効果があるというのは無血刺絡を創始する以前はこういう患者に対し、長年にわたり SCM-P への神経ブロック療法を施し同じような効果をあげた経験があるからである。

② 一方、歯科口腔領域の疾患は Eye ／ Nose-Part での髄節刺激で大方治っていくことをのちの項で紹介している。歯科口腔病変は三叉神経領域の疾病であるから、Eye ／ Nose-Part 刺激は三叉神経への直接髄節刺激であるので、交感神経性の緊張で起こっているとするなら（福田－安保理論）治るのは理論どおりであるといえる。

この 2 通りの治り方により歯科口腔領域は髄節がオーバーラップされて支配されているのではないかという可能性があると推察される。しかし、治す選択肢が多くて悪いことはないから、この 2 つの治療法をマスターしておくと大変有意義である。

2) SCM-P で治る症状：肩こり症状

① 肩こりは種々の疾患に合併する症状として、無血刺絡法の中でも最大の治療人数を数える。詳細は各論の肩こりの項や次項の肩パートも参照されたい。

② 肩こりを起こしている皮膚のデルマトームは C5、6、7、8 までの広きにわたる。

③ 治療では、知覚神経支配からみると髄節刺激理論での肩パート＝ S-P（C5、6、7、8、T1・2）への無血刺絡は病変部位への直接刺激となり理論通りの効果を発揮する。

しかし肩こりの主筋肉は僧帽筋である。

④ 運動神経支配の観点からみると僧帽筋は副神経と頚神経 2、3、4 の支配を受けている。この髄節支配の違いは皮膚の知覚神経支配（デルマトーム）と筋肉の運動神経支配（ミオトーム＝筋節）の違いである。

⑤ この観点から肩こりに対しとっておきの特効点が SCM-P である。

⑥ 特に難治性の肩こりに効果を発揮する。

⑦ その理由は次の通りである。SCM-P の一つの知覚神経である鎖骨上神経（C3、4）はこの肩こりの皮膚領野（C5 〜 T2）へ分布する末梢神経である。

⑧ この SCM-P（鎖骨上神経（C3、4）など）への刺激は副交感反応としての血流改善に役立ち、SCM-P に近い副神経や頚神経の運動神経（C2、3、4）にも影響を与えている。

33…
肩パート（Shoulder Part=S-P）

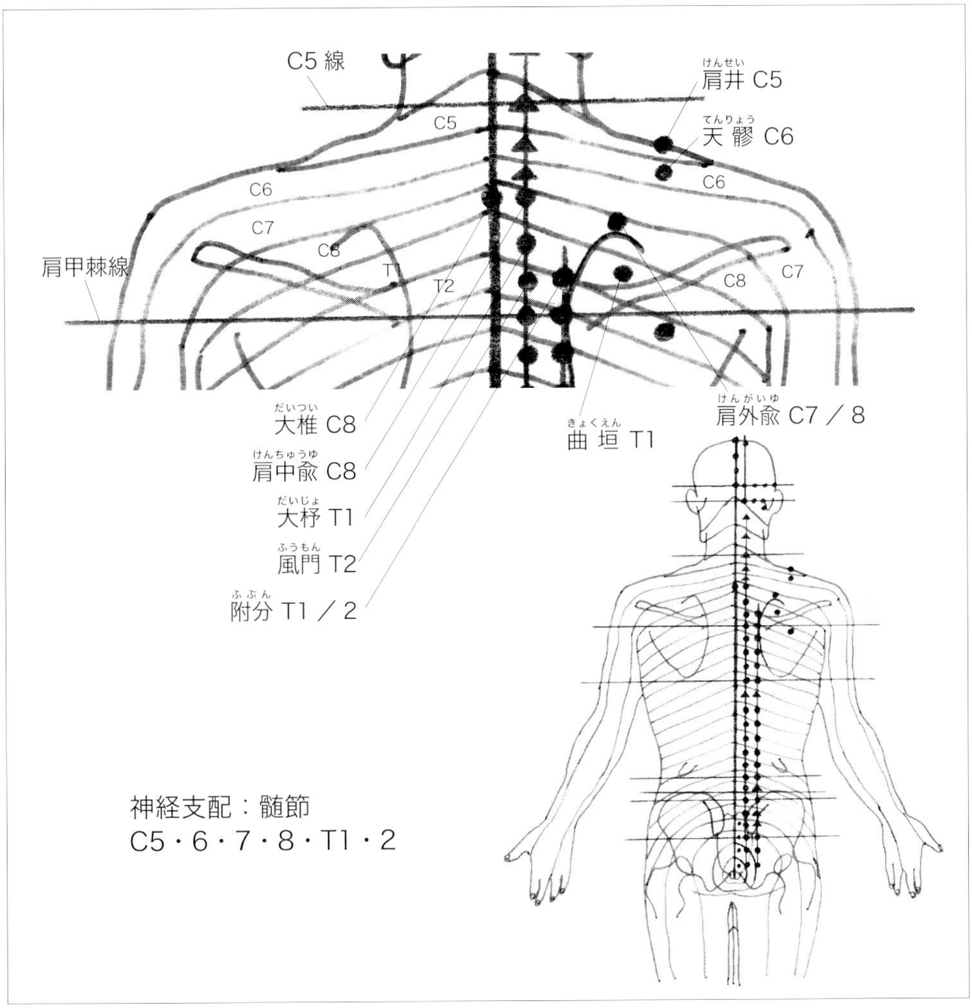
C5 線
肩井 C5
天髎 C6
C5
C6
C6
C7
C8
C7
C8
T1
T2
肩甲棘線
大椎 C8
肩中兪 C8
大杼 T1
風門 T2
附分 T1／2
曲垣 T1
肩外兪 C7／8
神経支配：髄節
C5・6・7・8・T1・2

図の説明

① 髄節刺激理論の確立にその論拠を与える源となったパートである。

② ここは腰／仙骨パートと並んで重要な意味を有するパートである。

③ このパートの作図には肩こりの主要な症状発現部位の肩井穴や、膀胱経がC8以上は存在しないことなどから、他の経絡上から取穴点（刺激点）を取り入れる必要が生じた。

④　そして髄節 C5 から T1 まで全て含めるにはどうしたらよいかを模索して上記の刺激点ができた。
⑤　C5 は肩井（けんせい）、C6 は天髎（てんりょう）、C7 は肩外兪（けんがいゆ）、C8 は大椎（だいつい）、肩中兪（けんちゅうゆ）、T1 は大杼（だいじょ）、曲垣（きょくえん）、附分（ふぶん）、T2 は風門（ふうもん）穴に相当すると考えられそれぞれ採穴し、膀胱経線上に新たに C5、6、7 の刺激点を設け、満遍なく髄節刺激ができ、かつ肩こりにも対処できるよう配分したつもりである。

肩パートの意義
①　この肩パートだけの無血刺絡で肩こりの著効率は 90％を大きく超える（ケースレポート参照）。またこれに先の SCM 刺激を追加すれば限りなく 100％に近づけることができる。
②　髄節刺激理論の確立の元となった根拠は、この肩パートの刺激だけで上肢を支配する C5 〜 T1 までの上肢症状がとれてしまった現象である。
③　個別では正中神経（C5 〜 T1）、尺骨神経（C7 〜 T1）、腋窩神経（C5 〜 7）などの痺れを伴う末梢神経疾患（手根管症候群を含む計 12 例）が治癒ないし改善したことや、加えて上肢の痛み、むくみなどの症状も同時に治っていったことはその証明である。
④　頚部神経根症（1 例）や頚椎症手術後の中枢性の痺れ（1 例）も改善している。
⑤　胸部出口症候群などの循環不全も治した（5 例以上）。
⑥　むち打ち症での上肢の痺れ、だるさなども治癒軽快した（3 例）。
⑦　浮腫み病変（リウマチが多い）もこのパートの刺激で改善し、腕の無汗症という珍しい病状も少しは改善している。
⑧　また今まで治癒不能とされた RSD（反射性交感神経性萎縮症）もほぼ 4 カ月で治癒に導けた（週 2 回施術、ケースレポート中の RSD 例）。4 カ月以上経ったが再発はない。
⑨　アルコール性末梢神経炎、糖尿病性神経障害も有効である。
⑩　全身性のリウマチ例や掌蹠膿胞症例や尋常性乾癬例、及び膠原病の強皮症なども局所を触らずに改善ないし治癒していった。
⑪　これらのうち⑧の症例は全身性の調整が必要な疾患群であり、頭部の無血刺絡は必須の髄節刺激パートである。
⑫　これは先に述べた、頭部はホルモン分泌の役目、それ以外の髄節パートは末梢循環の改善の役目と役割分担が異なっているので、両者の相乗作用で治っていくと考えている（第 41 項 2、3 の交感神経の害の項参照）。
⑬　そういう意味では上下肢を司る肩パート（C5 〜 T2）、腰／仙骨パート（L2 〜 S4）の役割は他の刺激パート以上に重要な役割を有していると解釈している。

34...
背パート (Thoracic Part=T-P)

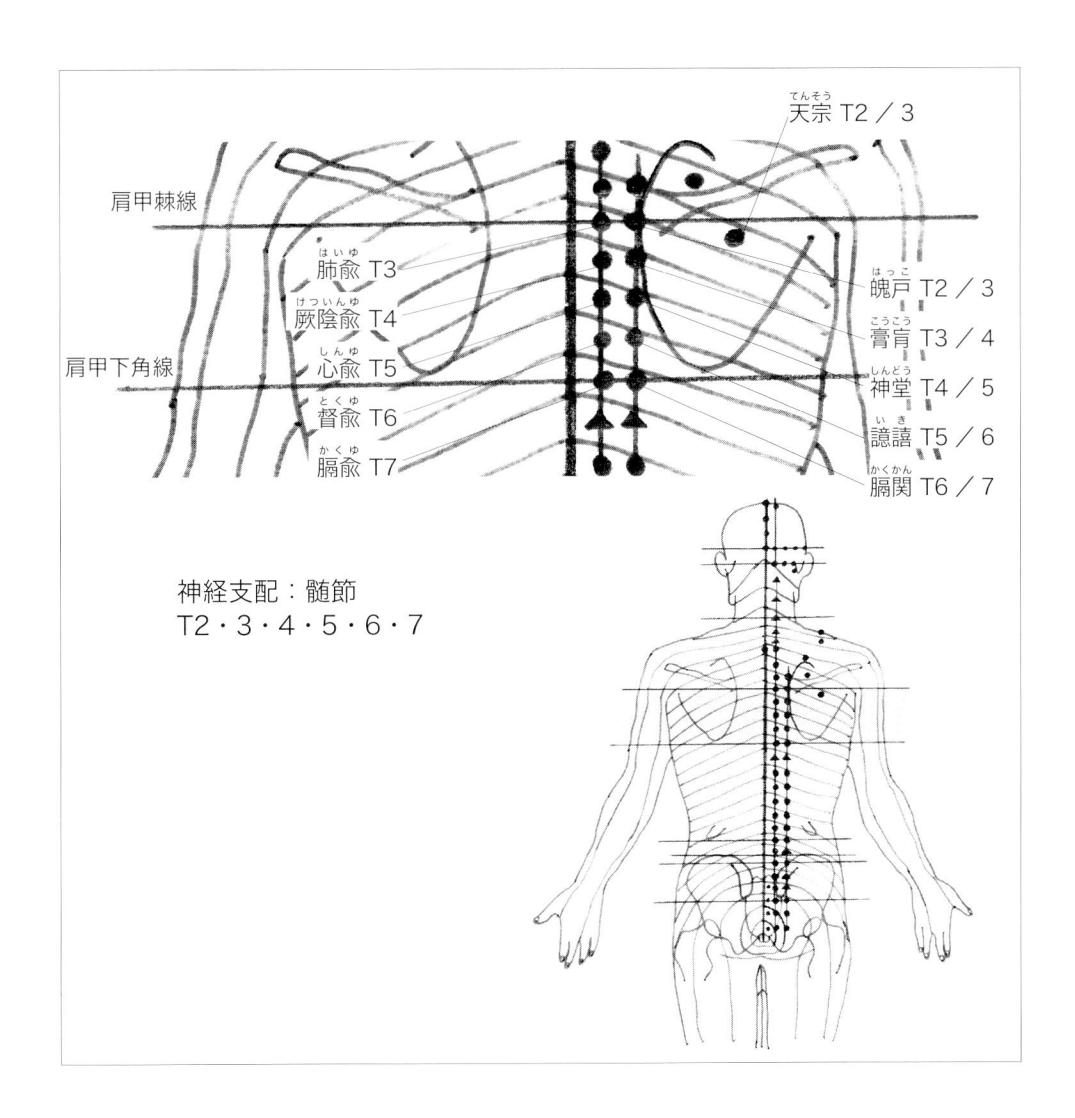

図中ラベル:
- 肩甲棘線
- 肩甲下角線
- 天宗 T2／3
- 肺兪（はいゆ） T3
- 厥陰兪（けついんゆ） T4
- 心兪（しんゆ） T5
- 督兪（とくゆ） T6
- 膈兪（かくゆ） T7
- 魄戸（はっこ） T2／3
- 膏肓（こうこう） T3／4
- 神堂（しんどう） T4／5
- 譩譆（いき） T5／6
- 膈関（かくかん） T6／7

神経支配：髄節
T2・3・4・5・6・7

図の説明

① ここから以下の髄節パートはほぼ膀胱経第1行、第2行線上の経穴を刺激点として用いている。

② 例外として天宗（てんそう）穴を追加した。これは肩甲上神経（C5、6、運動性で棘下筋を支配）に相当し、五十肩と関連する刺激点であり、以前はこの部位の神経ブロックを

長年行ってきた。
③　このパートの表在性の疾患には、肩甲骨間部の筋々膜症（俗称、しちの凝り）がある。
④　また肩甲肋骨症候群とか膏肓症候群という診断の難しい疾患がある（無血刺絡で10数例以上経験）。知っておれば問題はないが、狭心症とか肋間神経痛とか上肢の痛み痺れ、後頭部への痛みなどを引き起こしそれぞれの科を受診しドクターショッピングを繰り返す厄介な病気である。
⑤　肩甲肋骨症候群の原因となる大小菱形筋（脊椎／肩甲骨間部）、肩甲挙筋（頚椎／肩甲骨間＝首から後頭部の痛み）、上後鋸筋（肩甲肋骨間＝胸の痛み）の筋膜症（炎）が原因で、これら筋肉を動かす主役は肩甲背神経（C5、運動性）と関連すると考えている。そして膏肓（こうこう）／魄戸（はっこ）／神堂（しんどう）はこの神経走行部位に一致すると考えられるから、従前よりこの部位の神経ブロックを行ってきた。この疾患もこの領域の筋肉に局所性の交感神経性ストレスが発生していると捉えると分かりやすく、それが無血刺絡による副交感神経刺激で治るというわけである。

無血刺絡における背パートの意義

　この部位は肺臓の裏側に相当する。当初、この部位で肺疾患も治せるのではと考えたがそれは不能であると思われる。
　理由は肺の神経支配は迷走神経と交感神経であり、自律神経系が関与しているからである。そうなると自律神経系統を治療できる部位は脳であり、仙骨部（Cranio-Sacralが副交感神経中枢である）である、下記の気管支喘息が頭部無血刺絡で改善するのももっともな理由である。従ってこの背パートで心臓・肺疾患を治そうとするのは不可能と考える。

肺がんと無血刺絡

　肺がんにおいても、部位は背パート内であるがガンそのものが全身性の交感神経性ストレスから発症したと考えれば、全身の細胞を副交感神経に目覚めさせることが必要であり、そのためにガン治療には全身刺絡が有効であるというのも頷ける。そこで、無血刺絡でがん治療はできないかということであるが、先にも述べたように刺絡と無血刺絡の違いは「瀉血＝皮膚に傷をつける」と「無血」いうことにある。瀉血に意義を求めるのであれば、無血刺絡は無効であるという結論に達する。その臨床経験がない以上この議論をすることはできないのでこれは今後の研究に待ちたい。

気管支喘息と無血刺絡

　この疾患やアレルギー性鼻炎などもステロイド反応性疾患としてよく知られる。この両者とも、特にこの疾患を治療しようとして施術を試みたわけではないが、患者さんから発作が

出なくなった、軽くて済むという声がよく聞かれるようになった。その理由は頭部の無血刺絡にあると推論する。大胆な推測であるが、それは先にも述べているように頭部の下垂体の刺激でACTH→副腎皮質ホルモンの分泌がなされているのではないかということである。

百会／脳パートの項で述べたように、パーキンソン病の治癒例と結びつくが、頭部での刺激がやはり他のホルモン分泌を促しているのではないかということである。

これはのちに出てくるリウマチ例やシェーグレン症候群や強皮症例などのステロイド離脱／減薬／改善／治癒がそれを物語っているからである。ステロイドを投与せずとも脳がステロイドを分泌してくれるのである。ケースレポートの中にもある掌蹠膿疱症例などもステロイド反応性疾患であるが、何も薬を使わず治っていっているし、尋常性乾癬、尋常性白斑の改善例なども中枢性のホルモン分泌の関与が考えられる。他では男性機能回復例や多数の発毛症例などもこのことを示唆している。

自己無血刺絡

著者はこの無血刺絡が患者自身でも行えるよう指導してきた。

その主な疾患は気管支喘息、頭痛、その他である。使用する道具はシャープペンである。

自己無血刺絡での気管支喘息治療

① 対象症例：8名以上
② 刺激部位：手の合谷（ごうこく）穴
③ 刺激時間：治るまで何分でも何十分でも
④ 刺激するタイミング：喘息がおこる予兆時、発作開始時
⑤ 理論の根拠：西條一止先生の浅刺、呼気時、座位、低周波鍼通電療法、雀啄刺激、合谷への刺鍼などが有効との治療結果（『臨床鍼灸学を拓く』医師薬出版より）から浅刺の変法としての無血刺絡も副交感反応を引き出せる治療法という点が類似していたので試みた。
⑥ 結果：全例に発作の中断を経験した。ある7歳の男子は母親の行う無血刺絡を受けた直後に止まった。
⑦ 結論：以上から、合谷への自己無血刺絡も薬物の使用前に一度は試みる価値のある治療法として推奨する。

自己無血刺絡の考案：著者自身の古典型偏頭痛治療経験から（第79項3参照）

これは著者自身の経験から考案された。著者は20数年以上の古典型偏頭痛を患っていた。閃輝暗点の前兆発作が一年に数回から12回（毎月の如くあった年もあった）も続いていた。常時エルゴタミン製剤（商品名カフェルゴットとかクリアミン）を前兆時に服用し、のめば強い頭痛発作は免れていたが、服用後は吐き気止めを併用しないといけないくらいの気分の

悪い状態と芯に残る鈍い頭痛が翌日まで持ち越していた。そこで今回初めて前兆の閃輝暗点が出現した時に、シャープペンシルの先で押し続ける無血刺絡を続けた。するとしばらくして光り輝くあの閃輝暗点が形を崩し始めた。遅れて出て来た頭部の痛みのある場所にもシャープペンシルを押し続けた。そしてあの20数年間著者を悩ませ続けた閃輝暗点が視野から縮小し消えたのだった。生まれて始めて自分の力で退散させた。時間にして15分の闘いだった。以降7回（20カ月間）発作が生じたがいずれも自己無血刺絡で治癒させておりその後の薬剤の服用は1度もない。自己無血刺絡を続けているせいか発作間隔が延長している（P193～194にも詳述記載）。

慢性頭痛患者への自己無血刺絡指導の実例
① 対象症例：7名以上に指導。
② 刺激点：風池穴、和髎穴、頭痛箇所の3点刺激。ツボ周囲の刺激も加える。
③ 刺激時間：症状が軽減するまで。
④ 実例報告：68歳の女性（これはケースレポート中の第88項頭痛不眠例で詳述）。数年来のセデス依存症で毎日薬をやめなければと悩んでいた。そこで無血刺絡治療を始め、2回でセデスの服用量が半包に減り、さらに痛みは軽減したがセデスを止めることはできなかった。5回目からは5本の指の爪揉みを指示した。その後、著者の教えたツボ刺激（器具は使わず自分の指頭で押圧した）を、セデス服用前に行うように指示したところ24日間も完全に服用せずにいけた。その後半包を一回服用したがその後中止している。

その他の自己無血刺絡
① 乳房腫瘤：75歳、男性。（第35項内臓ガンと無血刺絡例に同じ）
　数年以上の左腫瘤に対し自己無血刺絡を指導。その後数カ月くらいで完全消失した。胃がん摘出術後からであり乳がんの疑いもあるが不明である。硬結の硬さからして乳がんだった可能性は大きい。
② 膝痛他の見える場所での疼痛箇所の自己無血刺絡を指導する場合もある。
③ 腕にできた皮下腫瘤をわずか1週間以内で消失させた例（49歳、女性）や肩の腫瘤（63歳、女性。いずれも脂肪腫の疑い）の縮小も認めた。他にも類似例あり。

35…
肝胃パート（HepatoGastric Part=HG-P）

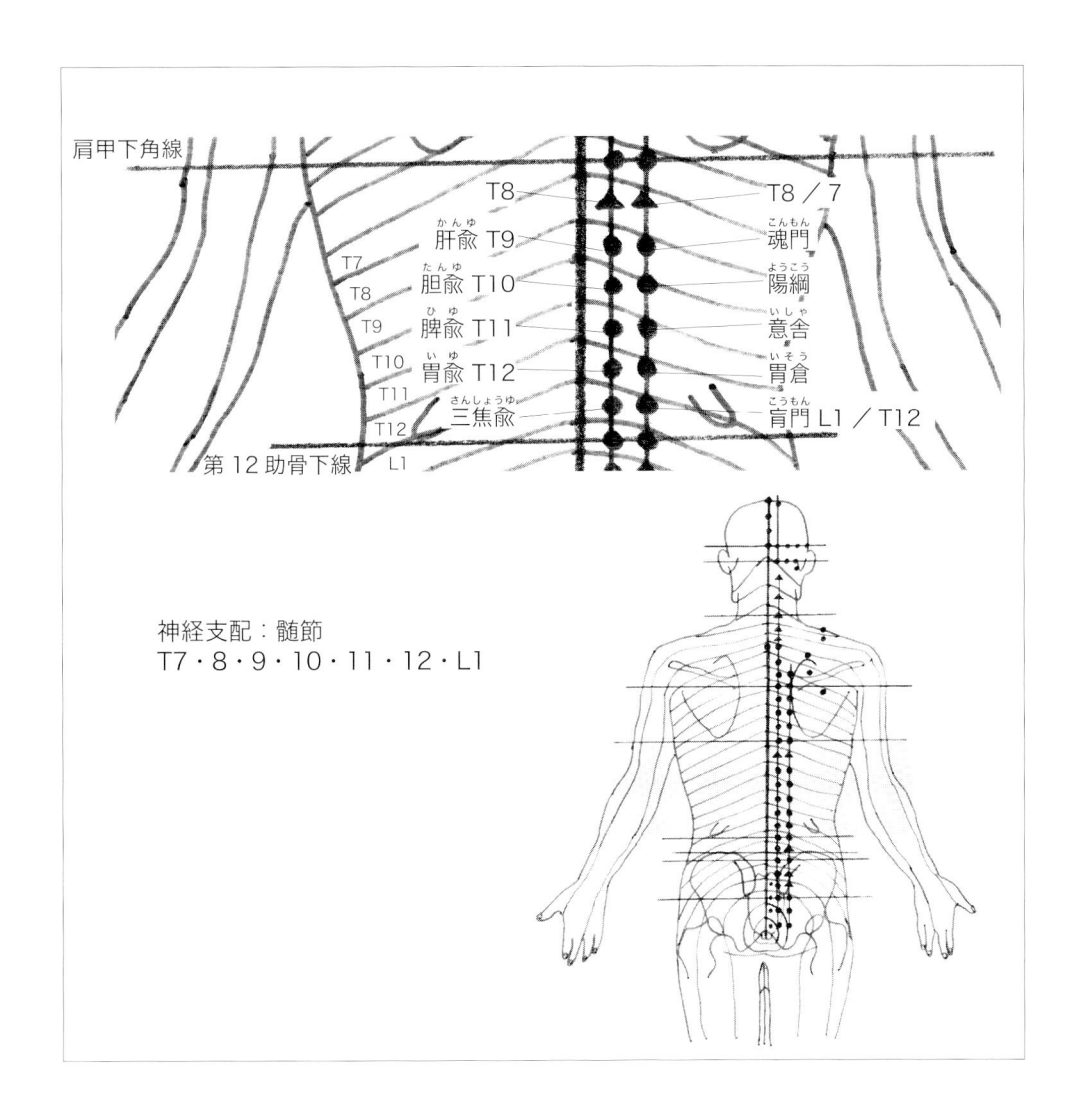

図の解説

　このパートは髄節でいうとT8(7)～12を指す。経絡では肝兪（かんゆ）穴から三焦兪（さんしょうゆ）穴までが相当するが、肝兪穴と膈兪（かくゆ）穴の中間であるT8刺激点が経絡上は欠落している。そこでT8刺激点を上記▲穴として図示している。

肝胃パートの意義

　肝胃パートには多くの腹部内臓臓器が含まれるが、一部背パートを含む。腹部内臓の痛覚刺激伝達はT5～T12の後根にあるとされる（前出第29項、各臓器及び組織の髄節の項を参照）。

　従って髄節刺激理論からすれば同じ後根髄節内でのインパルスの往来で、これら臓器の交感神経緊張による血流障害や活性酸素の害（これを交感神経の害として第41項で述べている）が副交感刺激により治癒が望める。しかし、著者は元脳神経外科医としての経歴上消化器疾患は不得手であり、しかも開業後の神経筋運動器疾患は多数診てきてはいるものの無血刺絡においてもこれら治療例はわずかである。従って、ここでは内臓疾患について論ずる資格がない。

　しかし内臓の神経支配が迷走神経であることを考えると頭部刺激が有効との仮説が成立する。特に潰瘍性大腸炎などのステロイド反応性疾患などは先にも述べたように頭部刺激でのステロイド分泌に期待ができる。

無血刺絡での消化器系疾患の治療経験

　わずかではあるが有効と思えた症例を紹介する。

胆石例

　81歳、女性。15年来通院中の患者さんで、他病院の検査で胆石を保有していることが分かっていた。当院では9年間ウルソ錠2～3錠を投与していた。無血刺絡10カ月以上たって大学病院での超音波再検査したところ胆石が消失しており担当医から内服休止の指示が出た。そして投薬を中断した。

糖尿病例

　DM例は現在10名以上はおられるが有効であることは感じている。

　一部の例を紹介する。

症例1：62歳、女性。

両下肢神経障害（痺れ）を合併中。20年以上のインスリン注射を行っている。その来院後のインスリン量の推移とHbA1Cを表に記す。

朝38単位、夜18単位自己注。

年月日	10/26	11/24	12/3	12/21	1/21	2/22	3/25	5/18	7/6
朝インスリン量	38	19	10	10	10	10	10	10	10
HbA1C	9.3	未検査	未検査	9.0	8.6	8.8	9.3	8.6	8.2

　少なくとも悪化したとは言えない。薬は減薬している。神経障害も知覚脱失のわずかなが

ら軽減が認められており改善したといえるだろう。

症例2：67歳、女性。
2年来インスリン注射をしている（朝16単位、夜10単位）。

	初回 9/21	10/8	1月後	12/10	5月後	半年後	8月後
朝／夜	16/10	16/10	16/10	15/9	15/9	15/9	15/9
HbA1C	未検査	8.4	8.0	未検査	7.1	7.5	6.5

12／10に減量したのは空腹時血糖がインスリン無しで98mg/dlと急降下したため。

無血刺絡部位については、症例1はHG-Pを含めているが症例2はHG-Pを含めず。
他症例にも糖尿病でHG-Pを施術していない例が多く、HG-Pの施術無しでも回復するところをみると、やはり頭部刺激が有効ではと考えている。

潰瘍性大腸炎
70歳、男性。5年来ペンタサ3錠を服用中。これを施術1カ月後に半量、その後減らし続け半年後半錠まで減量できた。

胃疾患
この疾患は消化器系を不得意とする著者でも多数の患者に施術してきた。結果は、多くの例で休薬／断薬を指示して来て一度も悪化の報告は聞いていない。むしろH2ブロッカーやプロトンポンプ阻害薬など強力な制酸薬は交感神経を過度に刺激しているのではないかと思われる。その理由はこれら薬剤を止めたあとも病状に変化がないか元気になるからである。

内臓ガンと無血刺絡
無血刺絡でのがん治療の経験はない。胃癌術後のフォローは数名行っている。その中でCRP上昇とリンパ球の激減を経験したあと、両者が正常に復活した例を表にて示す。

症例：胃がん術後　75歳、男性

年月日	10/13	11/10	12/1	1/5	2/1	3/1	4/8	5/10	6/3	7/1
CRP	1.0 ±	0.7 ±	1.9 +	0.3 −	0.2 −	0.1 −	0.3 −	0.8 ±	0.1 −	0.2 −
白血球数	6500	10900	5500	5300	5900	6400	5800	5200	5200	5800
リンパ球%	25.5	10.0	35.8	35.5	35.3	31.0	30.3	31.3	39.7	34.8
リンパ球数	1658	1090	1969	1882	2083	1984	1757	1628	2064	2018

初診1カ月後の10％への急減は予想外の結果であった。患者さんの訴えはなく順調であ

った。CRP も含めた不安定さはまだガンの再発の危険を暗示しているのではないかと思うが、未だ断定的なことは言えない。しかし快方に向かっていることは確かであろう。

　ちなみに、この患者さんにはもう一つの不安があった。それは左乳房に硬い5cm大の'しこり'があったことである。私は胃癌手術した時にもあったというこの'しこり'に対し、シャープペンでの自己無血刺絡を教えた。1カ月、2カ月と縮小してゆき、7月の時点で完全消滅していた。癌であったか否か不明であるが、消えたことは確かである。このように、患者自らできる自己無血刺絡は前項で述べたが、もう一つの温熱シャワー療法も自分でできる治療法として第38項で解説しているので参照されたい。

高脂血症

　高脂血症は安保免疫学の教える如くストレスの原因が大である。著者も多くの患者さんが食事の贅沢をしているわけでもないのに上下動が激しく推移しているのを見ている。しかも最近の疫学調査でTCh280mg/dlまでが男女とも最低の死亡率であったという報告が複数ある位であるので、極力抗高脂血症薬を使わないように指導している。

36...
腰パート（Lumbar Part=L-P）

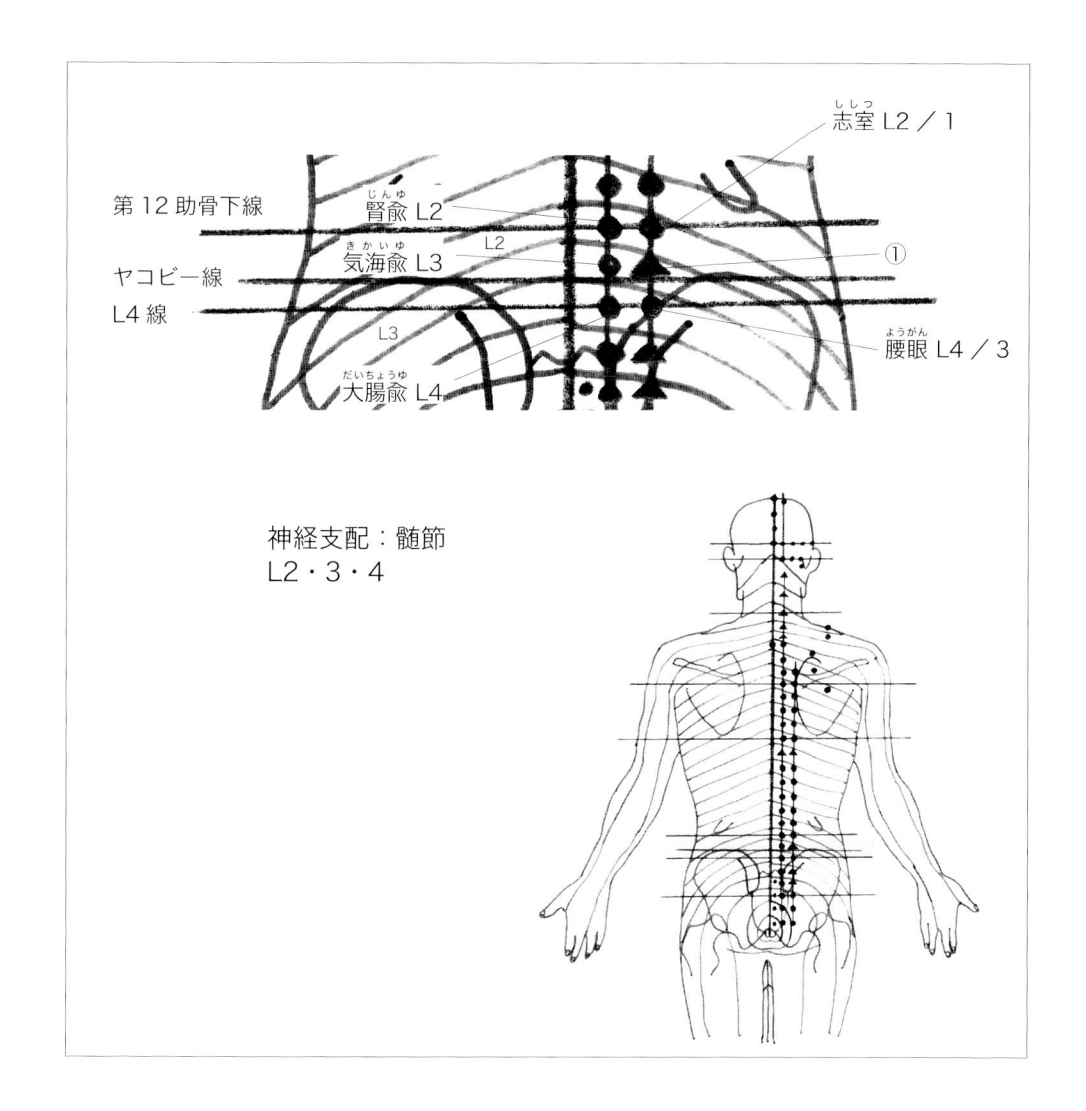

図中のラベル：
- 第12肋骨下線
- ヤコビー線
- L4線
- 志室 L2／1
- 腎兪 L2
- 気海兪 L3
- 大腸兪 L4
- 腰眼 L4／3
- ①
- 神経支配：髄節 L2・3・4

図の説明

　腰パートはL2（1）・3・4を含ませている。これは腰椎と仙骨から出る神経での分け方でそのように作成した。臨床上も腰痛といえばこのパートに含まれる領域の無血刺絡で軽快する。ただ下肢病変のことを考えると、下肢全体は鼡径部のL1からS2までを含むのでL／Sc-Pは不可分の刺激点である。膀胱経第1行線のL2の腎兪、気海兪、大腸兪、第2行線の

志室、奇穴の腰眼穴が相当するが、図の①のみ膀胱経での経穴が存在しないので刺激点に加えてある。ヤコビー線の解釈には諸説あるが、L4の棘突起上とあるものと、L4とL5の棘突起間というものの2説ある。いずれにしてもその線上よりすぐ下で陥没している脊髄レベルは第4腰神経（L4）であるということである。第12肋骨下線が第2腰神経（L2）であるのでその間に挟まれた間隙がL3ということになる。そしてこのL3が胸腰筋膜腰痛症の刺激点の1つである（第71項胸腰筋膜ポイント）。

腰パートの意義

① 下肢病変の髄節刺激治療での改善率は上肢病変と共に極めて高い（著効率90%）。
② 下肢病変も上肢病変と同様L／Sc-Pの髄節刺激だけで全て治っていく。
③ 腰パートの腰痛は勿論、坐骨神経（L4、5、S1、2、3）の領域の疾患も含むので、腰痛下肢病変なら全てL／Sc-Pをまとめて刺激しなければならない。
④ 膝疾患でも膝をとりまくデルマトームはL3、4、5、S1、2とL／Sc-Pの多くを占めるから、下肢病変はL／Sc-Pを全て無血刺絡することである。
⑤ 脊髄神経後枝の領域の筋々膜性腰痛症ならこのパートでの治療で治る。中殿皮神経（第70項参照）、上殿皮神経（第69項参照）の領域では、この髄節に相当する範囲の無血刺絡で治る。
⑥ 腰椎疾患での中枢性脊髄疾患（椎間板ヘルニヤ、脊柱管狭窄症、後縦靱帯骨化症など）での痛み、痺れ、間欠性跛行などもゆっくりではあるが改善していく。
⑦ 椎間板ヘルニヤに後縦靱帯骨化症（腰痛にぎっくり腰）を合併した38歳男性症例では、施術前10分間の杖突き歩行しかできなかったのが1カ月間8回の施術で2時間歩行（杖無し）と、ソフトボールまでできるようになった（ケースレポートRSD症例）。
⑧ 痛みと痺れでは痺れが残存する（第82項参照）。特にヘルニヤで手術後に残した痺れはながく残る。腰椎椎間板ヘルニヤの術後症例では腰痛は治ったが痺れが完治するのに半年かかった（施術54回で治癒。ケースレポ第91項両下肢痺れ例で紹介）。非手術側痺れは38回で治癒。頚椎ヘルニヤの術後痺れ（C6、痛みは手術で消失）残存例も丸1日の痺れが2カ月過ぎて8時間睡眠できるまでに改善した。痛みは手術で治ったが、残った痺れを何とかして欲しいとの施術希望者が多い。
⑨ 膝関節人工骨頭置換術後の症例でも痺れを残して来院しており、痺れ病変というのは難治であるとの印象がある。
⑩ 間欠性跛行症例（第75項参照）は10例経験した。梨状筋症候群3例、脊柱管狭窄症2例、脊椎病変の坐骨神経痛2例、腰痛2例、足痺れ1例である。無血刺絡に反応する症例ばかりであり改善のスピードは疾患により異なるが確実に改善に向かっている。
⑪ アルコール性神経炎や糖尿病性神経障害でも改善していくが糖尿病性の場合は原疾患の

治療が優先で、この改善なくして無血刺絡治療はありえない。しかし、無血刺絡で糖尿病の改善も期待できるから時間をかけてライフスタイルの見直し指導も含め治療を進めていくことが望ましい。

⑫　下肢の浮腫み病変や下腿痙攣なども改善率が高い。ただし、過重労働、下肢を冷やすなどの外的な影響は綱引きである。しかし、安静と無血刺絡の併用で翌日にはほぼ全例効果を発揮する。

37...
仙骨パート（Sacral Part=Sc-P）

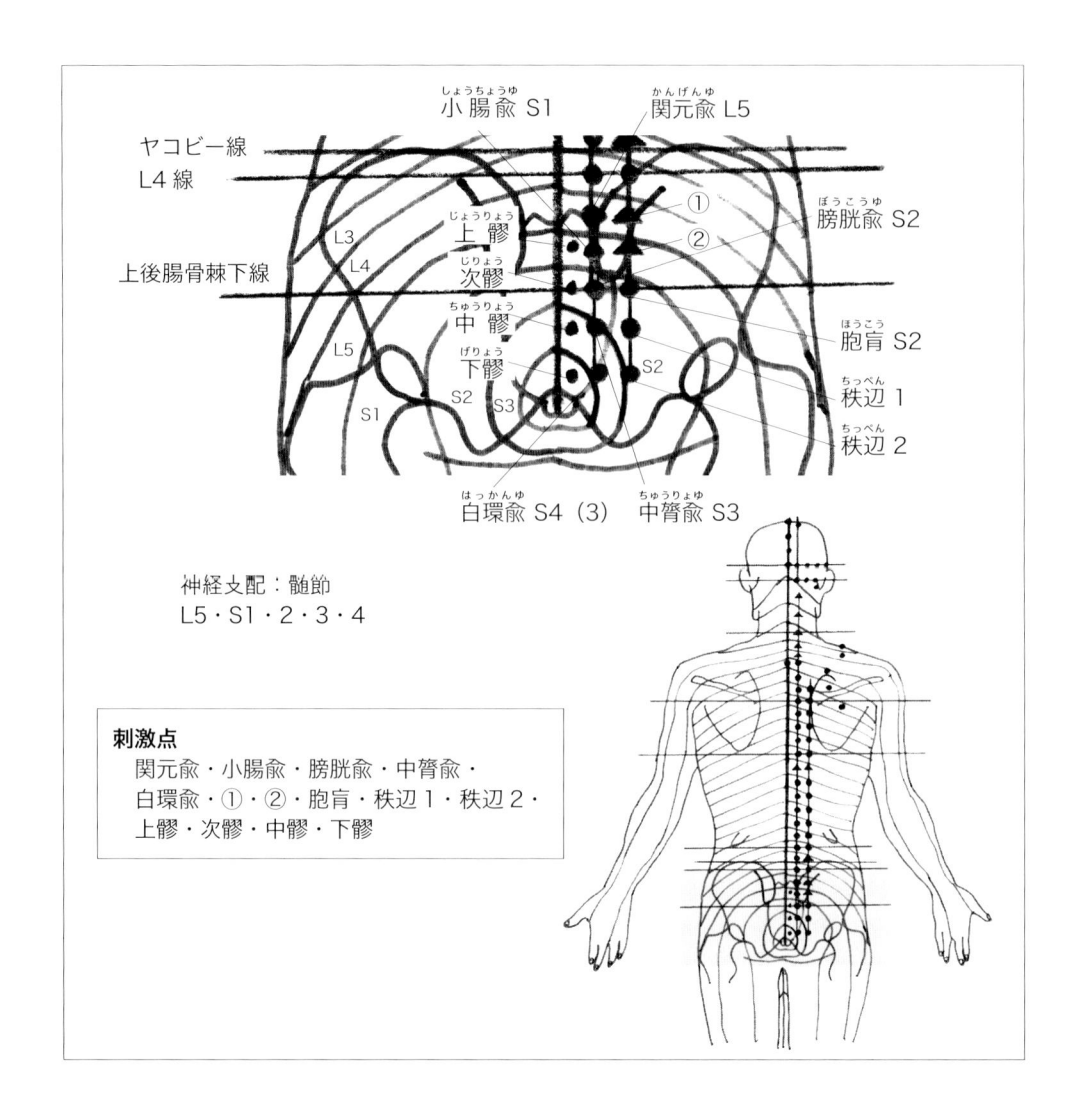

図中ラベル：
- ヤコビー線 / L4線
- 上後腸骨棘下線
- 小腸兪 S1
- 関元兪 L5
- 上髎（じょうりょう）
- 次髎（じりょう）
- 中髎（ちゅうりょう）
- 下髎（げりょう）
- 膀胱兪 S2
- 胞肓 S2
- 秩辺1
- 秩辺2
- 白環兪 S4（3）（はっかんゆ）
- 中膂兪 S3（ちゅうりょゆ）
- ①、②

神経支配：髄節 L5・S1・2・3・4

刺激点
関元兪・小腸兪・膀胱兪・中膂兪・白環兪・①・②・胞肓・秩辺1・秩辺2・上髎・次髎・中髎・下髎

図の説明

いわゆる臀部である膀胱経第2行線に新たに①、②穴（L5・S1相当）が加わる。このパートはヤコビー線より下位の髄節パートに相当し、L5の関元兪（かんげんゆ）穴に始まりS4の白環兪（はっかんゆ）穴までの（L5・S1・2・3・4）5穴と上髎（じょうりょう）から下髎（げりょう）穴までのS1〜4までの4穴と、第2行線の5穴の計14穴がここの

74

刺激点である。

仙骨パートの意義

　この刺激パートは全刺激部位の中で著者が最も気に入っているパートである。理由ははっきりと取穴部位が実感できるからである。その実感できる経穴は次髎穴である。しかし、この経穴は人により骨格が異なるように、たやすく見つかるというわけではない。何千回とこの部位を探索してみるが分かり難い人も多い。それは多くは仙骨面が凹み、殿筋が発達していて上後腸骨棘を見つけ難いからである。これには習熟するしかない。

頭部と並ぶ仙骨部副交感神経中枢

　さてこの部位の重要性は脳と並ぶ副交感神経中枢であるということである。発生学的にCraniosacral（頭／仙骨）に分離された下方の中枢がこの部であるということである。

治療できる疾患名

　Sc-Pで治療できる疾患は主に骨盤内臓器である。それは子宮及びその附属器、膀胱、直腸、下行結腸、腎（Tにもある）、前立腺、男性生殖器などである（第26項参照）。

治療した疾患

① 頻尿関連：神経性頻尿、神経因性膀胱、尿失禁、前立腺肥大
② 子宮：子宮筋腫（有効性未確認）
③ 更年期障害：閉経した生理が再開（数名）
④ 便秘症：薬物に頼らない便通改善
⑤ 痔核症：外痔核のうっ血症状軽減
⑥ 腎機能低下：腎機能指標としてのCrの低下現象、または機能維持で悪化は見られない
⑦ 足及び足裏の痺れ病変：末梢神経疾患及び脊髄中枢性疾患
⑧ 大腿〜下腿後面の坐骨神経痛症状：椎間板ヘルニヤ、梨状筋症候群
⑨ 下腿浮腫や下腿痙攣：

　などである。

38...
温熱療法
Thermotherapy

作用機序

温熱刺激は痛覚刺激と共に脊髄内の外側脊髄視床路を走行する。

このことから著者は、痛覚と温度覚は同じ副交感反応を引き起こすのではないかと考えた。即ち、髄節刺激での痛覚刺激は脊髄髄節に入力され、そこから「嫌なもの反射」としての副交感反応が惹起される。つまり同じ脊髄内の同じ経路に「嫌なもの反射」が引き起こされればよいわけで、それには同じ脊髄内を走る温度覚でもよいと考えた。しかしそれには普通の温度では駄目であって、あくまでも嫌なもの反射としての温度刺激ではならないと考えるに至った。そこで、43～44度くらいのやや熱めのシャワーが適当と思いついた。他に、温熱タオル、温熱スプーン、温熱湯たんぽなどでも構わないが、生体に嫌なものとしての刺激が必要との理由から、激しい勢いで吹きつけ、なおかつ温熱の流水を与えることのできる家庭の温熱シャワー療法を考案した。

結果

アトピー性皮膚炎の患者2名に指示し家庭で行ってもらった。

①症例1：10歳、女子

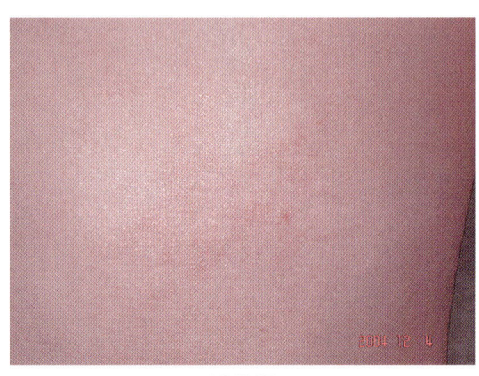

| 12月4日 | 12月28日 |

＜解説＞

温熱シャワー療法を24日目の写真であるが略治している。その後も継続し良好との家人の話である。

②症例2：40歳、男性。罹患歴30年以上。

顔面アトピー

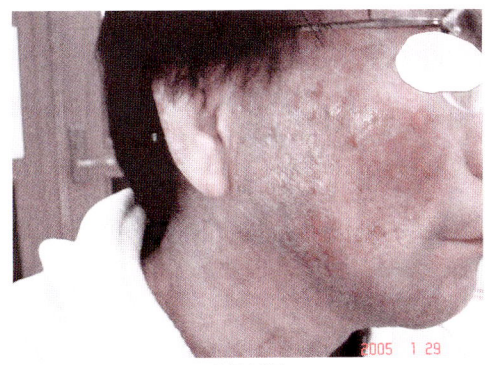

1月29日 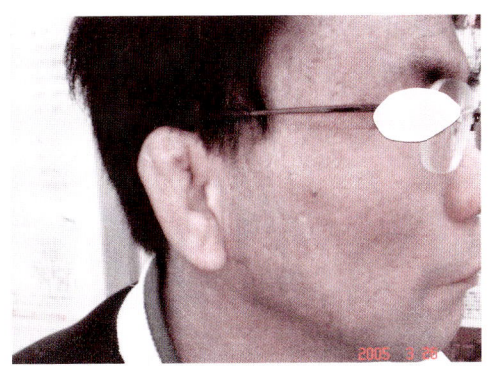　　　　　　　　　　　3月26日

上肢アトピー

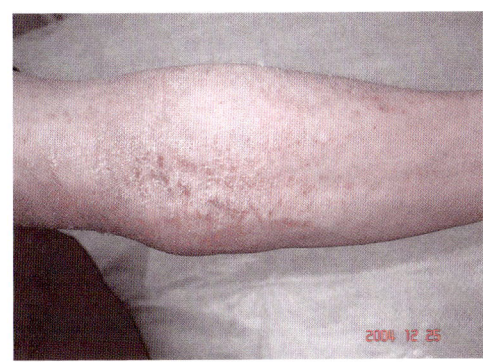

12月25日 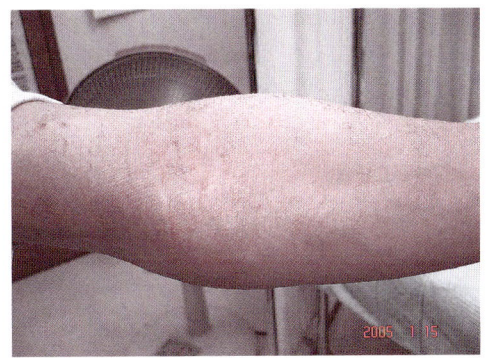　　　　　　　　　　　3月26日

＜解説＞

　シャワー療法開始2カ月後、3カ月後の写真である。半年後も同様である。ご覧のように再発なく完治状態である。

　上肢の方を先に温熱シャワー療法で試し、ついで顔面の皮膚炎に対して指導した。顔のシャワー療法を始めて半月目に来られた時は顔が腫れ、浸出液が表われびらんもあってリバウンド状態を呈していた。患者さんは不安を訴えていたが、リバウンドであることを説明しそのままシャワー療法を継続された。著者も不安であった。刺絡治療でのリバウンドの長さを考えて、長期戦になると覚悟を決めていたが、患者さんが治療継続を断念するのではないか、と正直思った。

　この方は公務員であり、人前で仕事する関係上困惑しているだろうと思い良くならなければ次にとる方法は刺絡療法を勧めるしかないと思っていた。

　幸い2週間後（顔面温熱療法1カ月後）に来院した時の喜びの顔をみて驚いた。その間のリバウンドの再現は予め話し合っていたので患者、著者とも予想していた。喜びと不安の同

居した日々だった。２カ月目の来院ですっかり元の皮膚に戻っているのを見て安堵した。この８カ月間リバウンドは先の半月間の一回のみであり、その後は生じなかった。夏場に入り、手の先と肘に湿疹が現れていたが顔には再発はなかった。上肢の湿疹はアトピーの再現かどうか不明であるが以前のような皮膚炎の場所と異なるところにも出現していたので新たな湿疹であろうと思っている。こうした経緯から完治したのではないかと思われるが、患者さん自身も四季を通じての再発がないことには安心できないといっていた。現在もシャワー療法を継続中である。シャワー療法以前はステロイドを使わない、従来の保存的対症療法を続けていた。

　追記：治ったあとも温熱シャワーを続けていると、逆に皮脂欠乏症となり、新たな皮膚炎をおこす可能性があるので正常化したら中止することである。

＜考察＞
　福田－安保理論は副交感反応を高めれば病気は治ると説く。その副交感反応を引き起こすには「嫌なもの反射」が必要とする。それには、各種の「嫌なもの反射」の中でも痛覚と温度覚は同じ脊髄内を走行するという理由では、最も身近な反射である。無血刺絡法による痛覚刺激と同じデルマトーム内での痛覚／温度覚の脊髄内へのインパルス入力は髄節刺激理論と同じ理屈である。刺抜きセッシをシャワーという温熱刺激に替えただけのことである。

　もう１つ。温熱シャワーが何人もの皮膚炎患者やアトピー患者や腰痛症や脱毛症や乾癬などの著者の指導した症例全てに奏功したということは先に述べた刺絡と無血刺絡の違いの、即ち瀉血か無血かという議論にもヒントを与えているようだ。つまり、傷をつけてアトピーを治すことが主体ではなく、痛覚を与えて治ることが主体ではないかと。飛躍があるかもしれないが、このことから刺絡療法の本当の意味は、福田－安保理論の「嫌なもの反射」を引き起こしていた「痛覚反射」である、ということに落ち着くのではないかと考える。

39...
髄節刺激療法（DSST）のまとめと実例写真について

① この項に示す症例写真集は実際に経験した髄節刺激療法の効果を視覚的に体験できたものである。主に関節リウマチの症例を供覧したい。リウマチ症例はその意味では写真を供覧するのに格好の症例であった。上下肢症状である関節浮腫が軽減していく様子はまさに髄節刺激理論でしか説明できない。写真1、2、4、5は傍脊椎 DS パートのみの刺激で治っていった症例である。昨年までの10カ月間は特に上肢、下肢に直接刺激を加えずに施術し十分な成果を挙げた。今年2005年は髄節刺激理論に無血刺絡局所刺激療法を併用し更なる早期改善を確立することができた。この2本立ての治療が今後の髄節刺激理論の柱となる。局所刺激は無血刺絡末梢神経刺激療法も入れるとなお効果的である。

② 多くの実例（ケースレポートの章参照）を後に説明するが、効果発現が非常に早い。

③ 例えばパーキンソン病例などでは、ほとんどの例で杖つき歩行や、すくみ、仮面顔貌などが施術後にたちまち消え、自力歩行、すくみ消失、笑顔復活などの改善がみられる。2005年3月、パーキンソン友の会会員に施術体験会を開き何例もの症例で確認できた。

④ 改善率が高い（後述ケースレポートの章の始めの1年間髄節刺激療法成績表参照。最近の経験では当院を訪れる患者の有効率は限りなく100％に近く、著効率は90％を超えていると予想する）。

⑤ 機能的な交感神経緊張に基づく多くの例では治りが早い（後述）。肩こりなどは数回の施術で改善する例が多いが器質的疾患例では長引くのは当然である。

⑥ 回数比例的に治っていく（1、2週間に1回よりも短期間に数多く受ければ受けるほど治りが早い。例えばパーキンソン病や関節リウマチやシェーグレン症候群などの膠原病では短期間に施術を多く受けたほうが、間隔を開けて施術するよりも効果的である）。

上肢症状改善例

写真①　関節リウマチ疑い　75歳　男性　リンパ球15.9％　CRP7.3

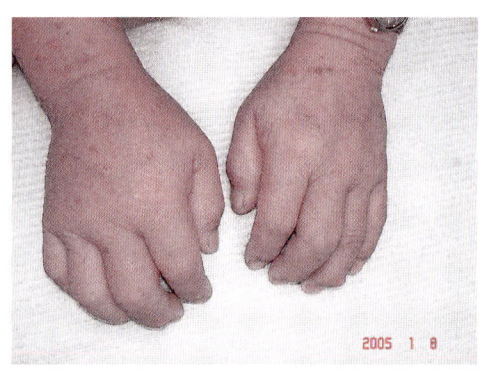

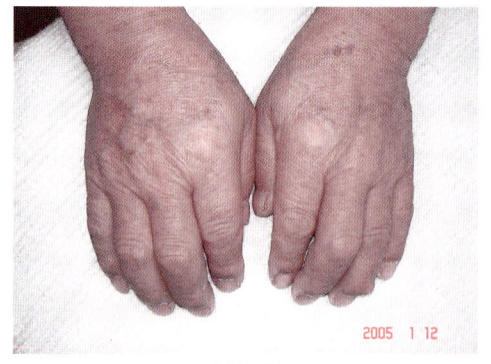

| 1月8日 | 1月12日 |

左：施術2度目、右：4度目での関節浮腫の激減

＜解説＞

　4日間の間に3回施術をし、4度目の来院時の写真である。前日に撮った写真もあるが既に浮腫は引きかけてきており、さらに軽減した所見である。このように炎症がきつくても（CRP7.3）関節の腫れは急速に軽減していくのは全てのリウマチ症例に共通である。しかし疼痛は消えない。この浮腫が軽減してからがスタートであり、この認識のない症例は脱落していく。現にこの症例は心筋梗塞後でありステント留置術を受けている。なぜ心筋梗塞になったのか、なぜリウマチになったのかを認知しないと治してもらうばかりの気持ちでは再び余病を併発するのが必至である。

写真②　関節リウマチ　62歳　女性　リンパ球18.7％

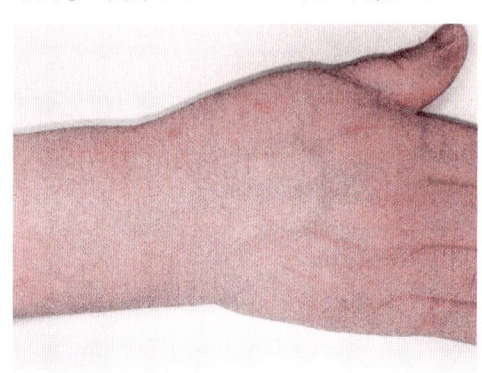

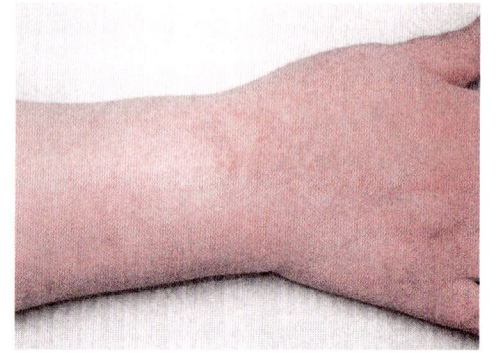

| 1月28日 | 3月1日　3度目来院 |

＜解説＞

　1カ月に2回施術しただけで関節浮腫が引き手背部に皺が出現している。プレドニン5mgの内服も毎日2錠が隔日半錠となり、週に2回服用まで減量中である。

写真③　関節リウマチ　64歳　女性　ケースレポート症例（第112項）

リンパ球18.0%　リウマトレックス3Cap.服用

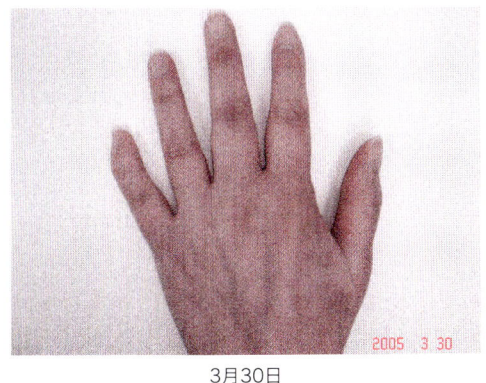

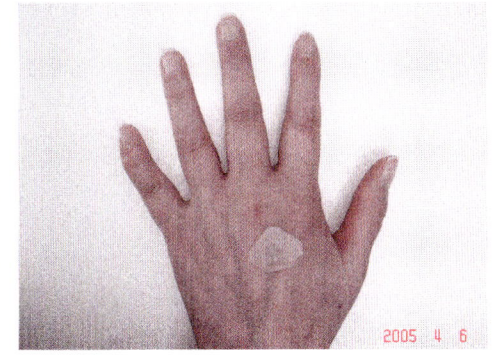

| 3月30日 | 4月6日（4回施術後） |

<解説>

　わずか1週間の間に、MP関節とPIP関節の間の腫脹が引いている（第2、3指に著明）。第2指は半年近い現在皺が現れている。しかし仕事で悪化する。第3指の腫脹がこの方のリウマチ症状の象徴となっている。

下肢症状改善例

写真④　慢性関節リウマチ　74歳　男性　リンパ球15.3%　CRP8.7→6.9

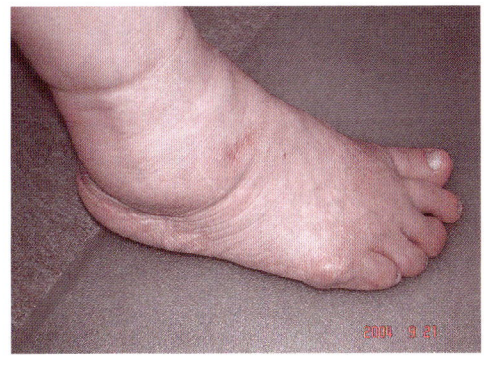

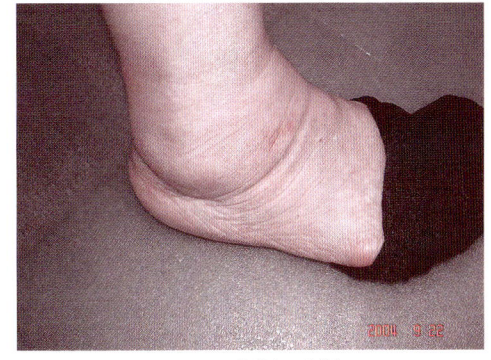

| 9月21日 | 9月22日（浮腫み改善） |

<解説>

　この症例は鎮痛剤のみ常用していた。薬を服用するのを控える気持ちが強く鎮痛剤を頓服で飲むように心がけていた。3カ月後にはCRPが6.9まで下がりこれからであったが通院に1時間半以上かかる、交通手段が不便、冬季に入り動作がし難くなる、とのことで治療休止に入ってしまった。治療を受けたくても環境面も後押しする手立てがないと、続けての治療は難しい。

写真⑤　下腿リンパ浮腫　66歳　女性　ケースレポート症例（第95項）再掲

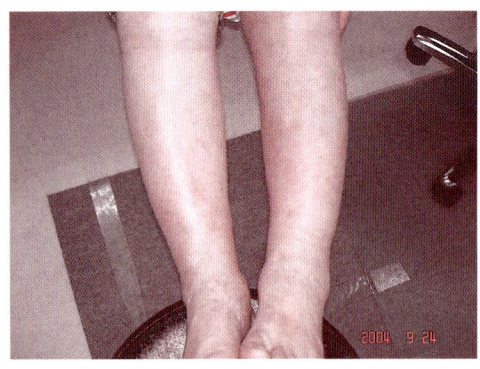

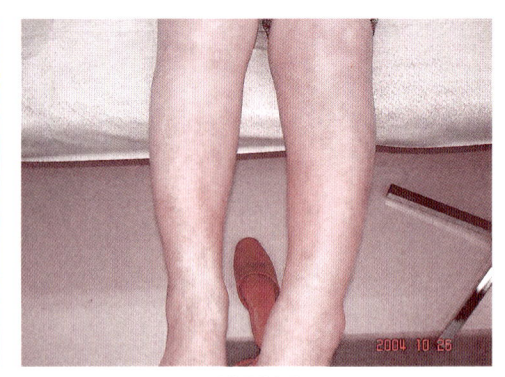

9月24日　　　　　　　　　　　　10月26日

＜解説＞

　この症例は10年間も浮腫で歩行障害に苦しんできた。この施術により足を引きずって歩いていた歩行障害が改善したばかりか、脚立に3段まで昇れるようになった。そうなると仕事をし過ぎて浮腫の再発である。しかし治り方を会得してからは上手に自分のペースと無血刺絡による改善具合との綱引きを覚えるようになりQOLは飛躍的に高まっている。

　長時間のバス旅行もできるようになり大変喜んでいる症例である。

40...
症状疾患別無血刺絡部位選択表(今までに治療した疾患名)

A群:DSPのみの無血刺絡で改善する疾患	
頭部関連	パーキンソン病、頭痛、ボーとする、抑うつ・うつ病、振戦、認知症、脱毛症、眩暈、ふらつき
脊椎・筋膜性関連	椎間板ヘルニヤ(術後含む)、後縦靱帯骨化症、脊椎すべり症、むち打ち症、胸郭出口症候群、筋々膜性腰痛症、肩甲骨肋骨症候群、頸部筋々膜炎、背中が曲がる
消化器他内臓関連	便秘症、胆石症、脂肪肝、食欲低下、胃のつかえ(胃炎他)、糖尿病、高脂血症
泌尿器関連	頻尿、腎機能障害、尿路結石症、痛風(高尿酸血症)、前立腺肥大、前立腺癌
循環器関連	高血圧、異型狭心症
膠原病その他難病	シェーグレン症候群、強皮症、尋常性乾癬、掌蹠膿胞症、RSD
鼻疾患領域	アレルギー性鼻炎、歯口鼻異常感疾患
特殊疾患領域	眼の各種疾患
B群:DSPと末梢神経への無血刺絡で改善する疾患	
上下肢関連	手根管症候群、手のこわばり、手の痛み、手の冷え、腕のだるさ、手浮腫、足冷え、足下腿浮腫、足下腿痛、下肢のだるさ、腕の無汗症
神経疾患関連	末梢神経炎(障害)、絞扼神経障害、頸部神経根症[※]、腰部神経根症[※]、肋間神経痛、ベル麻痺
筋運動器関連	むち打ち症[※]、肩こり、腰痛症、胸郭出口症候群[※]
C群:DSPと末梢神経と筋・関節他への無血刺絡で改善する疾患	
筋運動器関連	関節リウマチ、梨状筋症候群、胸郭出口症候群[※]、肩関節周囲炎(五十肩)、手のこわばり、手の痛み、下腿痙攣(こむら返り)

※状況に応じて単独のDSPだけでも治せるが、複数の組み合わせを用いても効果発現が早くなる疾患。
※付録にDSP選択早見表をのせている。

41...
髄節刺激療法の治癒メカニズムを
福田－安保理論から考察する

１．交感神経の害がどこに存在するのか

　交感神経の害とは、ここでは交感神経緊張に基づく病変のことを指すものとする。
　福田－安保理論によれば交感神経緊張は次の４つの現象を生み出す。

①血流障害
　交感神経の緊張が慢性化した場合、血管は絶えず絞られた状態になり、全身で血流障害が生じる。血液は全身の細胞に酸素と栄養を送り、老廃物や体に取り込まれた有害物質を回収して排泄する働きがあるが、これができず蓄積するようになる。痛み物質が蓄積すれば痛みをもたらし、発癌物質が蓄積すれば癌の発症を促す。

②顆粒球の増加、活性酸素の増加による組織破壊
　交感神経が緊張して顆粒球が増加すると、活性酸素によって組織破壊が進む。これは諸種の病気の発症する原因となり、組織の老化も早まり動脈硬化、シミ、シワなどが進行する。

③リンパ球の減少
　交感神経と副交感神経は拮抗しているので、交感神経緊張は自然と副交感神経機能低下をきたす。その結果リンパ球が減少する。そうすると外敵と闘う力が減弱し感染症に罹患しやすくなる。またガン細胞の増殖を阻止することができずガンの発症を促す。つまりリンパ球の減少は病気にかかりやすく、治り難い体質をもたらす。

④排泄・分泌能の低下
　副交感神経は臓器や器官の排泄や分泌能を支配しているので、交感神経緊張下では副交感神経機能が低下し「出すべきものを出せない」状態を生む。便秘や排尿障害が典型であるが、脳ではパーキンソン病のような黒質細胞からのドーパミンが分泌されないうえ、細胞を変性脱落に追いやる活性酸素を無毒化する SOD 酵素の分泌能力が弱まりさらに症状を悪化させる。

2．交感神経の害の発見と至適髄節パート選択

上記4点を念頭において、次の順序で治療パート選択を進めていく。
1）患者さんが訴えている症状を交感神経の害と捉え、どこの髄節に存在する血流障害かを見つけることを第一とする。
2）その髄節の刺激部位（髄節パート＝DSP）を決定する。
3）交感神経の害は全身性の調整が必要か、局所性の調整が必要な疾患かを決定する。これについては各論のところでも述べるが例を挙げると、パーキンソン病ならH／B-PとS-P、L／Sc-P刺激を、リウマチならH／B-Pから最下部のL／Sc-Pまでの全刺激と痛む最強部位の局所刺激を併用する。
4）ストレスが脳に及んでいる全身性の調節が必要なら頭部の刺激部位である、百会パート、脳パートを選択する。

　なぜなら頭部の髄節を無血刺絡することにより、脳内副交感神経が刺激される結果、脳内分泌中枢が活性化されホルモン調整に働くからと考える（リウマチなどのステロイド反応性疾患やパーキンソン病など）。
5）一方、目的臓器・組織の血流障害の改善が必要なら、頭部以外の髄節パート（DSP）を加える。これはその髄節の支配する副交感神経を活性化し、血流障害を改善に結びつけるからである（先の症例写真でのリウマチ例など）。
6）局所性の疾患は、その局所の部分的な交感神経の害が発生していると理解する。例えば膝痛（単なる関節炎）では膝周辺に血流障害が発生していると考えるし、口の痺れでは口周囲に交感神経性の緊張状態があると考える。
7）変形性膝関節症では、局所の血流障害に加え組織破壊が生じていると想定されるからその局所への交感神経の害が及んでいると考える。五十肩では機能性か器質性（腱板石灰化症など）かで刺激部位が決まる。器質性では全身性に交感神経緊張が存在し、血液学的にリンパ球が減少し顆粒球が増加している状態と理解できる。

3．髄節刺激治療の治癒へのメカニズム仮説

以上の観点から無血刺絡髄節刺激治療の改善または治癒に導く説を次のように考えた。
1）全身性の疾患や脳内病変には当然ながら頭部刺激（H／B-P刺激）による全身調整が必要である。つまり交感神経の害は脳にある（ストレスを受ける部位の最初は脳）と解釈するからである。つまり副交感神経を優位にする手法は第一に頭部に存在すると考える。
2）上下肢に病変を有する例は、交感神経の害は上下肢に存在すると解釈する。これには各

傍脊椎髄節パート刺激療法を追加する。これで上下肢の血流改善作用を期待できる。

3）しかし内臓疾患はのちにも述べるように迷走神経支配であるから、これを手伝うことができる場所は脳しかない。従って、頭部刺激は直接副交感神経である迷走神経を刺激するのと同義である。内臓の痛み知覚神経はその臓器の髄節にあるので同髄節の無血刺絡は有効ではあると思う。しかし未だ経験がない。胃炎によるつかえや胃痛に対し HG-P 以外の刺激で症状がなくなったことは何例も経験済みである。それは頭部刺激と井穴刺激であった。

4）局所病変のみで機能性の疾患には、交感神経の害は局所のみの血流障害にあると捉えその所属する傍脊椎髄節パート刺激療法と、時には無血刺絡局所（髄節）刺激療法（後述）を併用する[注]。

5）4）が器質性病変の場合は、全身性の交感神経過緊張が続いた結果、顆粒球による活性酸素の組織破壊がその臓器／組織に及んだため、器質性病変に至ったと考えられるので全身性の調整が必要であるとの観点にたち頭部無血刺絡（H／B-P）を加える。

6）それは百会・脳パート（H／B-P）の刺激では間脳下垂体からのACTH分泌が促され、副腎皮質ホルモンが分泌されることが期待できるからである。これは、ステロイドの関節腔内注射やステロイド内服が治療に用いられてきたことによる連想である。事実ステロイド反応性の疾患が治っていくのはこのホルモンが分泌されているからにほかならない（著者の経験では、リウマチ、シェーグレン症候群、強皮症、掌蹠膿疱症、アレルギー性鼻炎等々を治療してきた）。このホルモンが自然な形で分泌されれば治癒に導かれるのは当然のことと考えられる。

7）その他必要に応じ無血刺絡末梢神経刺激療法を追加する（後述）。

　　この意味は皮膚、筋肉、関節他全ての組織は神経支配を受けているからという単純な理由からである。その神経支配している末梢神経を皮膚上から無血刺絡を加えるのである。そうすることであっけなく症状が消失するのを観察できる。例え再発しても生活スタイルの改善と、悪化する要因を見つけて指導を加えることにより治癒が早まっていく。

<注>
例：① 肩こりでは肩パート（S-P）無血刺絡のみで治る例が多い。しかし末梢神経刺激療法（第4節参照）を追加すると有効な場合がある。
② 筋々膜性腰痛症では腰パートと仙骨パート（L／SC-P）無血刺絡のみで治る例がほとんどである。ここでも時には末梢神経刺激療法が有効な場合がある。
③ 五十肩ではS-Pと肩関節パート（Sh-P）の組み合わせを用いる。
④ 膝疾患ではL／SC-Pと局所刺激療法（第4節参照）の膝・脛骨パート（K／Ti-P）の組み合わせを用いることで大半の症例は改善に向かう。
　などである。

4．「白血球の自律神経支配」と無血刺絡治療回数決定

　白血球中のリンパ球、顆粒球の比率・数からどのように治療を進めていくか、これまでの著者の経験から次のような方針で治療を進めている。

①リンパ球比率35〜41％——正常レベル

　これは理想的な水準にあるとして、病態そのものもあまり深刻ではないと推察する。従って、病気も治りやすく髄節刺激パートも局所刺激だけで十分な場合があると判断する。ただし、次項で述べるパーキンソン病などでの代償性リンパ球症のような見せ掛けの正常状態もあるので見極めが大切である。

　週に1度から2週に1度の施術でよい印象がある。

②リンパ球比率30〜34％台——軽度交感神経緊張

　この水準は軽度交感神経緊張状態で、ストレスが全身に影響を及ぼしかけていると判断して、頭部の百会パート・脳パートの選択を入れる場合がある。

　好中球が60％を越し、5,000以上ある場合は頭部刺激を加える。活性酸素による組織破壊を食い止めるために脳内副交感反応を導く必要があるからである。

　最低週に1度の施術は勧めたい。

③リンパ球比率20％台——中等度交感神経緊張

　このレベルは中等度から高度の交感神経緊張に移行する水準であり、頭部の百会・脳パートと罹患組織の髄節パートの無血刺絡が必須である。20％前半は今後も最悪の高度交感神経緊張状態に移行する可能性もあり、週に最低2回の施術は実行したい。この療法が回数比例的に治っていくということを既に述べた。

　従って、早く「交感神経の害」から解放するためにはできるだけ多くの施術を受ける機会があることが望ましい。

　20％台後半の比率を示す例では、1カ月で30％台に復帰し週に1度に減らす症例が少なくない。

④リンパ球10％台——高度交感神経緊張

　この水準でよく見るのは18％というレベルである。第72項症例Gでみるパーキンソン病患者やその他の難病疾患の治療中の患者に多い（ケースレポート難病例参照）。その理由は諸種の交感神経刺激の影響がでるボーダーラインが18％前後であるような印象をうける。福田－安保理論でもこのレベルががん発症に関わってくる水準であるとしている。

この水準はできるだけ多く施術を受けるということを勧める。可能な限り、施術を続けていれば症状が軽減していくのが日を追って実感できる。ただし、パーキンソン病、膠原病、関節リウマチの高度変形などの長年月の患者ではそういうわけには行かない。服薬数・量共に多いからであり、その減量にはリバウンド（症状悪化とリンパ球数減少が一時必ず来る）と闘いながら進めて行く必要があるからであり長くて半年くらいかかる可能性を念頭において治療を進める。また急激な減量に伴う悪性症候群などのような事態を回避しなければならないからである。

⑤リンパ球一桁台――危険域交感神経緊張
　さすがにこの水準の経験は少ない。実際例であるが、プレドニン内服中のムーンフェイスをきたしている関節リウマチ例では初診時10％であり、プレドニンを1錠減量しても次回検査で7％となり、危機感を募らせていたところ、感染症を併発し死亡した。プレドニン10年内服中の30代男性クローン病の患者も一桁であり、それまでも10％前後で推移をしていた可能性が高い。薬物の使用は治そうとする一方で別の病気を作り上げていることを忘れてはならない。第81項症例7も9％であった。

⑥リンパ球比率41％以上――副交感神経優位状態
　このタイプはリンパ球人間と呼ばれる。つまり、副交感神経過敏な症状――くしゃみ、はな、咳などの気道症状、のぼせ、浮腫みなどの循環器症状、湿疹、皮膚炎、蕁麻疹などの皮膚過敏症状、時には下痢などの消化器症状、全身的には'だるい'と訴える人々である。これらを病気と捉えるか否かは難しいところであるが、リンパ球が41％を超えるのは訪れる患者の10％前後である。この方々には頭部の無血刺絡は行う。当然治療する髄節パートも刺激する。副交感神経優位により血流が滞った状態を改善する目的である。喩えていうなら交通渋滞の高速道路がのろのろ運転している状況である。無血刺絡により渋滞原因を一気に取り除きスムーズな流れになったイメージである。比較的施術に反応しやすいし治りやすく重病のイメージはないが喘息で入院を繰り返す患者さんもおられた。またこのタイプには高血圧はないという意見もあるが著者に限ってはそうではない印象がある。なぜなら、高血圧の成因には色々な要素が絡んでおり、リンパ球体質だけで高血圧にならないということはないと考える[注]。

　＜注＞
　　2004年度内に初診で来られたリンパ球比率41％以上の患者9名を調べたところ7名が高血圧を指摘されておりさらにその内6名が降圧薬を既に服用していた。

5. 無血刺絡開始前後のリンパ球変動について

　第5項でもリンパ球の推移を述べたが無血刺絡途中でも約20%でリンパ球が次月減少し、翌月か翌々月にV字回復した表を掲載した。その後もやはり何人かに1人は減少するパターンをみる。中でも経過途中で激減した例外例を経験したので提示する。

症例1：75歳男性。胃癌術後1年　頭痛・難聴・耳鳴りで来院（第35項にも重複掲載参照）。

	初診時	1カ月後	2カ月後	3カ月後
白血球数	6500	**10900**	5500	5300
リンパ球比率（%）	25.5	**10.0**	35.8	35.5
リンパ球数	1658	**1090**	1969	1882
好中球比率（%）	63.5	**80.0**	49.1	49.3
CRP	1.0 (±)	**0.7 (±)**	1.9 (1+)	0.3 (−)

　現在もこの水準キープ。10カ月経つが現在も通院中。

症例2：64歳女性。関節リウマチ。第81項でも再掲。

	X day	X+42日後	X+53日後	X+81日後
リンパ球比率（%）	23.8%	**8.0%**	15.9%	27.5%
リンパ球数	1904	**712**	1654	2145
CRP	1.3	**8.0**	2.6	2.8
服薬経過	この6日前にリウマトレックス中止			

　この方は、リウマトレックス中止後のリバウンドを克服し小康状態を保っている方である。安定状況に入り、治癒は近いのではと想定している。

症例3：75歳女性。耳鳴り・高脂血症で通院中。

　約1年の間リンパ球比率は39.2→41.6→44.2→44.0→35.6→37.1→34.1→34.4→51.0と推移してきた。いわゆるリンパ球タイプである。施術は週に2回していた。

	5/24	6/21	8/5	8/12
白血球数	6800	5600	**9700**	7000
リンパ球比率（%）	34.4	51.0	**13.7**	41.3
リンパ球数	2339	2856	**1329**	2891
CRP	0.1	検査せず	**0.2**	検査せず

<解説>

　急減した理由を聞くと、孫の野球の応援に7月27日より送り迎えをするうえ、午前2時半起きで準備を続けていたという。肉体的疲労が高まり体中の痺れがきたため採血希望で来院された。高齢ではあるがリンパ球の重要性を認識しており率先して採血を希望する方である。異常に気付きすぐに生活改善を図られたので通常の数値に復帰した。

6．代償性リンパ球症

定義

　本来交感神経刺激状態で、リンパ球が減少すべき病態であるにも関わらず、リンパ球数や比率が適正または適正近くに保たれている状態。

病態

　脳がストレスに晒されている時、自己防衛として代償性のリンパ球補充状態を作って恒常的に脳内環境を副交感神経機能維持状態に保とうと働き、これにより脳自律神経中枢の交感神経刺激状態を回避している病態と解釈する。

病態の解説

　脳中枢（それは自律神経中枢である）が交感神経刺激に晒された時、その影響を排除しようとしてリンパ球数を増やして（結果的には白血球数）、あたかも副交感神経機能が正常に機能しているかのように演出している病態と解釈される。

　それは脳自律神経中枢が交感神経の刺激での血流障害や副交感神経機能低下での分泌不全（ホルモン分泌不全）に陥ることは即ち個体の死を招く結果となり、そうなることを避ける必要に迫られていると考えなければならない。そこで自己防衛として脳自律神経中枢の機能を温存する状態が作りだされ、それにはリンパ球比率・数を増やして偽りの副交感神経機能を高めてやれば交感神経刺激の影響から免れることができるという仕組みである。

　この偽りの副交感神経機能保全状態を代償性リンパ球症と呼んで正常状態における副交感神経機能維持の状態と区別する病態を提唱した。

　これは第9回日本自律神経免疫治療研究会において発表した。

代償性リンパ球症を提唱するきっかけになった症例

パーキンソン病　罹患歴10年　69歳　女性

ヤール重症度分類：Ⅲ〜Ⅴ

　初診時：早足歩行あり。すくみ現象認めた。前方・後方突進現象強陽性。固縮なく振戦もなかった。しかし、かなりきついディスキネジア（口をモグモグさせる、瞼を閉じる、体が傾く）を認めた。流涎もあり口から流れていた。

　日常生活ではno on & delayed on（ドーパ剤を服用しても効果が遅れる又は発現しない）状態であり、大学病院の主治医からメネシットの分割投与を自分でできるように教示されていたが、服薬してもなかなかオンの状態にスイッチが入らず苦しんでいた。さらに幻覚発作、腰をクネクネさせるディストニア、動悸、会話混乱などの症状があり、オフの時はステージⅤで歩くことは勿論のこと立つこともできなかった。

　このような状態で採血した結果が次の表のような結果である。見て分かる通り初診時の最悪の状態での結果が最良のリンパ球維持状態を呈している。ドーパミン濃度が最高であれば交感神経も最高潮であるはずである。毎月の推移でドーパ剤の減量による影響が排除されて行くにつれリンパ球数・比率が減少傾向を示している。これは、この症例の現実での副交感神経機能を反映しているものであり、実際に脳内ドーパミン分泌能力低下を意味し、この時点でのパーキンソン病本来の姿を具現しているものと考える。

	初診12月	1月	2月	3月	4月
メネシット	5錠	4錠	3錠	1〜1.5錠	0錠
カバサール	4	4	4	4	3
ビシフロール	7	4	3	0	0
エフピー				1	2
ドーパミン濃度	489	5399	3801	903	26
リンパ球比率	**37.2**	**39.4**	33.7	26.3	25.6
リンパ球数	**2009**	1576	1415	1420	1434
症状	ディスキネジア、幻覚、睡眠発作、オンオフ現象、no on現象、オンでⅢオフでⅤ。	リバウンドとしての固縮、仮面顔貌などの寡動状態が出現。依然ジスキネジア続くが減少傾向。on、off持続。	3/11 数十歩歩けた、on&off持続、ジスキネジア少なくなる。	自力起立可。杖無し歩行可〜不可。すくみ有。寡動有。ジスキネジア無し。他の副作用消失。
ヤール重症度	Ⅲ〜Ⅴ				Ⅲor Ⅴ

病状経過

　代償性リンパ球症は無血刺絡と共にその本来の交感神経緊張の姿が顕になっていくのが特徴である。仮説であるが無血刺絡で送られた痛覚信号が脳自律神経中枢での副交感

反応を目覚めさせ、自己防衛（薬剤による脳への影響をブロックしていた）として機能させていた偽（にせ）の副交感神経機能優位状態を解除し、無血刺絡による真の副交感神経刺激を歓迎し（援軍がやってきたとでもいえるだろう）、偽の副交感神経優位状態が崩れていく姿を現しているのではないか。つまり一種の白血球のリバウンド現象であろうと推論する。

　そして無血刺絡の症状改善効果が徐々に現れるには、リンパ球のどん底を経験してからということになる。そのため正常のパターンに戻るには患者病歴の長さと薬剤服用量の多さと相関して治りが遠いということになる。ちょうどアルコール依存症や麻薬中毒からの脱出が依存期間に相応して治り難いというのと同じである。

　従って薬剤をやめていくのと無血刺絡を進めていくのと同時進行で推移をみるが、パーキンソン病などはリンパ球がどん底のリバウンドの状態では最悪の症状を呈することがある（副交感神経低下状態で分泌能力は極端に低下しているから）。それは経験では１、２カ月。薬をやめて無血刺絡で症状が改善してくるのは早い人で10回、遅い人で20回以上が落ち着いてくる時期ではないかと感じている。リンパ球はそれよりもっと遅れて上昇していく。改善中でも３カ月上昇しない方がおられる（パーキンソン病参照）

　しかしこれを乗り越えない限り真の回復は望めない。ストレスを抱えていては勿論回復が遅れるが、リンパ球の改善を見るまでに臨床症状は改善していくことを付け加えたい。

その他代償性リンパ球症の実症例
①代償性リンパ球症　パーキンソン病症例　60歳　男性
服薬内容：メネシット以外にシンメトレル４錠、カバサール３錠、ビシフロール２錠、エクセグラン１錠の計13錠を内服中で来院された。

症状：ヤールⅢ度で来院。振戦、筋固縮、寡動、姿勢反射障害あり。

	12/14	1/12	2/8	3/1	4/1	5/7
メネシット	3錠	3錠	2錠	0錠	0錠	0錠
その他との薬の合計	13錠	11錠	8錠	5錠	FPのみ１錠	FP１錠
ドーパミン濃度	403	2307	718	11	5>	5>
リンパ球比率	**32.9**	27.6	28.5	28.6	17.1	21.3
リンパ球数	1810	1242	1482	1087	1214	1044

＜経過＞
　何故、これほど多数の交感神経刺激薬を服用中の方が、減らしていった時よりも最高のリンパ球状態を呈していたか？　つまり、この症例は本来交感神経緊張状態であったのが多量

の薬剤の影響でさらに交感神経緊張を加速されそうになったため、脳内自律神経中枢が危険を察知（交感神経の影響を回避しようと）し、そのために代償性にリンパ球補充状態を作り上げ、見せ掛けの副交感神経優位の状態に作り上げられたと推論する。

この患者は半年後リンパ球比率17〜21％（ドーパミン濃度5未満）と本来の交感神経緊張状態に戻り、その後の無血刺絡の効果を待てなくて再びメネシット、シンメトレル、カバサールの3種7錠を再開して脱落施術中止した。

②代償性リンパ球症　関節リウマチ症例　54歳　女性

服薬内容：プレドニン1錠内服中であったが初診時に中止

症状：10年以上、朝の手のこわばり2時間。何十年来の足冷え症に肩こり。20年以上の下腹の痛み。その他両足趾の痺れや10年以上の耳鳴りを訴えていた。

	初診	1カ月後	2カ月後	3カ月後
リンパ球比率	**38.7%**	28.2%	20.2%	42.5%
リンパ球数	1858	1466	1030	1743

＜経過＞

施術後より症状は徐々に改善して行き、これらのうち半年位して手のこわばりは30分以内に、その他耳鳴りを除きほとんど著効改善した。

以上から1、2カ月後の臨床症状改善中のリンパ球データよりも、症状最悪を呈していた初診時のほうが最高のリンパ球状態を呈しているというのが代償性リンパ球症であると結論する。

③その他の代償性リンパ球症

第72項症例C、ケースレポート第86、97、98、100、103、110、114項なども代償性リンパ球症（または、それに近い病態）であると思われるので参照されたい。

Section Ⅲ　その他の髄節刺激療法

Other Dermal Segmental Stimulation Therapies

42... 耳パート（Ear Part=Ear-P）

1．耳鳴り・難聴疾患

1年間髄節刺激療法での改善率

	例数	改善率	著効率
耳鳴り	16名	88%	75%
難聴	7名	62.5%	37.5%

執筆時点で耳鳴り36名、難聴12例の施術例

2．耳鳴り・難聴疾患の髄節パート（Ear Part=Ear-P）

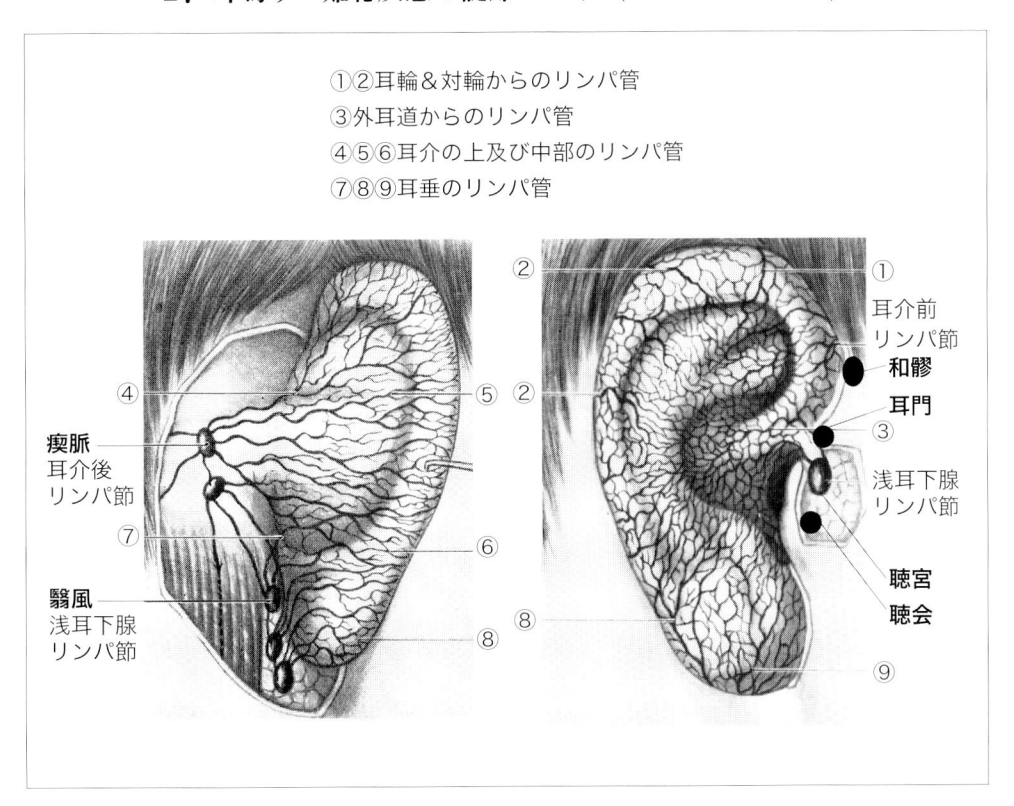

①②耳輪＆対輪からのリンパ管
③外耳道からのリンパ管
④⑤⑥耳介の上及び中部のリンパ管
⑦⑧⑨耳垂のリンパ管

瘈脈
耳介後リンパ節

翳風
浅耳下腺リンパ節

耳介前リンパ節
和髎
耳門
浅耳下腺リンパ節
聴宮
聴会

『日本人体解剖学』第3巻（南山堂 1970）より

3．耳鳴り難聴疾患の治療方針

① 耳鳴り・難聴はルーチンの髄節痛圧刺激治療としてのH-P／B-Pを施術したあと、Ear-Pを無血刺絡した。
② 罹患耳のみ行う。
③ 痛圧刺激のあと電子鍼による髄節電子鍼刺激治療を並行して行う。
④ 耳介周囲はリンパ節及びリンパ管が多数存在する。従って痛圧刺激よりも、微小電流を流して刺激を加える電子鍼が有効と考えた。
⑤ また刺激点は、それぞれ耳介周囲リンパ節を設定したが、これは経絡経穴の存在する部位と一致していることが分かった。
⑥ 耳介周囲刺激点への刺激回数は痛圧刺激では、一箇所複数回の反復刺激を行った。
⑦ 電子鍼では耳介前、後に各一回ずつ刺激を行った。

4．耳鳴り難聴疾患の効果判定

① 耳鳴りについては定量的な検査ができるわけでもないので、当該患者の申し出る言葉通りに判定した。音が小さくなった、鳴らない時がある、鳴らない日がある、などで'だいぶ良い'という評価で著効 '少し良い～半減した' を有効とした。
② 難聴については当該患者の日常の会話での聴力、テレビ・ラジオの音量についての聞き取りなどから判断した。耳鼻科で聴力検査を受けた例もある。
③ 耳鳴りでも難聴でも左右両方に存在する例と片方単独に存在する例とがある。しかし耳の数で当初有効判定していたが、左右どちらかでも改善した良い方の側を基準に例数判定した。

5．耳鳴り・難聴疾患の有効症例集

耳鳴り例

A群：耳パート（Ear-P）以外の刺激。症状軽減確認した施術回数。著効例

症例No.	氏名	年齢	性別	罹患年数	刺激部位	施術回数	その後の経過
症例1	M.S	74	女性	10年	百会のみ	1回	1年間再発なし。通院中
症例2	S.K	80	女性	10年来	H／B-P	4回～8回	だいぶましに。通院中
症例3	M.H	71	女性	未聴取	H／B-P	17回	だいぶ音が低い。通院中

| 症例4 | N.S | 70 | 女性 | 未聴取 | H／B-P | 8回 | 3カ月半略治。通院中 |

B群：耳パートの刺激を入れて。症状軽減確認した施術回数

症例No.	氏名	年齢	性別	罹患年数	効果発現施術回数	その後の経過
症例5	M.T	75	男性	半年	2回	9カ月間治癒状態。通院中
症例6	N.T	68	女性	10年以上	左3回	左15カ月間治癒再発なし、右（＋）～（−）通院続行中
症例7	H.K	72	男性	半年来	8回	26回目略治。通院続行中。
症例8	M.S	69	男性	4、5年来	左12回 右20回	15カ月通院続行中。左右交互に増減反復。
症例9	M.E	74	女性	50年近く	3回	9カ月間通院続行中
症例10	T.A	19	男性	3日前	初回	3回施術。治癒。
症例11	K.Y	60	女性	5年以上	3回	左、略治、右7回略治。通院中

難聴例

症例No.	名前	年齢	性別	罹患部位 罹患年数	効果発現刺激回数　効果確認の話
症例1	M.U	80	女性	左右 未確認	3回、テレビの音量下げた。17回普通に聞こえるようになった。通院中
症例2	S.M	75	女性	左 5年前	突発性難聴後。8回目はまだ聞こえ難い。15回目に聞こえるようになった。通院中
症例3	M.H	82	男性	左右 未確認	補聴器使用。2回後車内会話で効果確認を妻が証言。7回目、ラジオの音量下げている。3カ月過ぎ耳鼻科で聴力改善確認。

6．電子鍼

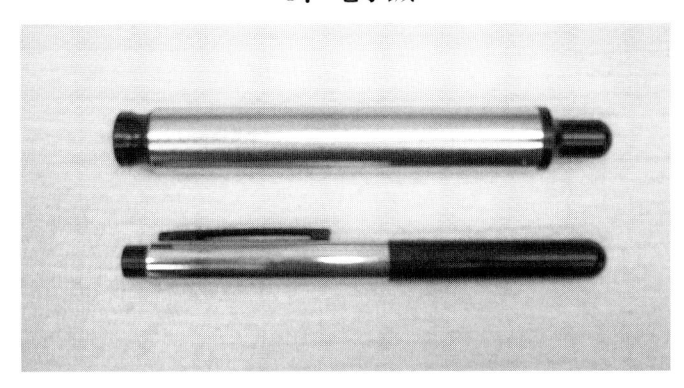

写真の説明

　販売されている2種類の電子鍼。初診時、耳と眼の無血刺絡には必ず併用し効果判定に用いる。この施術が有効なことを次回来院時に確認し、有効なれば続行、無効な症例は施術を中止することもある。

43...
眼パート (Eye Part=Eye-P)

1．眼科疾患

1年間髄節刺激療法での 25 例[注]

網膜色素変性症	2例	緑内障	1例
涙目	4例	白内障	3例
眼精疲労	2例	眼底出血	1例
ドライアイ	2例	目のコロコロ	2例
目のかすみ	3例	ぶどう膜炎	1例
眼瞼発赤浮腫（ステロイド皮膚症）	1例	眼球後部痛	1例
眼瞼重い	1例	ボーとする	1例

＜注＞ 2005 年 7 月現在 45 例
　その後、メイジュ症候群 3 例（1 症例報告）、網膜はく離（症例報告）、結膜下出血（症例報告）、眼瞼痙攣（症例報告）、目がクシャクシャする、瞼重い、アレルギー性結膜炎などが加わった。

2．眼科疾患の髄節パート (Eye Part=Eye-P)

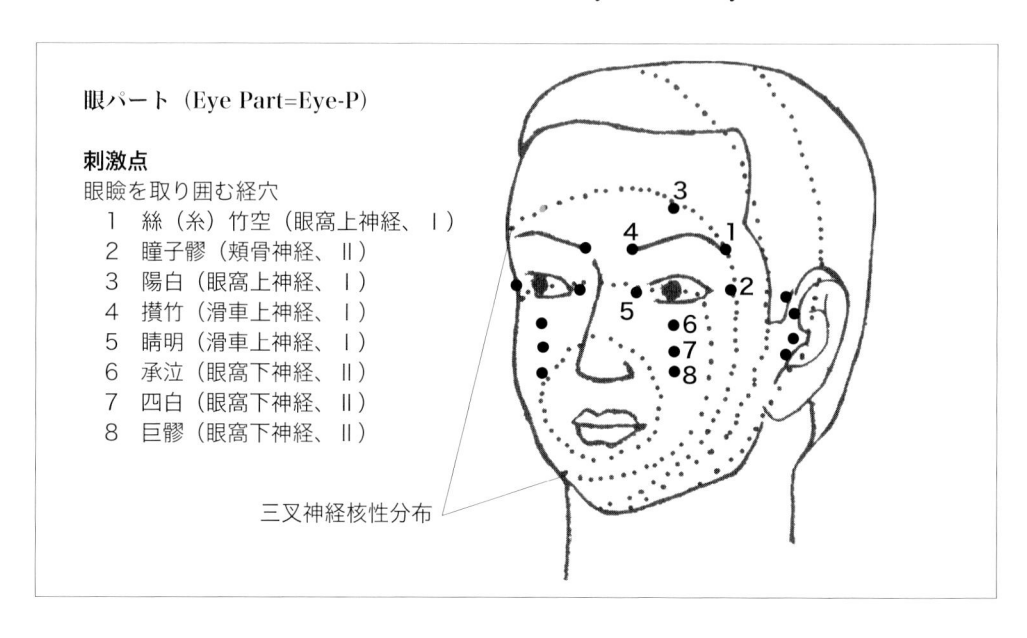

眼パート (Eye Part=Eye-P)

刺激点
眼瞼を取り囲む経穴
1　絲（糸）竹空（眼窩上神経、Ⅰ）
2　瞳子髎（頬骨神経、Ⅱ）
3　陽白（眼窩上神経、Ⅰ）
4　攅竹（滑車上神経、Ⅰ）
5　睛明（滑車上神経、Ⅰ）
6　承泣（眼窩下神経、Ⅱ）
7　四白（眼窩下神経、Ⅱ）
8　巨髎（眼窩下神経、Ⅱ）

三叉神経核性分布

3．眼科疾患の治療方針

① 25例は眼科専門医に通っている方が大半であったので、眼科に通院するかたわら、主症状の治療に並行する形で施術を行った。
② 治療は刺激点を痛圧刺激（PPS）することによるが、電子鍼も併用したということである（最近ではPPSのみでも効果を上げている）。
③ 理由は目の周囲はリンパ管が多数存在するからである。これを改善するのに電子鍼による微小電流刺激の追加が有効であると判断したからである。
④ 痛圧刺激回数は一回ないし二回である。電子鍼も数箇所に各一回ずつ打つのをルーチンとする。
⑤ 下眼瞼は皮膚が柔らかいので承泣穴や睛明穴はソフトな刺激をしなければならない（今まで2例の微小内出血を起こしたことがある）。
⑥ 微小内出血の1例は81歳女性のステロイド皮膚症の発赤部位への押圧にて、もう1例は皮膚の柔らかい75歳男性への押圧にて起こった。
⑦ 週に一回の刺激反復で効果はある。

4．眼科疾患の効果判定

① 有効であるとことの判定は、施術直後の反応である。
② 部屋の照明を落とし目を閉じさせ、施術の最後に電子鍼をうつのであるが終了直後目を開けさせ周囲の文字や光景がどうなったかを聞く。
③ 大半の例で明るく見える、文字がはっきりする、もやもやがとれた、すっきりした、などの表現をする。涙が出れば確実（副交感反応出現）である。部屋を暗くしてすればよりはっきりと確認できる。
④ 改善効果は回数比例的である。効果時間は個人差がある。
⑤ ほぼ全員に直後の好反応を得られる。例外の1人として網膜剥離手術後の患者は涙が出たが、明るく見えるという反応はなかった。
⑥ 白内障例は多く見ているが、既に眼科で治療中であり無血刺絡で見えるようになっても、患者さんは当院に白内障のためだけに通院する気持ちはないので、結局手術を勧められる例が多い。もっと根気よく施術を受けてくれればよいと思うが治療の主体はあくまで眼科にあるので致し方ないところである。

5．白内障を除く有効症例集

症例1　網膜色素変性症例
　46 歳、男性。大学病院眼科通院中。運転手。
初診時リンパ球：24.6％、数 2,657、顆粒球 61.9％、数 6,685．
主訴：肩こり
経過：通院には車を使って来られたが、途中長いトンネルを越えてくる必要があった。往路はトンネル内で暗く感じられた視野が、帰路には明るく見えて感じるというのを来院ごとに述べていた。施術直後の反応も劇的で、終わった瞬間にはっきり見えるという反応を示した。効果持続時間は 2 時間であった。5 カ月間通院したが、通院が遠方なるため施術中断した。
　施術 3 回終了後のリンパ球：25.3％、2429。

症例2　緑内障例
　75 歳、女性。緑内障で眼科に毎月通院中。
初診時リンパ球：35.5％、1,775
経過：初回、Eye-P 施術終了後見えにくいと言っていた視野が「すっきりした」との返事。回を重ねるごとに「はっきりとよく見えるようになってきた」、5 週間後の 19 回目「よく見えるようになってきた」との返答を得た。2 カ月半で 29 回施術。その間眼科に 2 回通院したが眼科医から悪化していないと言われていた。ある事情で施術 4 カ月間中断。再来院し 2 カ月間眼パートを施術しなかったところ、眼圧が悪化し目薬を増やされたという。その後 Eye-P 施術再開し目薬をやめている。
　初診1カ月後（施術17回目）リンパ球：34.6％、1,695。

症例3　目の奥の痛み例
　31 歳、女性。薬剤師。
初診時リンパ球：26.7％、1,709、好酸球 12.3％。
経過：大学時代からの肩こりで、就職後より悪化。来院 3 日前から肩がカチカチになり、前日には頭痛と目の奥の痛みが増強し、「すごくつらい」状態であった。Eye-P 施術終了直後、視野が「コンタクトレンズを洗ったみたいによく見えます」と述べた。その後肩こりも解消し、喘息の自己無血刺絡治療も含めて 3 カ月間通院したが再発はなかった。
　治療1カ月後（5回施術後）リンパ球：24.2％、2,444、好酸球：9.6％。

症例4　ドライアイと眼精疲労例
　42 歳、女性。

初診時リンパ球：23.1％、2,056。

経過：肩こりと便秘を治すために来院。同時に眼精疲労もあり Eye-P 施術。

初回終了直後「気持ちいい」との返事。肩こりはポカポカするという反応。

初診後帰宅途上で便意催し、以後便秘が解消。3回目 Eye-P 施術直後涙が出る反応確認。以降月に1、2回の来院で肩こり、便秘、眼精疲労は仕事のストレスで再発するものの十分辛抱できる水準となり4カ月半で治療中断した。

　初診2カ月後（5回施術後）のリンパ球：27.7％、2,576。

症例5　眼底出血後の視力低下例

　71歳、女性。

初診時リンパ球：18.9％、1,625。

経過：初診1週間前に2度目の左眼底出血。昨年初発した時には目が見えなくなってレーザー治療を受けた。今回も見え難いとの症状あり Eye-P 施術開始。施術翌朝視野が明るいとの談。以降徐々に回復し1カ月半後視野欠損が残っているもののよく見えるようになった（施術約20回）との返事である。

　1カ月後（施術17回目）リンパ球：28.3％、1,670。8カ月後の現在も通院中であるが視野の訴えはない。

症例6　眼瞼痙攣例

　62歳、女性。

主訴：肩こり、喘息、物忘れ、不眠で来院。

初診時リンパ球：33.5％、2,178。

経過：目がボーっとしてクシャクシャしているとの訴えと左まぶたの痙攣が20日間続くのでこれも治して欲しいとの要望で、Eye-P の施術開始。施術直後視野が明るくなり、5回目来院時まぶたの痙攣が減った。7回目来院時には70％減少、9回目来院時には4日間痙攣が起こらなかったとの談。その後半年経つが再発なかった。

　2カ月後リンパ球：38.0％、1,938（14回施術後）。

症例7　結膜下出血例

　73歳、女性。

主病：膝痛、下腿静脈瘤。

初診時リンパ球：19.6％、1,176。

経過：来院前、病院でワーファリン1mgを3錠内服中。また利尿剤と湿布剤等の投薬を受けていた。初診時に左目充血あり、1回の Eye-P 施術で消褪し始め2回の施術で治っていた。

4回目来院時には新たな左目結膜下出血を認めたので Eye-P 施術。次回（2日後）来院時には出血は消失していた。

14回目来院時 18.6％、1,172。湿布と利尿剤は中止しているにも係らず、半年後も 14.8％、1,140 と横這い。

症例8　メイジュ症候群

75歳、女性。
主訴：目をつむりたくなる。
初診時リンパ球：27.0％、1,890。
経過：4カ月ほど前から、朝目が覚めると'両目をつむりたくなる'現象が生じ、1日中その現象が続いていた。初診時、目を開けても自然に目が痙攣するように閉じてしまうというのを観察できた。アレルギー性鼻炎もあり、Eye-P、No-P の両方を含めて施術。2度目の来院時には診察時目を閉じる現象を認めなかった。3度目には目を開けている時間が延長し全く起こらない時もあるとのことだった。無血刺絡は翌日まで効いているという。その後3カ月間疲れ、ストレスで夕方に向けて起きるということだが、昔のように1日中つぶるということはなくなったということである。

2カ月後リンパ球：24.1％、1,615。

症例9　網膜はく離

74歳、女性。右目緑内障で視野が狭いという。
主病：坐骨神経痛、梨状筋症候群。
初診時リンパ球：17.7％、1664。
経過：梨状筋症候群で無血刺絡をしていたが、3度目の時左目の失明に近い状態に気付き事情を聞いたところ、網膜はく離の手術を3回も受けているとのことであった。診察では 50cm 手前の手を振っている姿がわかる程度であった。文字は読めない状態である。Eye-P 施術開始直後視野の明るさを確認。帰宅後メガネをかけてテレビを見たら見やすくなりましたという返事であった。そのご3カ月たつ現在も施術を続行中であるが具合はよいとのことである。

1カ月後リンパ球：44.4％、3197。

44...
鼻パート（Nose Part=No-P）と
口腔パート（Oral Part=O-P）

1．歯・口唇・鼻の疾患

歯・口唇の病気とはどのような病態か？

　この領域の疾患には、例え専門医といえども治せない疾患群でありこの髄節刺激療法が最も得意とする分野である。

1．耳鼻科、口腔外科、歯科などを転々とする症例が多く、いかに対処していいか分からない訴えで来院される。
2．しかし、これを自律神経の観点から見ると実に単純である。
3．つまり、これら唇、歯茎、歯などに現れた症状は「交感神経の害」（前述）なのである。
4．痛みは治癒反応としての副交感反応と捉えられるし、痺れは局所性の交感神経緊張（交感神経の害）持続と解している。

治療の方法

1．上記の点を考慮すると、罹患局所に血流改善をすることができれば改善が期待できるという予想を立てた。
2．そこで顔面の髄節を調べた。
3．その刺激点には三叉神経の分布する領域の経穴部を採用した。
4．結果として、その部の無血刺絡を行うだけで有効な刺激が得られ、大半例が1カ月もしないうちに改善していくのを経験できた。

対象疾患と治療成績

症状疾患名	総数	転帰	著効	有効	不変
1．シェーグレン症候群	1例	治癒	1	0	
2．アレルギー性鼻炎	8		8	0	
3．歯・歯茎痛・違和感	10		10	0	
4．口唇の痺れ	1	略治	1	0	
5．舌の痺れ	1		1	0	

6. 口中痺れ	1		1	0	
7. 口がネバネバする	2		1	0	1
8. 嗅覚低下	3		2	0	1
9. 洟が鼻奥に流れる	1	治癒	1	0	
10. 口内炎	2		1	1	
11. 顎関節症[注]	3		3	0	
総数	33例		30	1	2

成績：改善率93％　著効率90％

<注>
　この疾患は下顎骨関節突起の下顎頭(突起先端の丸みの部位)と側頭骨下顎窩の関節裂隙に刺抜きセッシで無血刺絡する。数回試みただけで症状は軽減する。何回か反復する内に痛みは消失する。カクカクいう音は遅れて治る。(後述6の症例16)。

2．鼻疾患の無血刺絡
眼・鼻パート（Eye・Nose Part=Eye・No-P）
順序1：図Aの経穴の無血刺絡

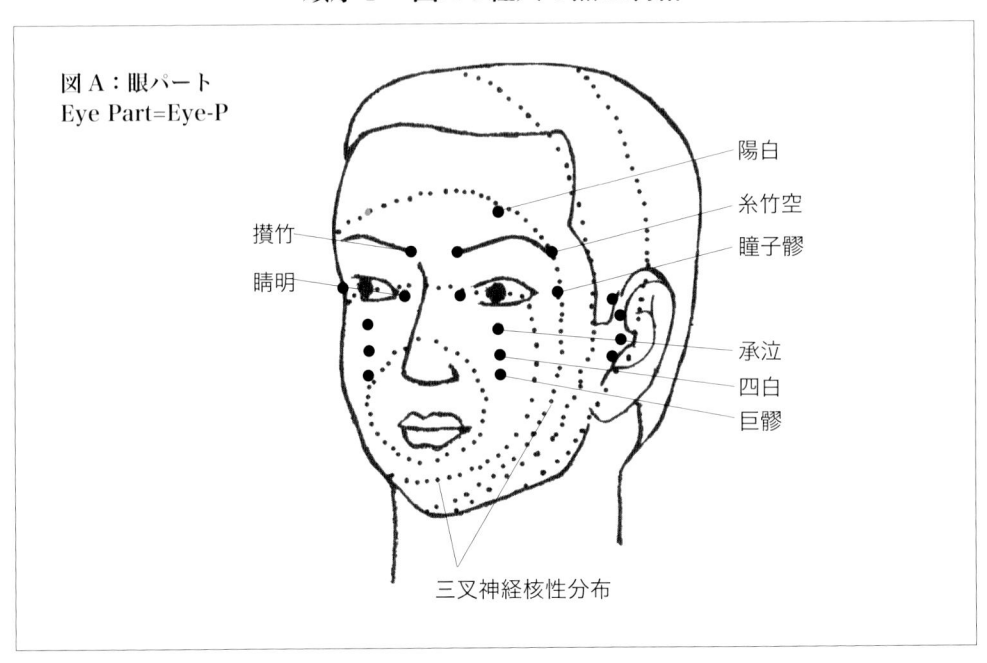

図A：眼パート
Eye Part=Eye-P

陽白
糸竹空
攅竹
瞳子髎
睛明
承泣
四白
巨髎
三叉神経核性分布

図の解説
① 　上の図Aは眼パート図であるが鼻は鼻腔のみならず副鼻腔も含むので、その副鼻腔領

野に当たる三叉神経核性分布の頬も無血刺絡することになる。
② ちょうど、三叉神経第2枝に相当する眼窩下神経を入れることになる。
③ この眼パートの無血刺絡が終了すると、次図Bの鼻周囲の経穴の無血刺絡に移る。
④ この図Aと図Bの双方を無血刺絡して手技は終了する。
⑤ 眼・口腔パートは口・歯・歯茎などの口腔関連疾患を対象とする。
⑥ なぜ口腔疾患が効能を発揮するのかは5．の治療方針の項を読まれたい。

3．鼻疾患の無血刺絡
眼・鼻パート（Eye・Nose Part=Eye・No-P)
順序2：図Bの経穴の無血刺絡

図B：鼻パート
Nose Part=No-P

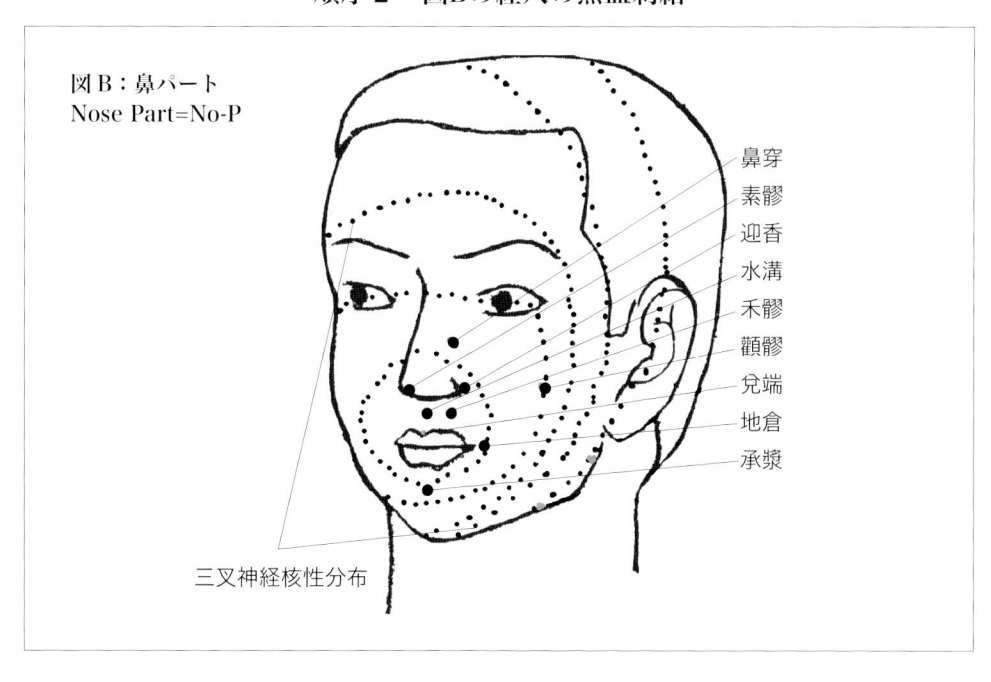

鼻穿
素髎
迎香
水溝
禾髎
顴髎
兌端
地倉
承漿

三叉神経核性分布

4．口腔疾患の無血刺絡
眼・口腔パート（Eye・Oral Part=Eye・O-P）

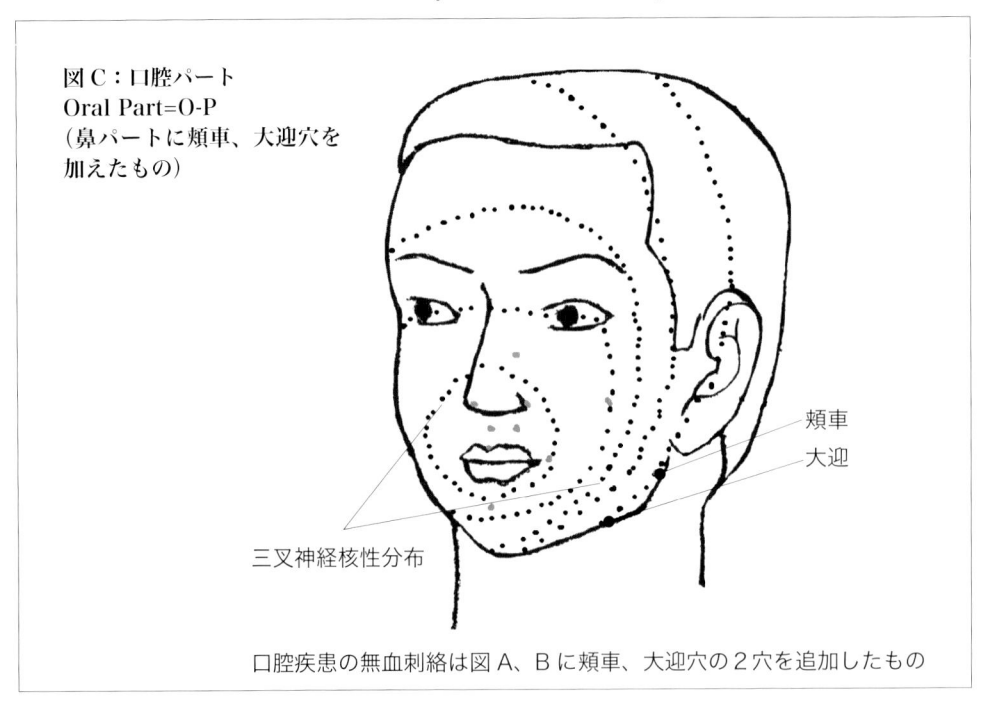

図C：口腔パート
Oral Part=O-P
（鼻パートに頬車、大迎穴を加えたもの）

頬車
大迎

三叉神経核性分布

口腔疾患の無血刺絡は図A、Bに頬車、大迎穴の2穴を追加したもの

5．歯・口唇・口腔・鼻の疾患の治療方針

どのような疾患にどう対処するか

① 先に述べた疾患群全ては三叉神経核性分布内に位置する交感神経異常であり、シェーグレン症候群は唾液を分泌する唾液腺・耳下腺に交感神経の害が及んでいると捉える。

② アレルギー性鼻炎も鼻腔内に交感神経の害があると想定する。

　つまり、くちびる・口中・歯・歯茎・舌・鼻奥等の部位に交感神経の害が存在すると捉え、それが組織の血流障害なら痛み、神経を巻き込んでいれば痺れ、両者なら痺れ痛み、分泌組織に血流障害が及べば唾液分泌異常としての口渇感やネバネバ感の出現その他の違和感も血流障害による感覚異常と解すれば理解しやすい。

③ 従って治療方針は交感神経の害を取り除くべく無血刺絡によるこれら髄節の存在する領野への無血刺絡が奏効すると考える。

④ 事実これほど高率な改善治癒率は他のどの治療法を持ってしても果たし得ないと思われる。いやむしろ薬を使用して交感神経の害を深めてしまい、むしろ改善とは反対の道を進むと思われる。

⑤ 従って、図にある眼・鼻パート、眼・口腔パートを無血刺絡することで、それら組織への副交感反応である血流改善がもたらされ症状が軽減していくものと思われる。

⑥ これが全身性に交感神経緊張が高い（顆粒球増多／リンパ球減少）状態なら、顆粒球による組織破壊が発生していると考え、リンパ球が正常又は30％以上に復するまで無血刺絡を続行する必要がある。

6．有効症例集

症例No.	施術期間	効果確認施術回数	転帰
1 シェーグレン症候群例の唾液湧出効果例（ケースレポート第102、113項参照）			
症例1　62歳、女性	10カ月間	初回	治癒
症例2　57歳、女性	4カ月続行中	初回	10週間（WK）で略治
2 アレルギー性鼻炎例			
症例3　57歳、男性	数カ月間	初回	1WKに1回施術で略治
症例4　51歳、女性	3カ月間	初回	1WKに1回で略治
症例5　69歳、男性	3.5カ月間	初回	1WKに2回→2Mo後1回
3 くちびるの痺れ例（ケースレポート第105項参照）			
症例6　71歳、女性	8カ月間	4回	8カ月後略治。通院中
4 舌の痺れ			
症例7　74歳、女性	4カ月間	2回	4カ月後略治。通院中
5 歯茎痛開口困難			
症例8　74歳、女性	4カ月後中断	3回	1.5カ月後再来院でも再発無
6 歯茎腫れ			
症例9　64歳、女性	3カ月間	初回	略治。通院中
7 歯が浮く			
症例10　61歳、女性	3カ月間	初回	治癒
8 歯茎異常			
症例11　53歳、男性	1カ月間	初回	疲れで再発。痛み痺れは軽減、歯茎のこわばりは不変。
症例12　69歳、女性	3カ月間	初回	SCM無血刺絡で軽快
6 口がネバネバする（不変例）			
症例13　76歳、女性	4カ月間	不変例	耳鼻科紹介
7 嗅覚低下（ケースレポート第104項参照）			
症例14　72歳、女性	10カ月間	2回	2回施術で歯磨き／牛乳の匂い、5カ月後、きな粉／魚の匂い戻る。低温の匂い不変

8 洟が鼻奥に流れる（ケースレポート第103項参照）			
症例15　49歳、女性	3.5カ月間	2.5月後	治癒
9　顎関節症			
症例16　55歳、女性	3回	初回	略治。食事時に限定のみ。

Section IV　無血刺絡局所髄節刺激療法と無血刺絡末梢神経刺激療法

Focal Dermal Segmental Stimulation Therapy and
Peripheral Nerves Stimulation Therapy with Pressing Pain Sensation

45…
概　説

① 当初髄節刺激療法は傍脊椎髄節刺激療法（para-spinal DSST）で始まった。
　最初の10カ月間はこの治療法だけで行い260名以上の症例を治療した。そして多くの実績を上げた。
② しかし、この治療法に加え疾患部位髄節（デルマトーム）の無血刺絡を追加することでより早く治せる疾患があることに気付いた。
　一部ではあるが局所髄節刺激を加えて軽快する疾患は次のようなものである。
1．主に関節を中心とする変形・炎症性疾患群：関節リウマチ、肩関節周囲炎、膝関節痛、手関節痛、股関節痛など。
2．手足に病変のある末梢性神経病変：手根管症候群などを始めとする絞扼神経障害、正中神経疾患、尺骨神経疾患、外傷性腋窩神経障害、アルコール性末梢神経炎、糖尿病性神経障害など。
　中枢性脊髄病変：頚椎ヘルニヤ、腰椎ヘルニヤなどの術後の痺れ。
3．臀部から下肢・足趾に至るまでの多彩な症状を呈する梨状筋症候群等の坐骨神経痛や絞扼神経障害など。
③ 最近新しく考案した無血刺絡末梢神経刺激療法も追加して詳述する。

このSectionでは無血刺絡を用いた無血刺絡局所髄節刺激療法と、無血刺絡末梢神経刺激療法の具体的な刺激手技と適応疾患などについて解説する。

46...
膝パート（Knee Part=K-P）
神経支配：L3・4・5

① 膝疾患による膝関節周囲の刺激点である。
② 膝パートはL3〜5の神経支配を受けている。
③ 膝蓋骨周囲の内外側関節裂隙や、膝周囲の圧痛点を探す（図1、2赤丸印）。
　膝蓋骨周囲にある経絡経穴には犢鼻（とくび）、曲泉（きょくせん）、膝関（しつかん）、膝陽関（ひざのようかん）、膝上二穴（しつじょうにけつ）、内膝眼（ないしつがん）、外膝眼（がいしつがん）、陽陵泉（ようりょうせん）、陰包（いんぽう）穴などがあるが、それ以外に圧痛点の無血刺絡を加える。
④ 伏在神経（大腿神経終末枝L3・4）の走行する皮膚上にも無血刺絡する。これは膝がL4中心に髄節支配されているので、L4支配の下腿内側を神経支配する同神経に無血刺絡を加えることにより、L4神経支配領域の副交感反応を惹起するように加えたものである。
⑤ 施術後立つ、歩き出しの第一歩、数歩の歩行にて、それぞれの動作が軽減しているか確認する。
⑥ O脚、X脚になっている関節症の症例でも回復が遅いとはいえない。
⑦ 今までの100例以上の経験では施術直後の反応が、たとえ短時間でもみられなかったことはなかった。

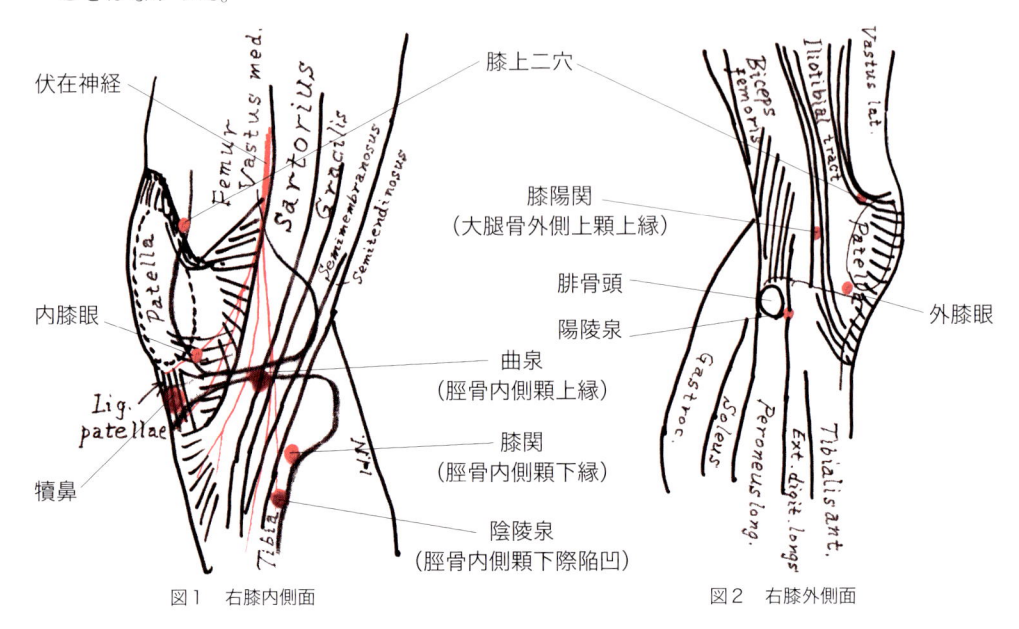

図1　右膝内側面

図2　右膝外側面

47...
脛骨神経パート（Tibial Nerve Part=Ti-P）
神経支配：L3・5・S1・2

① Ti は tibial nerve（脛骨神経 L4～S3）の略称とした。即ち膝窩部において popliteal artery（膝窩動脈）の触れる部位であり、同時に tibial nerve を無血刺絡できる部位である。

② この Ti パートは髄節 S1・2 を含む下腿後面領域を指し、臀部から足底まで広がる最大の坐骨神経支配領域の下半分にあたる。

③ 髄節刺激理論でいうと、この Ti パートの刺激は膝から下のS1・2領域の症状軽減に役立つ。

④ 刺激点は popliteal a. の触れる部位（委中（いちゅう）穴 S1or2）を中心に、陰谷（いんこく）S2orL3、委陽（いよう）S1orL5、浮郄（ふげき）L5orS1、合陽（ごうよう）S1or2 穴以外に圧痛点など覚える部位に無血刺絡する。

⑤ 対象疾患には膝の関節症に於ける膝窩部の痛み、下腿痙攣、下腿後部痛、下腿浮腫、下腿静脈瘤等である。

⑥ 下肢がL1～S2からなる神経支配を受けていることを考えれば、髄節パートのL／Scパートで十分軽快できることは経験済みのことである。

⑦ しかし末梢性の疾患群には病変部への直接的な無血刺絡を加えることにより、より早い効果を得ることができた。

⑧ 中枢性の疾患にはこの部位への刺激は有効ではない印象がある（例：椎間板ヘルニヤ、脊柱管狭窄症等）。

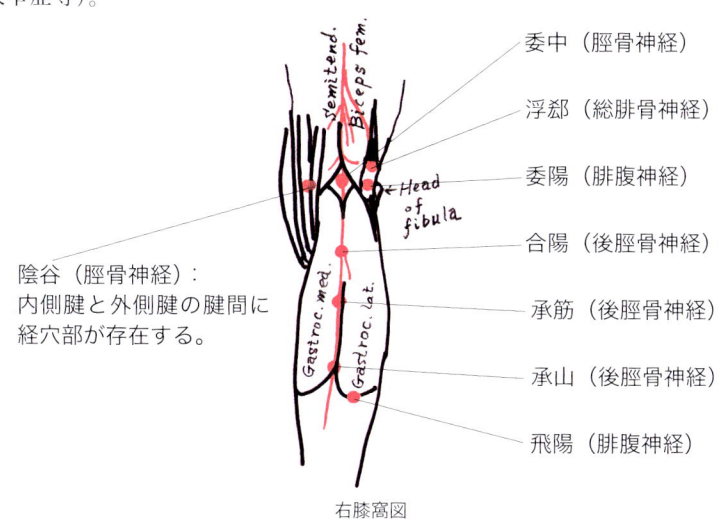

陰谷（脛骨神経）：
内側腱と外側腱の腱間に
経穴部が存在する。

委中（脛骨神経）
浮郄（総腓骨神経）
委陽（腓腹神経）
合陽（後脛骨神経）
承筋（後脛骨神経）
承山（後脛骨神経）
飛陽（腓腹神経）

右膝窩図

48...
足パート（Foot Part=F-P）
神経支配：L4・5・S1・2

① Foot Partは足にあるL4・5・S1・2の足全ての神経支配を含む髄節刺激パートである。
② 足パートは後脛骨動脈の触れる部位、太谿（たいけい）穴（L4）を中心にアキレス腱下位の踵部内外側を無血刺絡すれば、S1・2・L5まで刺激できる。
③ ここには僕参（ぼくしん）、崑崙（こんろん）、申脈（しんみゃく）、水泉（すいせん）、大鐘（だいしょう）、照海（しょうかい）穴などがあるのでそれらも含めて広範囲に無血刺絡する。
④ 対象疾患には、関節リウマチによる足の浮腫、足関節痛、踵痛、糖尿病やアルコール性などの末梢神経炎による足の痺れ、足根管症候群などの絞扼神経障害などがある。
⑤ 足背部に訴えのある場合、足背動脈の触れる部位（衝陽（しょうよう）穴）を中心に第2・3・4趾の趾間部にある刺激点を広範に無血刺絡する。
⑥ 末梢性疾患であれば髄節パートのL／Sc-Pでも軽快するが、より早い改善を望むならこの足パートも無血刺絡するべきである。

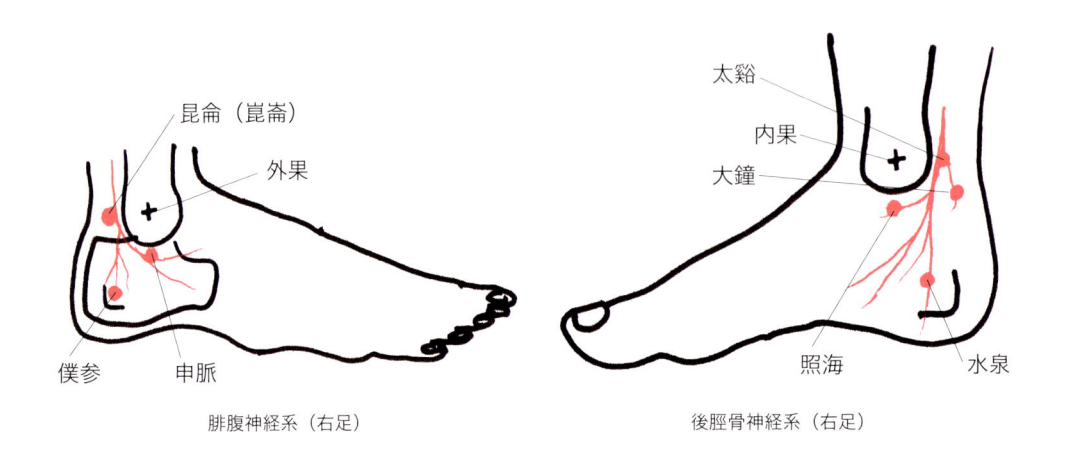

腓腹神経系（右足）

後脛骨神経系（右足）

49...
肩関節パート（Shoulder Joint Part=Sh-P）
神経支配：C5・6・7・8・T1

① 肩関節周囲のデルマトームは腹側でC5・T1、背側でC6・7・8の神経支配を受けていると考えられる。
② 肩関節の経絡経穴には雲門（うんもん C5）、中府（ちゅうふ T1）の腹側面、肩髃（けんぐう C6）、肩髎（けんりょう C6）、巨骨（ここつ C6）、の肩上面に、臑俞（じゅゆ C6or7）、臑会（じゅえ C7）、秉風（へいふう C8）、肩貞（けんてい C8orT1）穴、などの背側面を含むがそれ以外の圧痛点や刺激点を上記神経支配領域内で幅広く無血刺絡する。
③ それにより上肢帯の全ての領域の組織に副交感反応が惹起され上肢病変が軽快していく。
④ 主にこのSh-Pを用いるのは肩関節周囲炎（いわゆる五十肩、後述）である。
⑤ それ以外に用いる疾患としては、関節リウマチ、肩／鎖骨に関わる疾患、肩関節脱臼骨折による外傷性腋窩神経障害の痺れ痛み、胸郭出口症候群、上肢浮腫などがあった。
⑥ 上肢に関する浮腫症状にも役立つ。
⑦ 中枢疾患としてくも膜下出血後片麻痺例の上肢の拘縮症状の緩和にも役立っている。

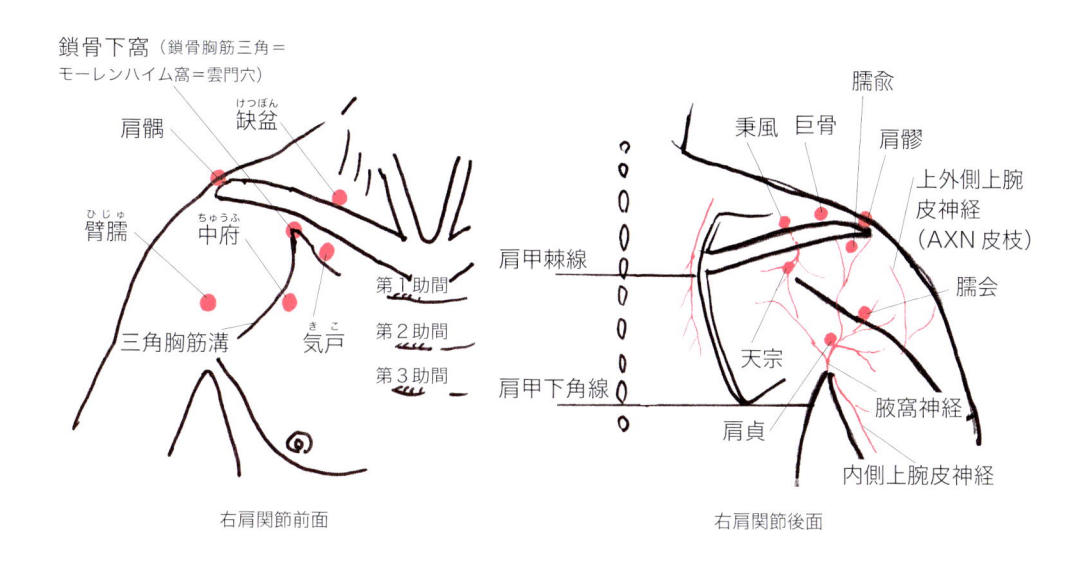

右肩関節前面

右肩関節後面

50...
無血刺絡による末梢神経刺激療法
Peripheral Nerves Stimulation Therapy with Pressing Pain Sensation

末梢神経刺激法順序

① ここに述べる末梢神経刺激療法は通常'神経ブロック'として知られているやり方を踏襲する。
② それぞれの治療したい皮膚及び筋肉を支配する末梢神経名を調べる。
③ その末梢神経の皮下への出口のあるところが原則刺激点とする。
④ 原則と言ったのは、その皮枝の分布する走行にも無血刺絡することがあるからである。
⑤ その刺激点に無血刺絡を加える。
⑥ その刺激は一回から数回神経の出口周辺と思われるところを刺激して終わる。
⑦ 出口以後の神経走行の部位にも無血刺絡することは確実性を増す。

効果判定

① 直後に刺激効果を確認する。
② 末梢性の病変なら直ちに変化が現れる。
③ 変化がないまたは乏しい時は神経走行に沿う形で無血刺絡していく。
④ それでも改善の変化が現われなければ、中枢性の病変か、器質性の変性変形を起こしている障害かである（例：糖尿病性神経障害や脊髄性疾患による痛みや痺れ、器質的に変性した筋肉、手術後の癒着による変性神経など）。
⑤ 例を挙げれば手根管症候群などの絞扼神経炎ならば（長期の場合は別）無血刺絡と同時かやや遅れてその領域の痺れが取れるはずである。
⑥ しかし取れても再発する場合が見られるが当然である。それはその病状を引き起こした原因が取り除かれていないからである。
⑦ しかし、一度でも消失した症状は繰り返し無血刺絡を反復することにより改善していく。同時に原因探索をし、生活習慣の見直しを検討する。
⑧ その他機能性の痺れや痛みやだるさ、他には運動性の不調（例えば大腿が上がりにくいとか）や痙攣や浮腫みなどの訴えも翌日位には改善の兆候を示したり、症状が消失したりする。

51...
末梢神経刺激ポイント分類
Various Pressing Pain Stimulation Points to the Peripheral Nerves

　ここに述べる神経刺激法は直接、神経刺激をしているわけではないが、無血刺絡をその神経走行上の皮膚に加えることにより本治法変法としての副交感反応が惹起されるものと推察する。その結果、当該神経への血流が改善されその結果として変性・循環障害・炎症などの傷害が解除されるのではないかと思っている。

上肢帯

① 腕神経叢ポイント BrPl-P（Brachial Plexus Point）
② SCM ポイント SCM-P（Sternocleidomastoid Point）
③ 腋窩神経ポイント AXN-P（Axillary Nerve Point）
④ 橈骨神経ポイント RN-P（Radial Nerve Point）
⑤ 内側前腕皮神経ポイント MABN-P（Medial Antebrachial Cutaneous Nerve Point）
⑥ 筋皮神経ポイント MCN-P（Musculocutaneous Nerve Point）
⑦ 橈骨神経手首ポイント RNW-P（Radial Nerve at the Wrist Point）
⑧ 正中神経ポイント MN-P（Median Nerve Point）
⑨ 尺骨神経ポイント UN-P（Ulnar Nerve Point）

下肢帯

① 大腿神経ポイント FN-P（Femoral Nerve Point）
② 外側大腿皮神経ポイント LFCN-P（Lateral Femoral Cutaneous Nerve Point）
③ 伏在神経ポイント SaN-P（Saphenous Nerve Point）
④ 総腓骨神経ポイント CPN-P（Common Peroneal Nerve Point）
⑤ 浅腓骨神経ポイント SPN-P（Superficial Peroneal Nerve Point）
⑥ 深腓骨神経ポイント DPN-P（Deep Peroneal Nerve Point）
⑦ 後脛骨神経ポイント PTN-P（Posterior Tibial Nerve Point）
⑧ 腓腹神経ポイント SuN-P（Sural Nerve Point）

腰部帯

① 上殿皮神経ポイント SClN-P（Superior Cluneal Nerve Point）

② 中殿皮神経ポイント MClN-P（Middle Cluneal Nerve Point）
③ 胸腰筋膜ポイント TLF-P（Thoracolumbar Fascia Point）

などとして無血刺絡に重要なポイントとして列挙した。これについて次項から述べる。

末梢神経分布図と刺激ポイント

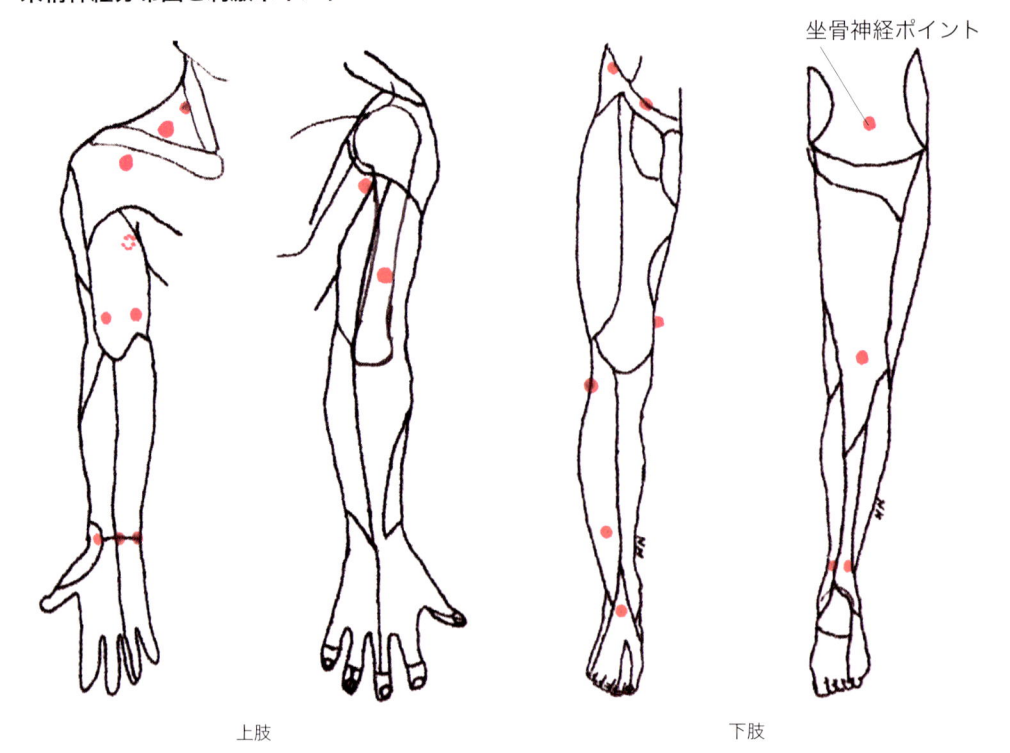

上肢　　　　　　　　　　下肢

＜図の説明＞
① 上肢、下肢の末梢神経の支配領域分布図を示す。
② それぞれの区分は後の各項で説明する。
③ 各項に掲げた刺激点を赤点で示す。
④ 上腕前面に示す腋窩部の点線赤丸は、上腕内面上腕動脈の走行する内側二頭筋溝（内側上腕筋間中隔）にある腕神経叢刺激点である。
⑤ 下肢前面膝蓋骨上辺りのはみ出した赤点は、伏在神経ポイントで大腿下部内面の内側大腿筋間中隔（内側広筋の後縁）上に取る。
⑥ 上図の中の坐骨神経ポイント（Sciatic Nerve ポイント =ScN-P、経絡経穴では膀胱経の承扶（しょうふ）穴）は解剖学的にはこの神経の外縁は、足指が前方を向いている解剖学的肢位にあれば大転子の外側面と坐骨結節の内側面との中間に位置する（『グラント解剖学図譜』より）。

⑦　坐骨神経ポイント（Sc-N）は坐骨神経症状に関る全ての刺激点である。しかしこの神経の無血刺絡のみで治療するというより、後述の、この神経の分枝である脛骨神経、総腓骨神経、浅腓骨神経などを併せて無血刺絡するほうが有効である。

52...
腕神経叢ポイント：BrPl-P（Brachial Plexus Point）

どういうポイントか
① 刺激点には鎖骨上窩、鎖骨下窩それに腋窩がある。
② 鎖骨上窩刺激法：ここは上肢に関する全ての神経C5～T1を含むので、上肢に関わる（上腕・前腕・手掌・手背）全ての症状を緩和するのに有効である。
③ 鎖骨下窩刺激法：ここでも上肢に関する刺激ができる。腋窩刺激法では有効ではない腋窩神経、筋皮神経、内側上腕皮神経などが無血刺絡できる。
④ 腋窩刺激法：ここでは前腕橈側の皮膚を支配する筋皮神経は無血刺絡されないから、直接筋皮神経ポイント（後述、MCN-P）を無血刺絡する必要がある。もちろん、肩（腋窩神経）及び上腕近位部（内側上腕皮神経）への皮膚は影響されない。

腕神経叢をどこで刺激するのか
① 鎖骨上窩刺激法：経穴でいえば鎖骨上縁の欠盆（けつぼん）穴である（クーレンカンプ法の刺入部位に相当する）。
② 鎖骨下窩刺激法：上記乳頭線上で鎖骨下縁の気戸（きこ）穴も腕神経叢に近い。
③ さらに上腕寄りの烏口突起下の雲門（うんもん）穴でも皮膚上から無血刺絡できる。この3つの経穴が簡単に腕神経叢を無血刺絡できるポイントである。
④ さらに腋窩に入り上腕動脈の触れる部位でも無血刺絡は可能であるが筋皮神経だけは神経ブロックでも離れていてここからは刺激はできないので無血刺絡においても後述するMCN-Pでの無血刺絡を加えないと、前腕橈側の症状はとれないと思われる。

どのような時に使うか
　著者は今までの症例で、上肢に関わる痺れ、痛み、むくみ、だるさ、冷感、発汗異常等示す全ての患者についてここの無血刺絡を始めに行っている。

腕神経叢ポイント

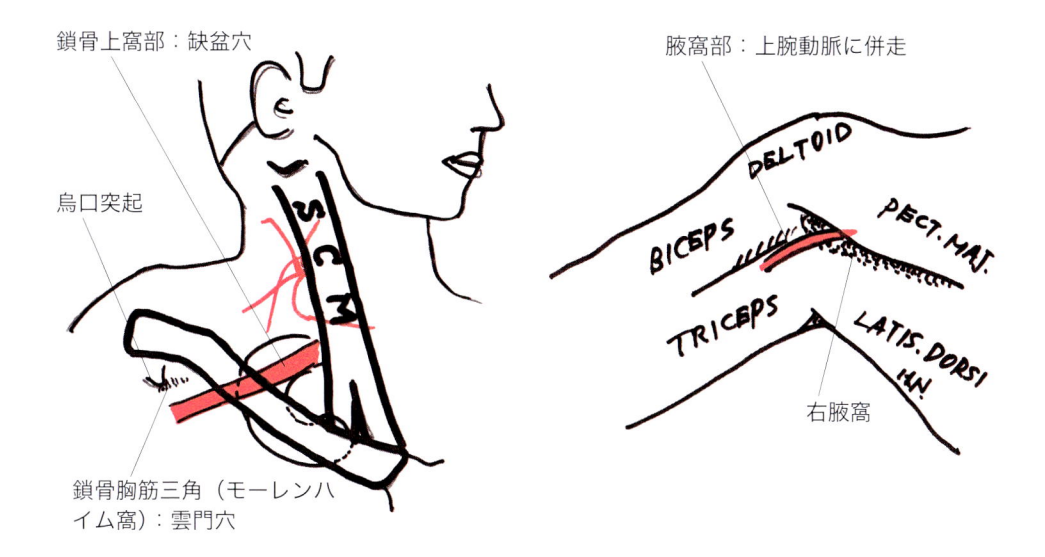

鎖骨上窩部：缺盆穴
烏口突起
鎖骨胸筋三角（モーレンハイム窩）：雲門穴
腋窩部：上腕動脈に併走
右腋窩

＜図の説明＞
① 鎖骨上下縁から雲門穴にかけては内、外、後神経束が走る。
② これらの神経束から上肢に伸びる長い神経が出ている。
③ この部までの刺激であれば、上肢 C5～T1 までを無血刺絡（副交感反応）できる。
④ しかし、腋窩部では既に分岐済みの内側上腕皮神経、内側前腕皮神経、筋皮神経や深部にある橈骨神経などは無血刺絡し難いと考えられる。
⑤ ここで無血刺絡しにくい筋皮神経への刺激は別の項で述べる筋皮神経ポイントの無血刺絡を加えることで前腕橈側の症状の緩和が得られる。
⑥ 同様に内側前腕部の症状には内側前腕皮神経ポイントを別に無血刺絡する。
⑦ いずれにしても上肢に関わる症状は、この BrPl-P を無血刺絡し、そして目的の末梢神経各部位の神経ポイントを無血刺絡してやれば十分である。

53... SCMポイント：SCM-P（Sternocleidomastoid Point）

どういうポイントか
　ここは第2節首パートの項で詳述した。肩こりを始め、後頭部、前頸部の症状、耳介付近の症状などに使う刺激点である。

使う疾患名
① 肩こり（鎖骨上神経・副神経外枝）
② 後頭神経痛（小後頭神経）
③ のどの痛みや甲状腺近傍の症状（頸横神経）
④ 耳の不快な症状（大耳介神経）
⑤ 首凝り（頸横神経）
⑥ 歯が浮く（大耳介神経）
⑦ 五十肩・肩関節周囲炎（鎖骨上神経）
などである。

刺激の手技
① まず胸鎖乳突筋を浮き上がらせるために、顔を反対側に向ける。
② 次に顎を引く（または上下させる）。
③ これでも出難い症例は、頸が短いか肥満のタイプであり、浮き上がらせることは難しい。
④ 次に、胸鎖乳突筋を前後から指で挟んで持ち上げるようにする。
⑤ その胸鎖乳突筋の後縁の2分の1あたりから無血刺絡を開始し、その上下のポイントを追加無血刺絡する。
⑥ それで手技を止め、施術後の反応を確かめる。
⑦ 施術直後に多くの症例で前胸部上部から肩にかけての温感を聞きだせる。
⑧ もし聞き出せない症例では筋肉硬化（著者自身が実際に用いている言葉。動脈硬化と対比させ、血流障害の意味で使用している）が生じている。
⑨ 肩こりであれば、軽くなったというであろうし、歯が浮いていた患者は浮きがとれたと言うであろう。しかし正常者では何も変化がない場合もある。
⑩ それでも、症状の軽減の返事が得られないなら、SCM-P に当たっていないか、診断が

間違っているか、器質性の変化（筋肉硬化）が起こっており時間がかかるタイプかである。

胸鎖乳突筋ポイント：Sternocleidomastoid Point=SCM-P

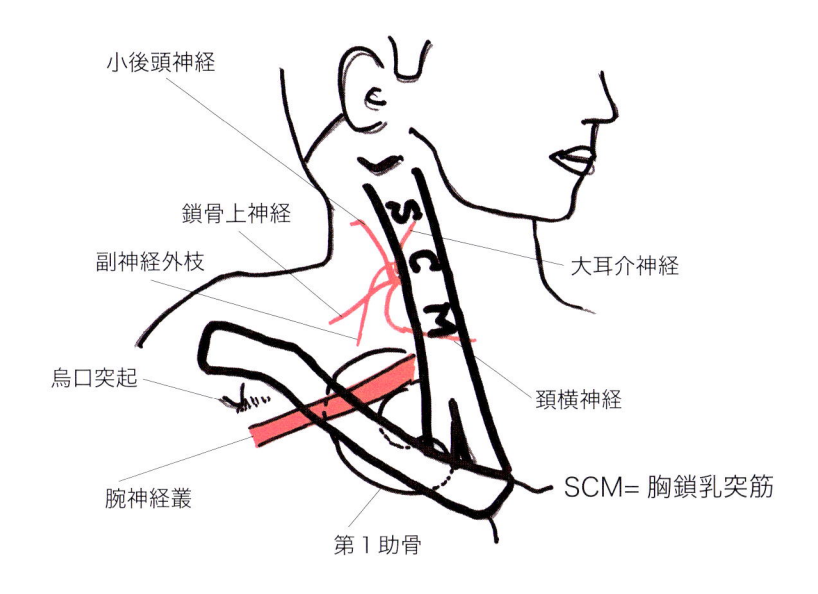

＜図の説明＞
① 小後頭神経は後頭部及び耳の後部支配。髄節 C2・3
② 大耳介神経は耳介の皮膚、耳下腺の皮膚を支配する。C3（時に 4）
③ 頚横神経は前頚部の皮膚に分布する。C3
④ 鎖骨上神経は SCM 後縁から下方に放散上に広がり、鎖骨の前、頚部下部、肩甲骨上部の皮膚に分布する。C3・4
⑤ 副神経外枝は SCM の上 3 分の 1 辺りを貫き SCM や僧帽筋に分布する。
⑥ 従って SCM-P には副神経外枝は含まれていないが、首肩こりには同時にこの神経の無血刺絡も加える。

54...
腋窩神経ポイント：AXN-P（Axillary Nerve Point）

どういうポイントか
① 腋窩後方の三角筋後縁、肩甲部と後上腕部に挟まれたところにこの神経が現れてくる（下図）。
② 三角筋全体（肩甲骨部、上腕後外側部）に分布する（下図）。

使う疾患名
① 肩関節周囲炎が代表。
② 三角筋全般に関する病変（主に肩外転困難や痛みなど）。上腕二頭筋の症状は別の部位を刺激する——欠盆（けつぼん）穴、雲門（うんもん）穴など。
③ 他には脳卒中後の片麻痺の上肢の緊張緩和にも使っている。

刺激の手技
① 経穴では肩貞（けんてい）穴が腋窩神経の皮下に現れる刺激点に相当する。この一点の無血刺絡で症状の緩和が得られる。
② 肩貞穴から放射状に無血刺絡すればより確実な効果が得られる。
③ また、天宗（てんそう）穴と秉風（へいふう）穴は肩甲上神経（棘上筋と肩関節を支配するから）走行上のポイントであり五十肩には有効である。

右腋窩神経支配領域　髄節C5〜7
※随節支配には記述に諸説あり、Netter、Chusid、金子らの著書を参考に幅広く採用して記した。

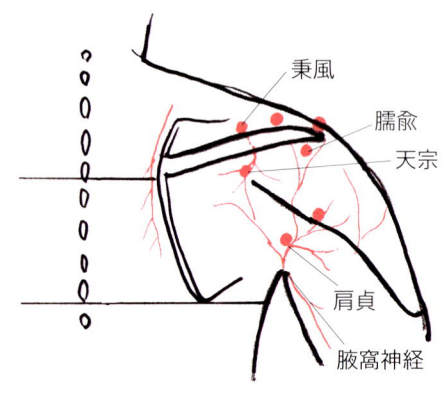

右腋窩神経走行（右肩背部）

55...
橈骨神経ポイント：RN-P（Radial Nerve Point）

どういうポイントか
① 上腕部、後面の橈骨神経溝上にあるポイントである。
② 経穴では消濼（しょうれき）穴に相当する。
③ 神経支配図から上腕・前腕・手の背側（後面）の伸筋領域に分布する。
④ 橈骨神経は肘の位置で前腕全伸筋の運動神経を支配する深枝と手背部橈骨側の知覚を支配する浅枝とに分かれる。
⑤ 上腕・前腕とも後面の皮膚の知覚を支配する。

使う疾患名
① 具体的には上腕三頭筋の知覚運動異常とテニス肘、和太鼓奏者の手背の痛みを治療した。
② また著者の経験では前腕橈骨側の訴え（例えば無汗症など）に治療している。
③ 浅枝は手背部橈骨側の知覚異常や腱鞘炎などに応用している。

刺激の手技
① 上腕骨後面中央に橈骨神経溝がある。
② この中央部に力を入れると凹む部位がある。ここが橈骨神経に触れる位置である。
③ 解剖学的には三頭筋外側頭と内側頭の間に存在する。この筋肉の隙間は凹みの線として触れるが女性や肥満の例では分かり難い。
④ 大雑把に上腕骨真ん中あたりの窪みを見つける工夫をすることである。

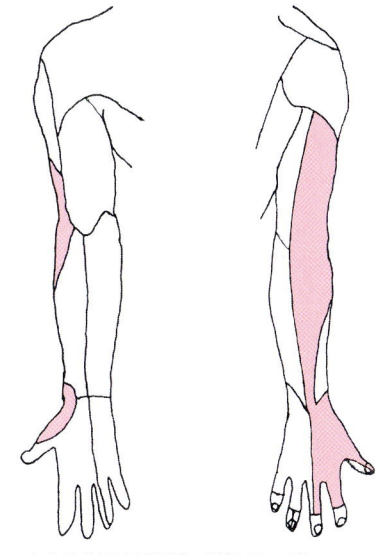

右橈骨神経支配領域　髄節C5〜T1

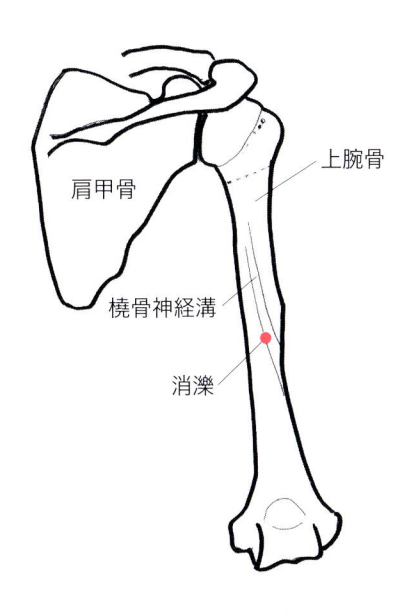

右橈骨神経走行（右肩背部）

56...
内側前腕皮神経ポイント：
MABN-P（Medial Antebrachial Cutaneous Nerve Point）

どういうポイントか

ここは前腕部内側肘から手関節前面までの神経支配をしている領域の刺激ポイントである。

使う疾患名

① ここの部位はあまり治療を受けに来る患者の少なかったパートである。整形外科では多くの症例がいるものと思うが、内科を標榜している当院では無血刺絡500例以上の内この部位に関する症状を訴えて来られた例は少数であった。

② しいて挙げれば上腕骨内顆炎（野球肘やゴルフ肘）が相当する。またこの部位の無汗症や痺れにも有効である。

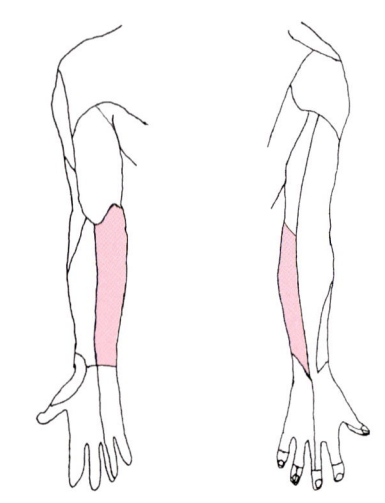

右内側前腕皮神経支配領域

刺激の手技

① 理論上は上腕二頭筋の肘窩より中枢寄りの二頭筋溝で尺側皮静脈に併走して走っているが簡単には皮静脈が見つからない。

② 従って、より実用的には上腕動脈に沿って無血刺絡すればよい。同時に正中神経や尺骨神経も肘窩より中枢側では無血刺絡できる。

③ 一点の無血刺絡ではなく、内側二頭筋溝に沿いかつ上腕動脈を追いながら無血刺絡すればよい。

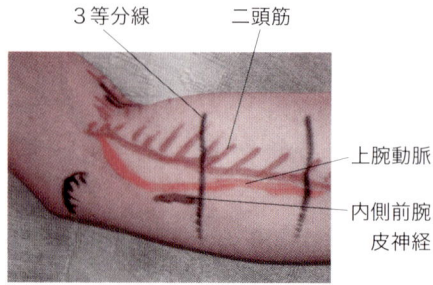

3等分線　二頭筋　上腕動脈　内側前腕皮神経

この神経は上腕下3分の1の部位で皮下に現れ（青霊穴に近い）、尺側皮静脈と共に併走する。

右内側前腕皮神経　髄節C8・T1（右腕内側）

57…
筋皮神経ポイント：MCN-P（Musculocutaneous Nerve Point）

どういうポイントか

① このポイントは前腕前面橈側皮膚知覚を支配する外側前腕皮神経の刺激点である。
② 腋窩で烏口腕筋へ、その後上腕二頭筋と上腕筋へ分布したあと肘窩近くで皮下に現れ、外側前腕皮神経に続く。外側前腕皮神経は腋窩では腕神経叢から離れ、腋窩では無血刺絡できないのでこの肘窩で無血刺絡する必要がある。
③ 橈骨神経浅枝（手背橈側皮膚知覚）と吻合する。
④ 従って前腕橈側は橈骨神経とこの神経双方の無血刺絡をすればほぼ確実である。

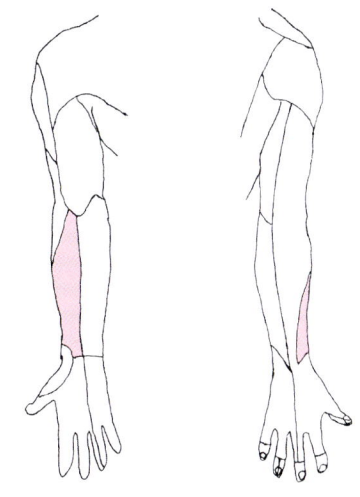

右筋皮神経支配領域

使う疾患名──今までに治療した疾患

① 上腕骨外顆炎に対し橈骨神経（RN-P）と共に無血刺絡する。
② 前腕橈側の皮膚知覚異常。1例のこの部位の無汗症があった。
③ 前腕橈側の痛み（数例）。
④ Chusid（文献参照）によれば、筋皮神経単独傷害は稀だが脊髄や腕神経叢では起こりうるし骨折でも起こる。神経炎（中毒・糖尿病・感染性）なども稀であると記されてある。

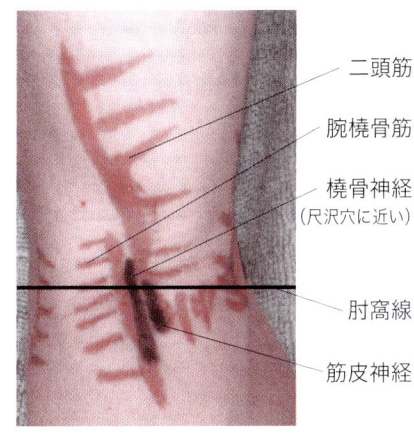

右筋皮神経走行　髄節C5〜7（右腕前面）

刺激の手技

① 上腕二頭筋腱と腕橈骨筋の間の窪みを見つける。
② その間の肘関節のすぐ中枢側で二頭筋の外側（尺沢（しゃくたく）穴に近い）において深部の筋膜を貫くので二頭筋腱に沿って無血刺絡を進める。
③ これは肘窩における橈骨神経と隣り合わせにあるので、この部だけで前腕橈側の皮膚への副交感反応が得られる。

58...
橈骨神経手首ポイント：RNW-P（Radial Nerve at the Wrist Point）

どういうポイントか
① この部位は手の背側面にある橈骨神経浅枝の支配する刺激点である。
② この神経は先の項で述べた橈骨神経や筋皮神経を無血刺絡する部位でも効果が得られる。
③ しかし、手首以下の選択ではこの部位のみの刺激が有効な疾患がある。
④ 神経ブロックでは肘窩で行うと運動神経も同時に麻酔される（橈骨神経深枝）ので不都合であるが無血刺絡においては問題ない。
⑤ 手関節の橈骨動脈外側に刺激ポイントがある。

使う疾患名
① 手背部橈側の第1、第2、第3指橈側の尖端（指先）を除く橈骨神経領域の痺れ。
② 同部位の種々の腱鞘炎や指関節炎など。

刺激の手技
① 前腕部遠位3分の1（手関節より中枢側6〜8cm）あたりで橈骨動脈を探し拍動を触れ、橈骨動脈の橈側(腕橈骨筋腱の下)に沿い遠位へ無血刺絡すれば外側枝の領域を改善できる。
② 経絡では太淵（たいえん）、経渠（けいきょ）、列缺（れっけつ）穴での無血刺絡は手根橈側前面と母指球皮膚に分布する神経支配領域（外側枝）を改善すると思われる。
③ 背側に廻り、合谷（ごうこく）、陽谿（ようけい）穴は橈骨神経の内側枝に相当するのでこの周辺の病変にはここも無血刺絡を加える。

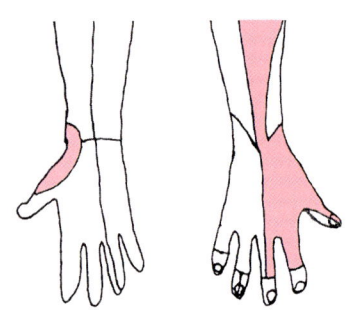

右橈骨神経（浅枝）支配領域

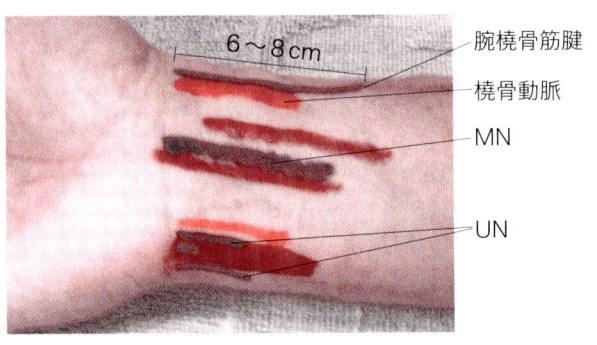

右橈骨神経走行　髄節C5〜T1（右手掌側）

59...
正中神経ポイント：MN-P（Median Nerve Point）

どういうポイントか
① この部位は手掌と手背の正中神経支配を受ける部位の刺激ポイントである。
② 正中神経を無血刺絡する領域はこの部位が最も適しており容易に無血刺絡できる。
③ 特に人差し指、中指に限局する知覚異常に際し有効である。

使う疾患名
① 最も多いのは手根管症候群である。
② これは、この手関節部位における絞扼神経炎である。
③ 手掌部、手背部の痛み、痺れ他の症状を呈する疾患に応用する。

刺激の手技
① 手の手掌部を上に向け、5指を屈曲すると手関節中央に浮かび上がる腱が長掌筋腱である。
② この腱の橈側に沿うようにして正中神経は存在する。
③ 従ってこの腱の橈側を長軸に沿って屈筋支帯に向かい無血刺絡する（経絡では大陵（だいりょう）、内関（ないかん）穴に相当する）と正中神経の刺激が得られる。
④ これで改善しなければさらに掌側指神経にあたる労宮（ろうきゅう）穴なども無血刺絡する。

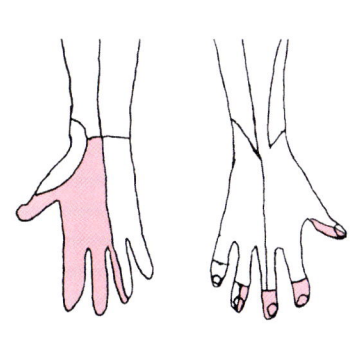

右正中神経支配領域

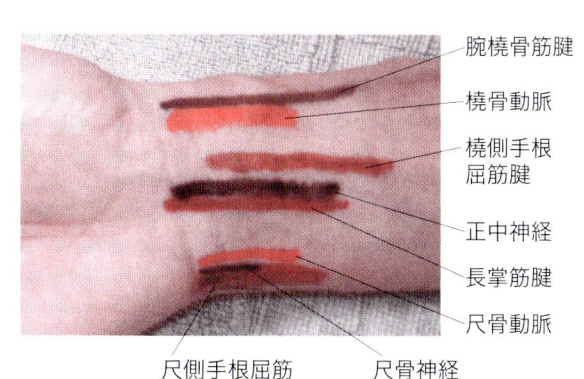

右正中神経走行　髄節C5〜T1（右手掌側）
腕橈骨筋腱
橈骨動脈
橈側手根屈筋腱
正中神経
長掌筋腱
尺骨動脈
尺側手根屈筋　尺骨神経

60...
尺骨神経ポイント：UN-P（Ulnar Nerve Point）

どういうポイントか
① このポイントは手掌尺側の1指半及び手背尺側の1指半〜2指半を含む尺側の皮膚知覚領域を支配する刺激ポイントである。
② 限局した領域の支配神経（特に小指と手の尺側）病変であり容易に診断できる。

使う疾患名
① 尺骨神経炎（リスト部での刺激）。
② 尺骨神経領域の腱鞘炎や関節痛。
③ 尺骨神経障害は比較的良く見る。小指球筋や骨間筋の萎縮を見る（肘部管症候群 Claw hand ケースレポート第100項参照）。

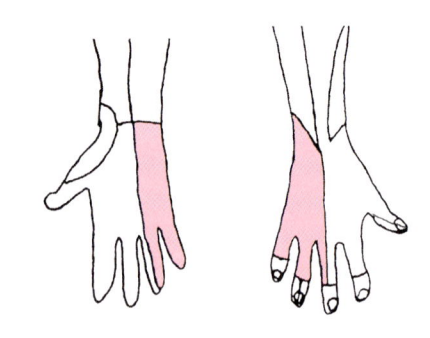

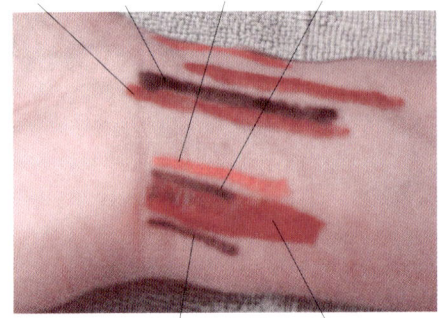

右尺骨神経支配領域

尺骨神経走行　髄節C7〜T1（右手掌側）

刺激の手技
① まず肘関節後面の尺骨神経溝（小海（しょうかい）穴）を無血刺絡する（肘部管症候群での刺激部位）。ついで手首の尺側手根屈筋を探す。
② これは手関節手掌面での最内側の腱である。
③ この腱の橈側に尺骨神経掌枝（小指球や手掌部内側の皮膚に行く）が、尺側に背側の背側指神経に行く尺骨神経手背枝が走行する。
④ 従って、手掌、手背共の尺骨神経病変を改善するにはこの腱を挟んで双方無血刺絡すると共に肘での無血刺絡を併せると全ての尺骨神経病変を改善できる。
⑤ 経絡でいうと心経にあたり、神門（しんもん）、陰郄（いんげき）、通里（つうり）、霊道（れいどう）穴に相当するが尺骨神経掌枝／背枝のいずれの説もあるので双方無血刺絡する。手掌面では第4、5中手骨間の感情線上にある少府（しょうふ）穴もその延長上の刺激点の一つである。

61...
大腿神経ポイント：FN-P（Femoral Nerve Point）

どういうポイントか
① 大腿神経の支配する領域の刺激ポイントである。
② 大腿の筋は3群に分けられそれぞれが固有の支配神経と主要な作用を持つ。
③ 前は膝関節を伸展する筋群——大腿神経
④ 内側は股関節を内転する筋群——閉鎖神経
⑤ 後は膝関節を屈曲する筋群——坐骨神経
⑥ ③の大腿神経に関わる刺激点であるから鼠径部の大腿動脈拍動部に刺激を加えれば効果を得られる（経穴は衝門（しょうもん）穴に相当）。

使う疾患名
① 今まで臨床現場で訴えた症状でいうと大腿が「もち上がり難い」「大腿がだるい」「グニャとする」「ズボンあげ難い」「付け根痛い」「大腿がしっかりしない」など多様な訴えで来院する。
② これらは、診断がはっきりせず長い間治らないまま不自由な生活を強いられている患者が多かった。
③ 上記の症状は全て伸筋群の交感神経緊張からくる虚血症状と推察する。
④ その証拠に無血刺絡により全員劇的に改善した。
⑤ 鼠径部の違和感は陰部大腿神経支配領域であるが、大腿神経やや内側に併走しているのと鼠径靭帯に沿い内方へ走るのとがあるので同時に無血刺絡できる。

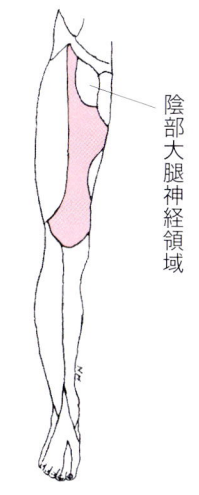

右大腿神経支配領域

・最も簡単な刺激点であるのでここは図示しない。
・鼠径部の大腿動脈の拍動を触れ、そのすぐ外側が大腿神経の走行している位置にあたる。
・大腿神経は3〜4cm下るといくつかの終枝に別れ、ブラシ状の分枝をする(前枝群と後枝群)。
・上の図はその前枝群の前皮枝である。
・後枝群は大腿方形筋と膝内面を支配しその枝は伏在神経である。
・伏在神経は最も長い分枝となる。

右大腿神経走行　髄節L1〜4

刺激の手技
① この部の無血刺絡は最も簡単である。
② 鼠径部の大腿動脈を探しその外側を動脈に沿い無血刺絡していく。

133

62...
外側大腿皮神経ポイント：
LFCN-P（Lateral Femoral Cutaneous Nerve Point）

どういうポイントか
① 異常知覚性大腿痛（meralgia paresthetica）で有名な絞扼神経障害を起こす部位の刺激点である。
② 鼠径靱帯の外側部を貫通し大腿外側面に分布する。
③ 各種本により神経分布図はその広がりが様々であった。
④ しかし、広がりが膝関節まで及ぶ場合には重要なポイントになる。
⑤ つまり大腿下部の痛みを訴える患者の場合、FN-Pと同時にこのポイントも刺激に加える必要がある。

使う疾患名
① 異常知覚性大腿痛（meralgia paresthetica）
② 大腿下部領域（いわゆる外膝）の病変に対しここを刺激に加える。
③ LFCN-P一箇所の刺激で大腿外下部の痛みがとれる例がある。

刺激の手技
① 上前腸骨棘と鼠径靱帯とを見つける。
② その鼠径靱帯上で上前腸骨棘の1横指内側に刺激点を設ける。
③ 必要があればそれから足に向かって直線状に刺激を加えていく。
④ 1横指内側か1cm内側かの記述がある。経穴では1cm内側の居髎（きょりょう）穴が相当する。

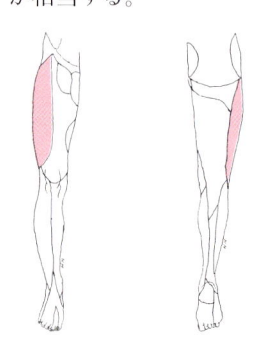

右外側大腿皮神経支配領域

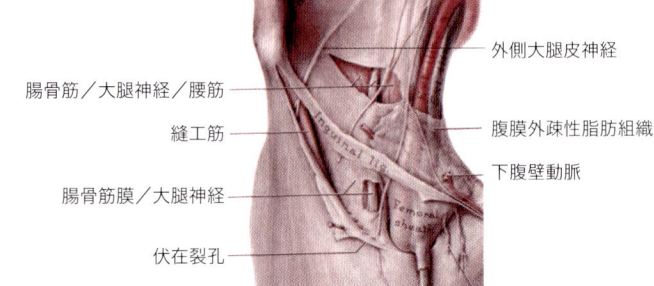

右外側大腿皮神経走行　髄節L2・3
（『グランド解剖学図譜』医学書院より）

63...
伏在神経ポイント：SaN-P（Saphenous Nerve Point）

どういうポイントか
① 膝関節内面から足首内果までの領域に有効な刺激点である。
② 大腿神経の終枝の一つであるので大腿神経ポイントも刺激すると有効である。

使う疾患名
① 膝関節痛に関する炎症、膝関節症などが主な疾患である。
② 膝から足首までの下腿内面の痺れ、痛み、だるさなどがある。

刺激の手技
① 内側広筋／縫工筋と薄筋／大内転筋の筋間を内側大腿筋間中隔というがこの間は窪んでいる。その大腿骨内側上顆の上方4横指あたりに陰包（いんぽう）穴がある。
② この窪みの奥に大腿静脈と併走して走る。
③ また大伏在静脈が表層を走る。
④ 従ってこの窪みの線上に沿い無血刺絡を加えていく。
⑤ 膝内面上にある経穴は曲泉（きょくせん）穴である。ここは内側関節裂隙に相当し（脛骨内側窩上縁にあたる）、下縁が膝関（しつかん）穴である。いずれも伏在神経の枝に相当する。
⑥ ほぼ膝蓋骨尖端と関節裂隙は同一線上にある。

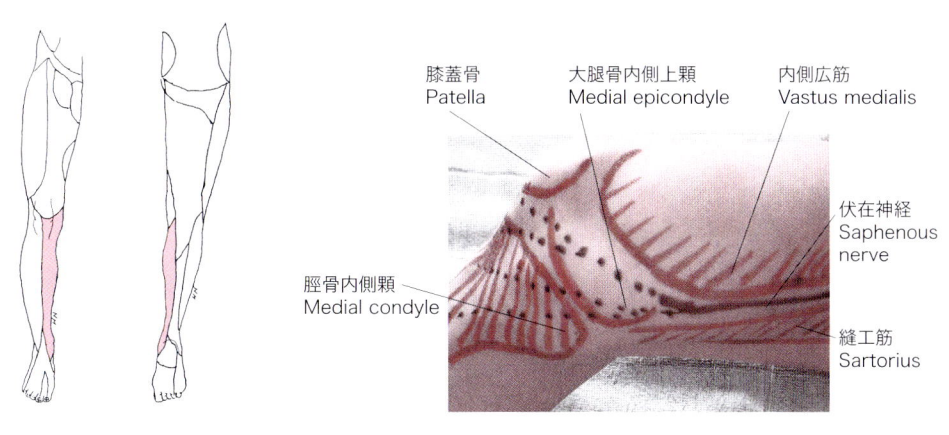

右伏在神経支配領域　　　右伏在神経走行　髄節L3・4（右膝内側面 Medial surface）

64...
総腓骨神経ポイント：CPN-P（Common Peroneal Nerve Point）

どういうポイントか
① 下腿外側面の領域に関わる重要な刺激点である。
② 腓骨頭の後上縁で刺激できる。
③ 腓骨頭を回ったところで、深腓骨神経と浅腓骨神経に分かれる。
④ 従って両方の分枝に関する領域も同時に有効な刺激を与えることができる。

使う疾患名
① 下腿外側面の痺れ疾患。
② 下腿外側面の痙攣疾患。
③ 下腿外側面の痛み疾患。
④ 下腿外側面のだるさ、浮腫み等の症状を呈する病態。

刺激の手技
① 膝関節外側面において脛骨大腿関節（外側関節裂隙）を探し、その下での腓骨頭を見つける。
② その腓骨頭の後縁を上下に、また下縁を前後に無血刺絡すれば浅腓骨神経と深腓骨神経の双方を無血刺絡できる。
③ 経穴の陽陵泉（ようりょうせん）穴は腓骨頭の前下際とあるので、これは深腓骨神経に相当すると考えられる。

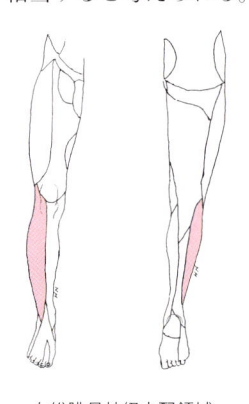

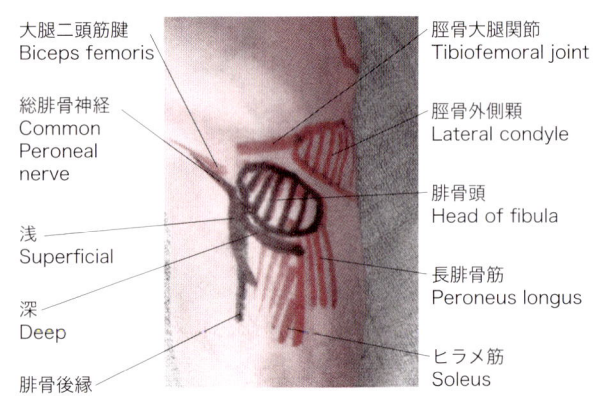

右総腓骨神経支配領域　　右総腓骨神経走行　髄節L4・5・S1・2（右膝外側面 Lateral surface）

65...
浅腓骨神経ポイント：SPN-P（Superficial Peroneal Nerve Point）

どういうポイントか
① 足関節より遠位で第1〜5足趾までの範囲の領域に関する刺激点である。
② 第1、第2足趾の趾間から足関節に向かい楔状に深腓骨神経領域の限局した領域は含まれない。
③ また第5足趾外半分も含まれない。

使う疾患名
① 足背部の種々の痛み痺れ疾患。
② 足背部の腫脹や冷感病変。

刺激の手技
① 下腿下から3分の1近辺にマークを入れる。そのレベルで脛骨前縁を見つける。
② 同じく腓骨側の下腿外端を探る。
③ ①と②のほぼ中央が前下腿筋間中隔であり刺激点である。経穴では陽輔（ようほ）穴から光明（こうめい）穴に相当すると思われる。別に外果前縁と腓骨頭前縁を結ぶライン上の下3分の1あたりでもよい。
④ 「あたりでもよい」という意味は、無血刺絡は当該神経を直接刺激するものではないから刺鍼や神経ブロックのように厳密な刺激点を探る必要はない。周辺の皮膚の副交感反応を呼び起こしさえすればよいという理由からである。

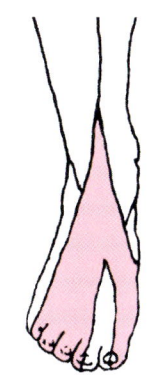

右浅腓骨神経支配領域

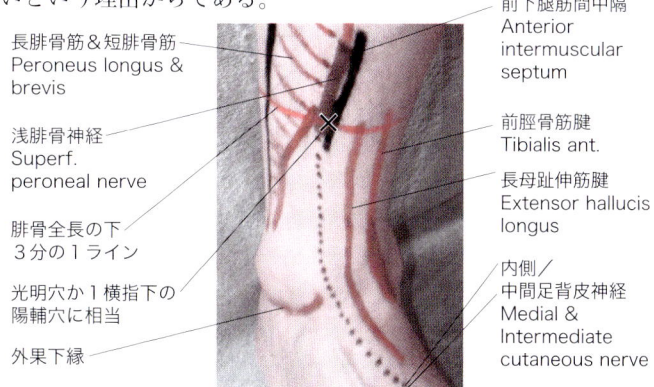

右浅腓骨神経走行　髄節L4・5・S1（右下腿）

66...
深腓骨神経ポイント：DPN-P（Deep Peroneal Nerve Point）

どういうポイントか
① 前項で述べたように足趾第1、第2趾間部の間隙にある狭い領域を刺激できるポイントである。
② 浅腓骨神経支配領域の中に取り囲まれた狭い領域の痺れや痛みを取るのに有効なポイントである。
③ この領域に現れる症状はほぼ痺れ病変が多いが痛みや外傷後痛があった。

使う疾患名
① 足背部の痺れ及び痛み病変の症状。
② 限られた領域であるので詳細な問診でこの限定された病変部を探し出さねばならない。

刺激の手技
① 深腓骨神経（DPN）は前下腿筋群を通過するとき（内果‐外果ラインより近位側）は前脛骨筋腱のすぐ外側にある。
② 経絡では解谿（かいけい）穴は長母趾伸筋腱と長趾伸筋腱の間とされる。ここはDPNが長母趾伸筋腱の下をくぐるあたりであろうと思われる。
③ しかし、②より上方では深腓骨神経は前脛骨筋腱と長母趾伸筋腱の間である。
④ 従って、深腓骨神経を刺激しようとすれば内果－外果上縁ラインより近位で前脛骨筋腱外側縁に沿うように無血刺絡する方が容易である。

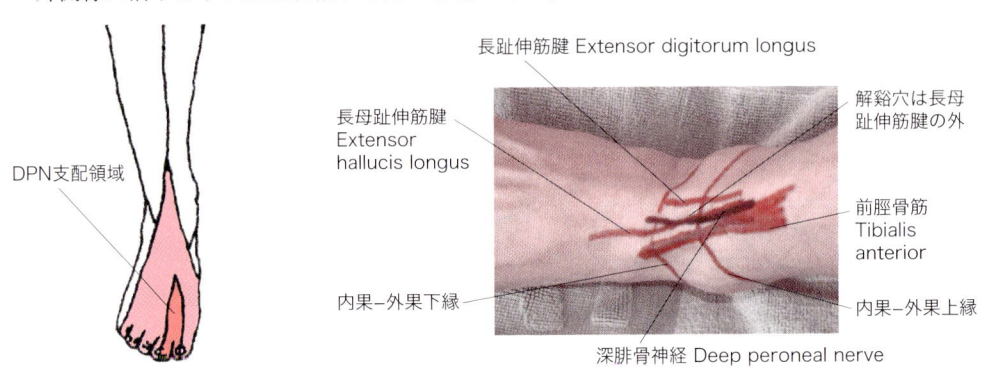

右深腓骨神経支配領域

右深腓骨神経走行　髄節L4/5（右足）

67...
後脛骨神経ポイント：PTN-P（Posterior Tibial Nerve Point）

どういうポイントか
① 膝窩部の脛骨神経からの延長上にあり、内果の後にある後脛骨動脈の後に刺激ポイントをとる（解剖学では脛骨神経。Ti-P との混同を避けるため PTN と名づけた）。
② この刺激により足の裏の全ての領域の病変に有効である。
③ 足趾に関しては、足趾の裏はこの神経の支配することに問題はないが、足背部（爪を含む近位指節間関節（PIP）あたり）もこの神経の支配下にある図も存在する。
④ 従って、爪先病変には浅腓骨神経、腓腹神経（外側足趾）、深腓骨神経の支配も重複して無血刺絡を加えれば完璧である。

使う疾患名
① 足の裏、爪先の痺れ（糖尿病性、アルコール性、足根管症候群など）。
② 足の裏、爪先の痛み。
③ 根性坐骨神経痛（いわゆる中枢性疾患に伴う症状）の場合にはこの部の刺激は有効ではない印象である。
④ 足の裏、爪先の症状一般。

刺激の手技
① まず足の内果を触れ、その直後の窪みを探る（経穴での太谿（たいけい）穴）。
② 窪みに後脛骨動脈の拍動を認めれば、そのすぐ直後にこの神経は存在する。
③ その動脈に沿い無血刺絡を加える。

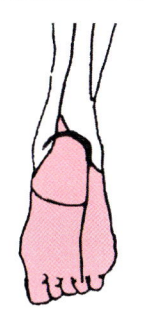

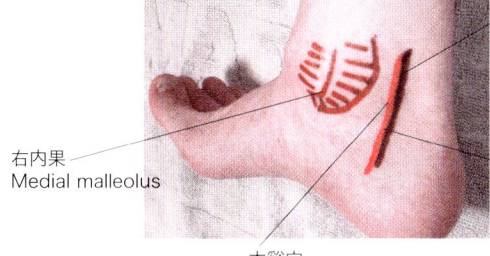

右後脛骨神経支配領域

右脛骨神経（後脛骨神経）走行　髄節L4・5・S1・2（右足内側面）

68...
腓腹神経ポイント：SuN-P（Sural Nerve Point）

どういうポイントか
① 足の第5足趾から外果にかけての外側面の症状を緩和するのに使うポイントである。
② 腓腹神経は総腓骨神経と脛骨神経のそれぞれの枝（外側腓腹皮神経、内側腓腹皮神経）が結合してできる神経である。
③ 従って、総腓骨神経と脛骨神経を中枢側で無血刺絡しておれば、少なからずこの部への効果は現れるものと思う。

使う疾患名
① 残念ながらこの部だけの症状を呈する症例に遭遇したことがない。
② 足の甲部の症状（痛みや痺れ）に付随しての症例はある。

刺激の手技
① 足の外果を見つけその外果後縁に接しての深い窪みを見つける。
② これは経穴でいえば崑崙（崑崙／こんろん）穴である。
③ 正確には小伏在静脈と共に走り、外果最高部直後との間に腓腹神経は存在するがこの静脈は見つけ難い。
④ いずれにしても外果後縁を廻るようにして前方に曲がる枝と踵骨に行く枝とに分枝することを念頭においておく。

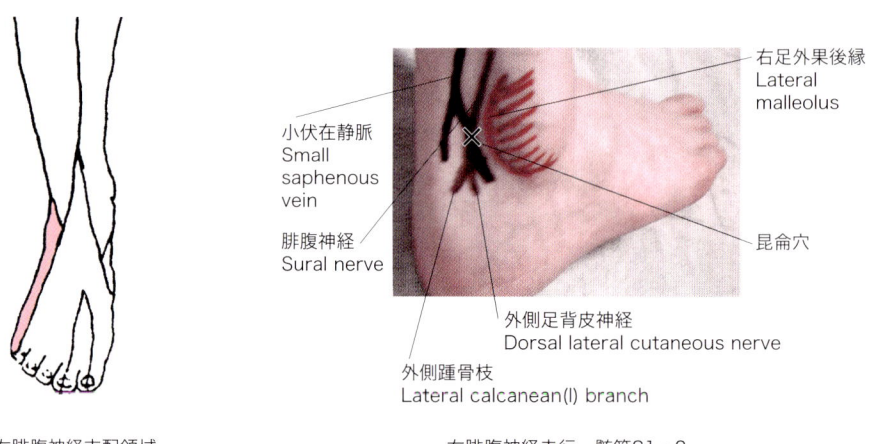

右腓腹神経支配領域　　　　　右腓腹神経走行　髄節S1・2

69...
上殿皮神経ポイント：SClN-P（Superior Cluneal Nerve Point）

どういうポイントか
① 筋々膜性腰痛症の一つの好発部位である刺激ポイントである。
② 腸骨稜をまたいで中殿筋全体にブラシ状に分布する皮神経である。
③ 第1～第3腰神経後枝からなる神経ポイントである。

使う疾患名
筋々膜性腰痛症

刺激の手技
① 下図の通り腸骨稜をまたいでおりる数条の神経を理解しておく。
② 中殿筋と腸骨稜の間で腸骨稜下縁に沿って窪んでいる部位がある。
③ その窪み周辺を指圧すると痛む箇所がある。
④ そこが圧痛点であり刺激点である。
⑤ 刺激点を中心に前後に無血刺絡を加えていく。

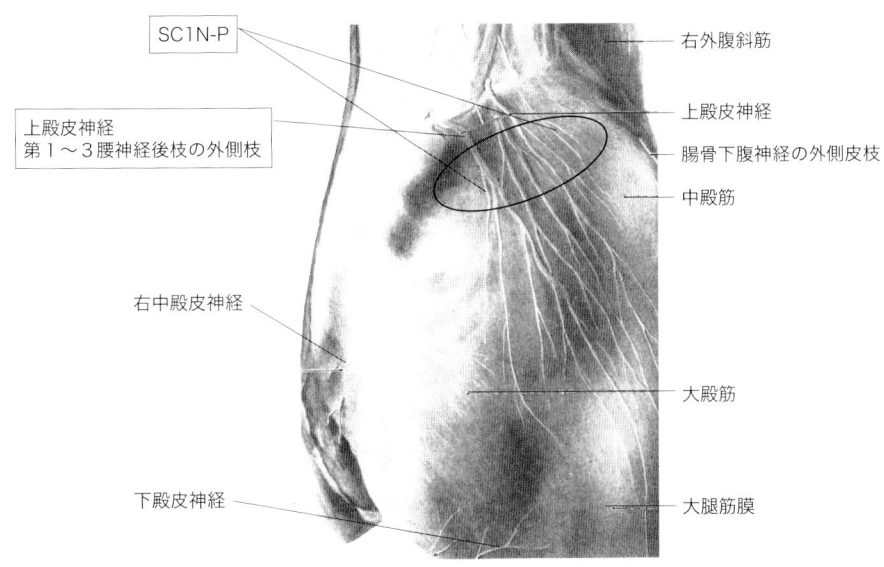

『日本人体解剖学　第一巻』南山堂（1970）より

70...
中殿皮神経ポイント：MClN-P（Middle Cluneal Nerve Point）

どういうポイントか
① 筋々膜性腰痛症の一つの刺激ポイントである。
② 経絡で言うと胞肓（ほうこう）穴を中心に上下のポイントを含めている。
③ 第1～第3仙骨神経後枝の外側枝からなり、仙骨背面とその付近の臀部の皮膚を支配している。

使う疾患名
① 筋々膜性腰痛症
② 坐骨神経痛

刺激の手技
① 上後腸骨棘の下縁を探す。
② その線上に次髎（じりょう）穴、膀胱兪（ぼうこうゆ）穴が並び、その膀胱兪穴の外方約3cmにMClN-Pの1つである胞肓穴がある。その胞肓穴の上下に別の刺激点を設ける。

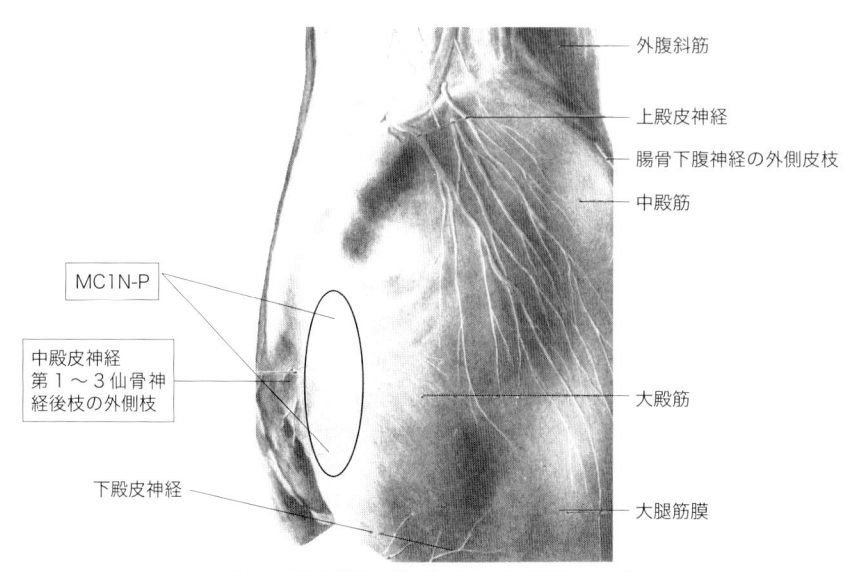

『日本人体解剖学 第一巻』南山堂（1970）より

71...
胸腰筋膜ポイント：TLF-P（Thoracolumbar Fascia Point）

どういうポイントか
① 最も多い腰痛症の大事な刺激点である。
② ここは既に述べた髄節パート図の刺激点の中に含まれている。
③ 胸腰筋膜は腰背部にある厚い強靭な筋膜で浅葉と深葉からできる（図1）。
④ 浅葉と深葉の間に脊柱起立筋（仙棘筋）がありその外縁は浅葉と深葉が癒着し、この部において1枚の筋膜が形成される（図1）。
⑤ この仙棘筋外縁を刺激点とする（図2）。
⑥ 疼痛発生に関わる神経は多数の脊髄神経後枝の皮神経（T10、11、12）である。
⑦ この仙棘筋外縁の皮神経は結合織性支持が弱く、この筋膜貫通部での物理的、化学的変化により腰痛が発生するとされる。
⑧ そしてその好発部位は第3腰椎横突起外側部に相当し、経絡では膀胱経第1行線上の気海兪（きかいゆ）穴外方で、膀胱経第2行線上にある。腰パート図の中の①ポイントに相当する。
⑨ その上下の膀胱経第2行線上にも刺激点をとるが、ここは志室（ししつ）穴、その下は経穴名がないが、腰眼（ようがん）穴に近い。

使う疾患名
① 筋々膜性腰痛症（ほとんどの例）
② 腰椎椎間板ヘルニヤ、椎間関節症などの病変に伴う腰痛。

刺激の手技
① 第12肋骨下縁とヤコビー線を引く。
② その中間で第3棘突起から3〜4横指外方の仙棘筋外縁の圧痛を探る。
③ その上下左右に無血刺絡を行う。
④ 先の項でも述べた、上殿皮神経ポイントや中殿皮神経ポイントにも圧痛がないか確かめる。
⑤ それは筋々膜性腰痛症の場合他部位にも連鎖している場合があるからである。

図1 胸腰筋膜図解

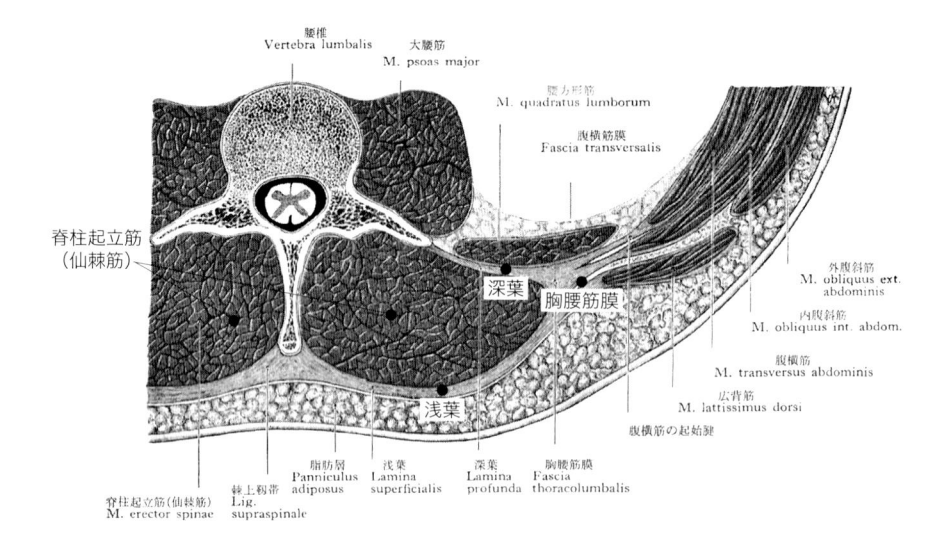

腰椎 Vertebra lumbalis
大腰筋 M. psoas major
腰方形筋 M. quadratus lumborum
腹横筋膜 Fascia transversalis
脊柱起立筋（仙棘筋）
深葉
胸腰筋膜
浅葉
外腹斜筋 M. obliquus ext. abdominis
内腹斜筋 M. obliquus int. abdom.
腹横筋 M. transversus abdominis
広背筋 M. lattissimus dorsi
腹横筋の起始腱
脊柱起立筋（仙棘筋） M. erector spinae
棘上靭帯 Lig. supraspinale
脂肪層 Panniculus adiposus
浅葉 Lamina superficialis
深葉 Lamina profunda
胸腰筋膜 Fascia thoracolumbalis

『日本人体解剖学 第一巻』南山堂（1970）より

図2 胸腰筋膜（仙棘筋外縁）ポイント

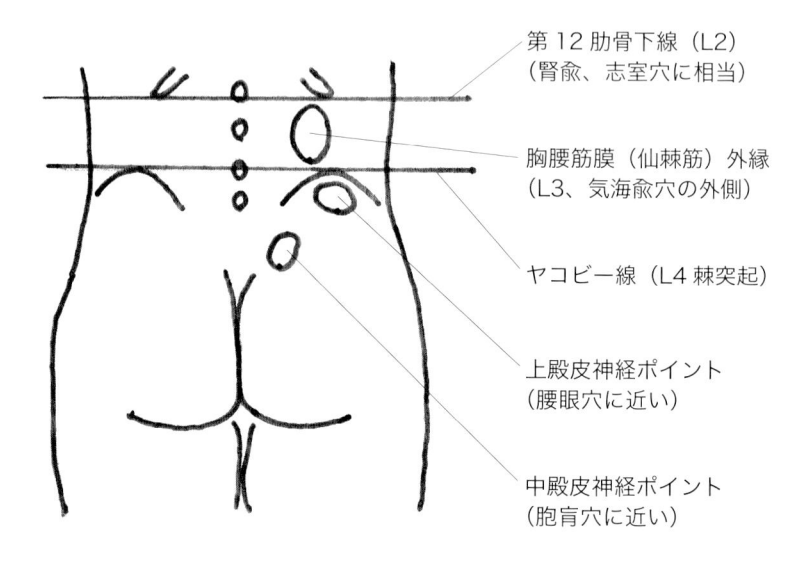

第12肋骨下線（L2）
（腎兪、志室穴に相当）

胸腰筋膜（仙棘筋）外縁
（L3、気海兪穴の外側）

ヤコビー線（L4棘突起）

上殿皮神経ポイント
（腰眼穴に近い）

中殿皮神経ポイント
（胞肓穴に近い）

SectionⅤ　各論

72...
パーキンソン病

1．交感神経の害はどこにあるか

① 無血刺絡療法は副交感神経を刺激し、様々な疾患を治すことができる。これは交感神経緊張由来の病変を治すという福田－安保理論に則って治療を進めている。

② そこで、ここではこの理論から中脳黒質細胞には交感神経緊張持続による長年の血流障害と顆粒球増多からくる活性酸素の組織破壊が、細胞の変性脱落をきたしていると考える。これを交感神経の害と呼ぶことにする（第41項参照）。

③ パーキンソン病患者にはリンパ球減少者が多い（p.157参照。薬剤性の交感神経緊張の可能性大で代償性リンパ球症（先述）では減薬中にリンパ球減少が明らかとなる。未治療群は後述13名中9名）。従って、脳内副交感神経機能低下が存在する。その結果中脳黒質細胞が障害を受けており脳内ドーパミンが減少した結果、パーキンソン病を発病させていると考える。

④ 他には副交感神経機能低下は、活性酸素を取り除く役目のSOD酵素の分泌も阻害されていると考えられ、双方の分泌低下が発病を促していると考える。

⑤ 別の発病原因には、無血刺絡を進めていくうちに分かったことだが、無血刺絡でドーパミン血中濃度が正常または高値になっても症状の改善の程度が遅い例が存在した。この上昇例には塩酸セレギリンが有効であったことからドーパミン分泌と共にMAO-B分泌も高まるのではと考え、脳内ドーパミン不足だけが原因ではないように推察している。

2．どのようにして脳内副交感神経を刺激できるか？

そこで、交感神経の害が中脳黒質細胞にあるということから、脳内の副交感神経機能を高めてやることが治療の目的となる。著者は次の順序で刺激している。

① 一つは、井穴の指を刺激することも一つの方法である。これは著者自身の無血刺絡を考案したことと密接な関係がある。それは、家庭で行う井穴の爪もみ療法をパーキンソン病患者に指導したところ、次の診察時に杖なし歩行となったうえ、仮面顔貌が消えたことが刺絡療法を知るきっかけになったからである。そうして無血刺絡考案へと進むことになっ

たいきさつがある。

② 次に、無血刺絡法の中でも頭部の百会・脳パート刺激が有効である。ここは経絡でいうと三焦経や胆経である。今まで施術後多くの症例で'すくみ'、回れ右、歩行、姿勢などの動作改善が観察される。また目・鼻パートを無血刺絡して瞬時にしてマバタキ出現、仮面顔貌改善を見る（施術直後から数分後の仮面顔貌消失写真が何枚もあるが顔を掲載するのは問題があるので掲載を差し控えた）。これは反射であることを物語っている。目に埃が入ると涙が出るのと同じである。これを科学的に立証できれば問題ないのだが、しかし現実にここを刺激した結果パーキンソン病の患者が治癒改善していくと考える。

3．パーキンソン病における無血刺絡髄節パート

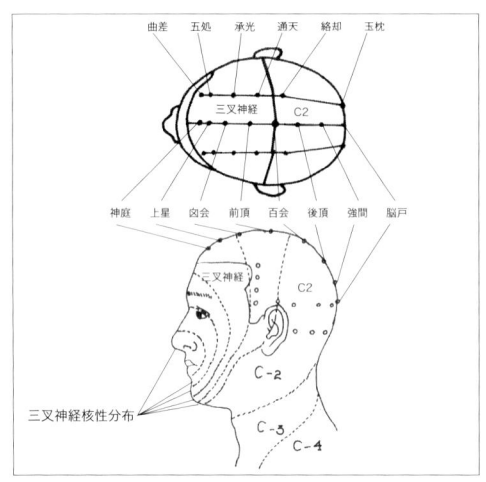

百会パート（Hyakue Part=H-P）

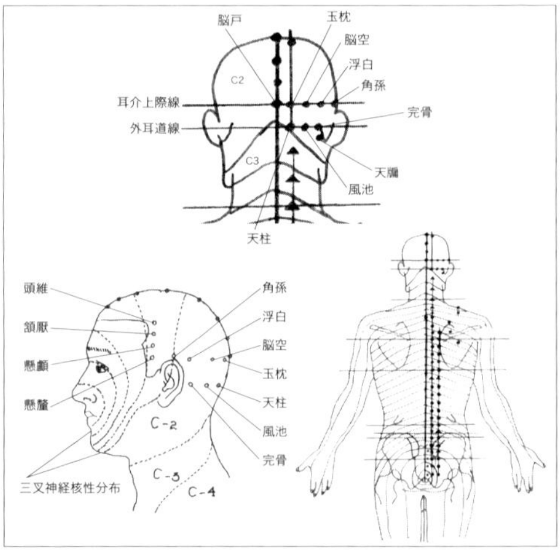

脳パート（Brain Part=B-P）

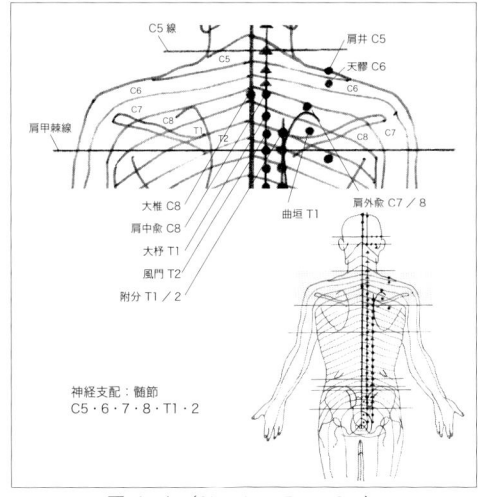

肩パート（Shoulder Part=S-P）

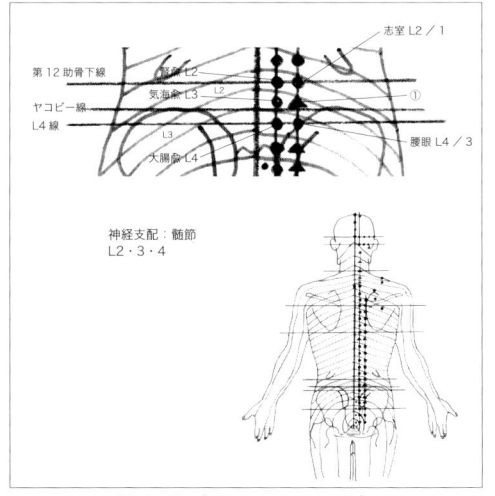

腰パート（Lumbar Part=L-P）

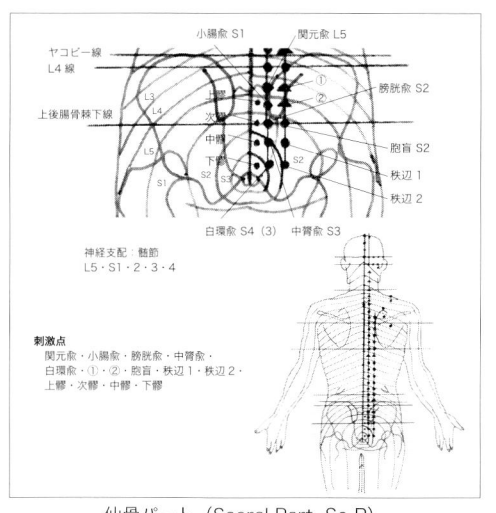

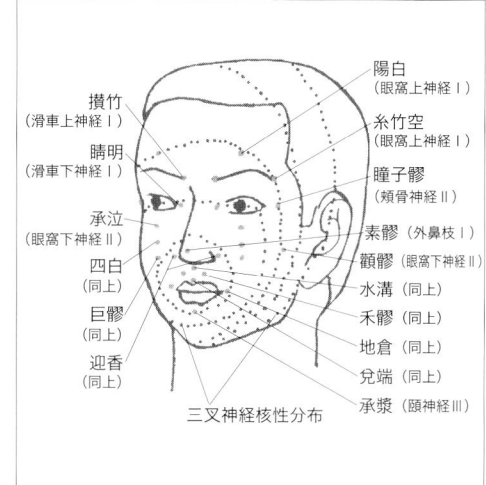

仙骨パート（Sacral Part=Sc-P）　　　眼・鼻パート（Eye Nose Part=Eye・No-P）

① 井穴刺激を薬指含む全ての指の経穴を無血刺絡する（福田の井穴 No.1、3、5、8、9、10）。
② 次に百会パート、脳パート、顔面の目・鼻パートを無血刺絡する。
③ 上肢下肢に血流改善の目的で、肩パート（上肢帯域 C5〜TI 含む）と腰パート・仙骨パート（下肢帯域 L1〜S2 までを含むので）を選択する。
④ 無血刺絡効果発現：回数比例的。未治療では初回より効果、週2回で8回までには改善。既治療例では投薬年数・薬剤量により長引く。治癒への道は険しい。

4．血中ドーパミン濃度とリンパ球との関連

① 始めに

未治療者での初診時血中ドーパミン（DA）濃度[注]とリンパ球比率（Ly%）との関連。未治療患者 13 名（p.155）の DA 濃度と Ly% 分類（未計測と 20 未満例除く）

DA濃度低値・Ly%低値	4例	DA濃度低値・Ly%正常	1例
DA濃度低値・Ly%高値	1例	DA濃度正常・Ly%低値	1例
DA濃度正常・Ly%正常	1例	DA濃度高値・Ly%低値	1例
DA濃度高値・Ly%高値	1例		

この 10 例の初発患者でみてもいろいろなパターンがあり一定の方向にはない。ただ DA 濃度低値・Ly% 低値という予想されたパターンが4例と少なかった。また Ly% 軽度〜中等度低下を示す例が 13 例中 9 例存在し、副交感神経機能も大きく低下しているわけでもなく、

中脳黒質細胞でのドーパミン分泌は軽度低下しているもののまだ厳しい分泌不全に陥っていないことを窺わせ、自律神経免疫治療によるソフトな副交感神経刺激でも復活できることを予感させる。

既治療例では、代償性リンパ球症という病態が存在するのでLy%が高いから副交感神経機能が働いているとはいえない（既治療群表の症例1、2、7、9）。薬剤減量の過程で真のLy%低下が露呈し副交感神経機能低下が明らかとなる（P.91～93参照）。

② 改善レベルを血中ドーパミン濃度とリンパ球から比較検討

分類1：血中ドーパミン濃度（DA）が低く、リンパ球比率が正常化した例

＜症例A：78歳、女性＞

初発未治療例。ヤールステージⅢ度。現在Ⅰ度→0度（症状無し）である

経過：10カ月前位から歩き難くなってきて、左半身が動き難い。

車椅子押し歩行。仮面顔貌、易転倒性、回れ右困難、前屈歩行、すくみ足、後方突進現象陽性。固縮左有り。振戦なし。

施術開始後月数（M）	施術開始	1M後	2M後	3M後	4M後	5M後	6M後	7M後	8M後	10M後
施術回数	初回	15	26	37	46	57	70	80	89	103
DA	20＞	5＞	14	9	6	9	5＞	5＞	5＞	8
Ly%	29.9	37.3	39.6	31.8	31.4	29.0	33.3	34.1	34.5	35.9
Ly数	1794	2089	2257	2131	1884	1856	1965	2012	1829	1867

※DA10以下を低値とした

転帰：施術開始後半月ほどで後方突進現象を認めただけで全て改善。2カ月後からはほぼ日常生活正常に復する。DA濃度が2カ月目に正常化したもののその後漸減していき、6～8カ月目では血中濃度算定されなくなってしまったが逆にリンパ球比率増加に注目。

＜症例B：70歳、男性＞

初発未治療例。ヤールステージⅢ度→半年後0度である。

経過：3カ月前から足が持ち上がりにくいのに気付く。仮面顔貌、小声、前屈すり足小股歩行、第一歩出難い、動作緩慢、姿勢反射障害を認めた。振戦なし。

施術開始後月数（M）	施術開始	1M後	2M後	3M後	4M後	5M後
施術回数	初回	10	18	23	27	31
DA	7	5＞	7	5＞	5＞	5＞
Ly%	26.0	29.9	32.9	32.6	35.6	35.2
Ly数	1898	2153	2204	2119	2207	2499

転帰：施術開始10日目にほとんどの症状軽快。動作緩慢、日常動作不便が20～30％残す

のみであった。1カ月半後から5カ月目ではST（ヤールステージの略）Ⅰ度であった（やや動作遅い、肩こり、左固縮が誘発テストで稀に陽性のみであるが正常に近い）。1、3、4、5カ月目の5未満とリンパ球比率正常に注目。

＜症例C：58歳、男性＞

既治療例。カバサール3錠、塩酸セレギリン（FP）錠2錠内服。ヤールステージⅢ度。左振戦。左固縮。すり足加速（突進）歩行。姿勢反射は立ち直り障害あり。

経過：大学病院神経内科で治療中であった。当院受診前に全身刺絡療法を受けており、自宅が当院に近いため当院を紹介され受診した。

施術開始後月数（M）	施術開始	次月	2M後	3M後
施術回数	初回	9	18	28
DA	5＞	5＞	10	5＞
Ly%	40.4	29.5	34.7	40.8
Ly	2303	1947	1839	2407
服薬量	5錠	2錠（カバサールとFP）	1錠（FPのみ）	FP中止か半錠かを決める
症状	先述	突進歩行無し	固縮・振戦（-）〜（±）	緊張時振戦・固縮（-）〜（±）

転帰：代償性リンパ球症である。現在ST Ⅰ度〜疲れるとⅡ度である。

　現在未だ振戦は残っているが体調により出現する。カバサールを中止してまだ3カ月である。固縮も時に軽度認める。カバサールを中止した後、リバウンドによる歩行困難を軽度覚えた。しかし2週間ほどでそのピークを乗り越えられた。果樹栽培で農薬に詳しくドーパミン代謝についてのヒント（ある患者のエルドーパ内服治療中に無血刺絡後血中DAが急増したが血中DAの99％以上は硫酸抱合体として存在し、血液脳関門を通らないから溢れるのではないかと）を教えられた。この方の今後であるが、FP錠を中断しても無血刺絡だけで治癒に導けそうな予感がする。

　追記：結局FP錠は中止し、症状悪化はなかった。4カ月後のリンパ球は39.6％であった。

症例A.B.Cの考察

　この3名に限っては血中DA濃度が増加すると思っていたがそうではなかった。むしろ症状改善とリンパ球比率の改善の方が正比例していた。症例A、B、Cのように血中DAが低値であっても全く日常生活正常に復帰でき脳内ドーパミンは充分存在していることが窺える。それは副交感神経の役割である排泄分泌現象（ドーパミン分泌）が充分機能していることでありそれはリンパ球比率に反映しているといえよう。

分類2：血中ドーパミン濃度正常でリンパ球比率は正常に近づいた例
<症例D：61歳、男性（ケースレポート第107例）>
経過：大阪の某病院神経内科に8年間通院中。アーテン2錠のみであったが最近になりメネシット1錠を投与されたため当院での治療を希望され来院。ヤールステージⅢ度。仮面顔貌、両手振戦（右に強い）、前屈み小股突進歩行、手の振り欠如、易転倒現象、後方突進現象高度（棒状転倒）、すくみ、右固縮など。日常生活では寝返り／ズボン上げ下げ困難。

施術回数	初回	13	26	39	50	61	70	76
月日	初診2月	3月	4月	5月	6月	7月	8月	9月
服薬状況	初診後全て断薬し施術開始			FP錠内服開始　8月より2錠に				
DA	31	11	8	5>	9	19	31	19
Ly%	28.0	34.6	31.3	30.0	36.9	31.3	32.1	30.7
Ly数	1848	2387	2128	1950	2251	2191	2664	1934

転帰：現在ヤールステージⅡ度～Ⅲ度。施術開始後から内服は家族の希望で全て中止した。歩行は施術開始直後から著しく改善した。5日後には2kmほどの道のりを自力で歩いた。その後も前屈み突進小股歩行は改善しているが残っている。小走りも可能となった。仮面顔貌も少ない時がある。自分で体調管理を考えるようになった。ズボンの上げ下げも、寝返りも改善し、振戦を止めるのに自分の体で抑えて寝ていたが抑えなくて済むようになったり、電話・食事時の震えも改善中であるが振戦も疲れで増強するなど波があるのを自覚している。また、この方は比較的副交感神経機能が働いていることがリンパ球推移での数値によく現れている。7月までFP錠（MAO-B阻害剤）1錠内服していたが、8月に入りDA濃度が正常を超えても症状がよくならない（特に振戦）のは、ドーパミンを分解するMAO-B（B型モノアミンオキシダーゼ）も多く分泌されているのではないかと推論しFP錠を2錠に増量したところ翌月予想通り血中DAは減少に転じた。

　同じような経験を（FP錠投与後ドーパミン濃度が減少した）2例経験した（分類3）。

分類3：血中ドーパミン濃度高く、FP錠内服後血中ドーパミン濃度低下した例
<症例E：75歳、男性>
経過：未治療例。全面介助状態で来院。ヤールステージⅤ度、ADL Ⅲ度の最悪状態。

施術回数	14	29	46
服薬状況	施術1カ月後でFP錠服薬前	FP1錠服用1M後	休薬中断後
DA	70	20>	23
Ly%	30.8	35.1	33.9
Ly数	1355	1650	1559

転帰：ヤールステージⅤ度（全面介助）→Ⅲ度（後方突進現象残る）。現在も脚立に上り果

樹栽培をしている。自動車も運転中である。

症例 E の考察

塩酸セレギリン（FP）錠服用でドーパミン濃度急減し、中止で上昇した。従って始めのFP錠内服の結果はドーパミン分解を抑止した結果、脳内から血中へドーパミンが漏れて出なくなった（有効に使われた）ため減少したと推定され、FP錠中断したあと（1週間しか経っていないが）再び上昇したのはMAO-B阻害効果中断したためと無血刺絡効果（ドーパミン分泌とMAO-B分泌も増加）で血中ドーパミンが増加したのではないかと推察した。

＜症例 F：82 歳、男性＞

未治療者でエルドーパ治療を開始し途中でFP錠に変えた例。
経過：当院通院中の症例で、加速（突進）歩行で転倒し本症と分かった。ヤールステージⅢ度。すり足小股前屈歩行、仮面顔貌、小声、固縮、後方突進等認めた。

施術回数 月／日	8 12/3	16 1/12	23 2/8	35 4/1	43 5/6	54 6/10
服薬状況	エルドーパ内服1錠と施術開始		血中DA増加したためドーパ剤中止しFP1錠に変更後			
DA	24	69	24	20	15	11
Ly	22.3	24.3	29.9	29.6	34.3	31.3
Ly	1383	1701	1585	1717	1818	1690

転帰：加速歩行で転倒し負傷して初めて診断されたが最近でも加速歩行があった。82歳と高齢ではあるが杖を用いてスムーズに歩いている。日常生活は寝返りも排泄もし難かった時期があったが今は正常である。本人に聞くと「バスで出かけたいが階段が怖いので出かけられない」のが不満であるというだけである。FP錠中断後も正常のまま1カ月経過した。

症例 F の考察

エルドーパ内服中に無血刺絡を進めていく内血中DA濃度が上昇し、しかもリンパ球比率が少ない副交感神経機能低下（交感神経緊張）状態と判断し、エルドーパを中止しFP錠内服に切り替えた例である。

のち徐々に血中DA濃度が下がっていっているのは、無血刺絡により分泌刺激された脳内DAがFP錠により有効活用されて行ったのではないかと考える。症例Aのようにますます元気になっていっているのに、血中DA濃度が下がっていく謎がこの例でも証明されたのではないかと推察している。従って、血中DA濃度よりもリンパ球比率で見るほうがより脳内副交感神経機能を反映し、DA分泌を暗示しているようだ。しかし、症例E、Fで分かったようにMAO-Bという酵素も無血刺絡による副交感神経刺激で同時に分泌されているので、

MAO-B阻害剤（FP錠）も必要な例が存在するということを知った。未治療者は投薬例が存在しないがFP錠を除く抗パ薬を断薬した既治療者は治癒した1例を除き全員FP錠を内服している。一方、FP錠はいずれの例でもリンパ球減少には関わっていないといえそうである。

分類4：血中ドーパミン濃度が正常なのにリンパ球比率が少ない例：

＜症例G：70歳、男性＞

経過：大学病院神経内科通院中。ネオドパストン2錠、パーロデル3錠服薬中。ヤールステージIII度（IV）。

　右固縮、前屈み小股すり足加速歩行、第一歩出難い、仮面顔貌、小字症などを認めた。寝返り・着脱・起座困難。

施術回数	初回	8	15	28	43	59	74	91
月／日	2月初診 施術開始	3月	4月	5月	6月	7月	8月	9月
服薬状況	3/25エルドパ中止　　　 4月末でパーロデル中止				FP1錠内服開始→2錠→3錠			
DA	5125	784	5＞	16	5＞	14	18	10
Ly%	19.8	16.0	22.3	19.3	18.5	18.3	18.7	25.4
Ly数	1010	784	959	830	851	952	1010	1041

　転帰：4月中旬には薬剤中止による倦怠感・易疲労や無動症状出現のリバウンドとなる。すくんだまま一歩も出ず手を貸して診察室へ連れて行き、施術していた。しかし、最後のパーロデルを中止してからは本当に徐々に改善に向かい、6月には低い椅子から介助なしで立てることもできる日があり、歩行も自力歩行となり改善傾向に進んでいっている。なおまだ、すくみ現象、前屈み小股歩行、仮面顔貌などは残っている。しかし、夜間頻尿が1時間に1回はあったのが0ないし1回となり、オムツをあてて寝ていて間に合わず失禁するという状況からは脱しつつあり、日常生活動作も改善している。ただ家庭で抱える問題があってストレスの大きさを自覚されており、それが治療による改善への道を阻んでいる。友人などの助けがなければ通院できない状況でありその方々に感謝している日々である。

症例Gの考察

　リンパ球が未だ改善せず、それと歩調を合わせるようにパーキンソン症状の劇的な改善には至っていない。血中DA濃度が増えて喜んでいたが、先にも例示したようにMAO-B活性も活発化している感じで、FP錠を3錠に増やしたら予想通り血中DA濃度は減少し、やっとLy%も7%増加し少し改善に向かいつつある。

③未治療パーキンソン病患者の初診時血中ドーパミン濃度（pg/ml）とリンパ球

症例名（文中症例）	年齢	性別	血中DA濃度	ヤール分類	リンパ球比率%	リンパ球数	施術最終時ヤール分類
症例1S（A）	78	女	20＞[注]	III	29.9	1794	0（症状なし）
症例2M（B）	70	男	7	III	26.0	1898	0
症例3K（E）	75	男	未計測	V	24.8	1339	III（第108項例）
症例4N	73	女	6	III	30.1	1957	II（固縮とのろさ）
症例5M	75	女	24	III	45.0	810※	II〜III
症例6K	77	女	5＞	III	33.4	1870	II〜III
症例7O	75	男	20＞[注]	V	14.8	1214	III
症例8T	81	女	5＞	III	36.1	2383	0（第109項例）
症例9I	80	女	16	III	22.2	888	II〜III（1.5カ月）
症例10W	78	女	17	II	40.8	2489	I（頭部振戦のみ）
症例11N	61	男	8	III	32.3	1777	III（II）4週目
症例12M	82	女	10	III	42.1	1768	III（II）3週目
症例13H	74	女	27	III	30.5	1708	未再診

＜注＞
　検査会社の基準値がこの数値以下の計測ができず、こういう記載になってしまった。他の検査会社に替えて5pg/ml 未満が最低の基準値になるようになった。

※インターフェロン治療中

上記患者症状内容一覧表

症例名	罹病期間 M：月数 Y：年数	ヤール分類と主症状		固縮	振戦
症例1S	10M	III	易転倒性、前傾小刻み歩行、仮面顔貌	左	無
症例2M	3M	III	前傾小刻み歩行、仮面顔貌	左	無
症例3K	1M	V	易転倒性、介助歩行、仮面顔貌、全面介助、前傾	左右	無
症例4N	15M	III	加速歩行、前・後方突進現象、動作緩慢、前傾小刻み歩行	左	無
症例5M	6M	III	加速歩行、後方突進現象、仮面顔貌、前傾なし、小刻み歩行	右	無
症例6K	6M	III	前傾小刻み歩行、仮面顔貌	左右	有
症例7O	6M	V	介助歩行、前・後方突進現象、仮面顔貌、前傾小刻み歩行	無[注]	無
症例8T	2Y	III	前傾小刻み歩行、前・後方突進現象、仮面顔貌	右	無
症例9I	6M	III	易転倒性、前傾小刻み歩行、動作緩慢	右	無
症例10W	8M	II	動作緩慢、仮面顔貌	右	有
症例11N	6M	III	前傾小刻み歩行、仮面顔貌、動作緩慢	左	有
症例12M	8M	III	前傾小刻み歩行、後方突進現象、仮面顔貌	左右	無

| 症例13H | 12M | Ⅲ | 易転倒性、加速歩行、前傾歩行 | | 左 | 有 |

<注>
　純粋無動症（pure akinesia）の可能性有り：これはMartin JP（1967）の分類する固縮・振戦という陽性症状の欠落した原発性陰性症状に該当する。

5．有効判定には血中ドーパミン濃度かリンパ球比率か？　の考察

　未治療パーキンソン病患者の血中DA濃度は、初診時に5pg/ml未満が多数を占めると思っていたが5pg/ml未満の患者は少ない（2例）。症例2、4、11、12は低値であるが反面20pg/ml以上の例は2人存在した。この解釈は既に述べたように血中DAと脳内DAとは種類が違うということであろう。血中DAは99％以上が硫酸抱合されたDAであり、脳内DAではないから刺絡治療及び無血刺絡治療においてDA多寡でパーキンソン病の改善効果を判定できないといえよう。しかしFP錠適応か否かには不可欠である。むしろ分泌現象を表すリンパ球比率の方が、より患者の病態を反映しているようである。従って、リンパ球比率を減少させる各種交感神経刺激薬物（とりわけエルドーパ剤、麦角誘導体のドーパミンアゴニスト、抗コリン剤）などは細胞にとって有害といえる。その他鎮痛剤、湿布剤、利尿剤など交感神経を刺激する薬剤は数知れず、パーキンソン病にあってはこれら薬剤の長期使用は非常に危険である可能性がある。

6．無血刺絡療法の改善結果まとめ

①パーキンソン病未治療群12名の結果

症例名	ヤール重症度		例数	経過
	施術前	施術後		
症例3K	Ⅴ	Ⅲ	1例	通算50回施術受け、現在も車を運転し仕事に復帰
症例7O	Ⅴ	Ⅲ	1例	杖突き歩行→杖無し。畑へ行く
症例1S、2M、8T	Ⅲ	0	3例	2例は無症状になったが継続中
症例4N	Ⅲ	Ⅱ	1例	改善し中断
症例11N、12M	Ⅲ	Ⅲ（Ⅱ）	2例	多くはⅢ、Ⅱの時もある
症例5M、6K、9I	Ⅲ	Ⅱ～Ⅲ	3例	症例6、9は改善途上
症例10W	Ⅱ	Ⅰ	1例	7週経過、頭の振戦のみ（折に）

②既治療群の改善結果

症例名 (文中症例)	年齢	性別	ヤール分類	初診時医療機関	初診時Ly%	現在レベル	初診時抗パ薬量 ( )はLドーパ量	最高減量時の内服量 ( )はLドーパ量
1 S	69	女	III〜V	大学	37.2%#1	III〜IV	16錠(5)	4錠(0)
2 S	60	男	III	大学	32.9#2	II	13(3)	4(0)
3 M (D)	61	男	III	病院	28.0	II〜III	3(1)	0→FP2錠
4 M	56	女	III	大学	24.1	II〜III	9(2)	6.5(1.5)
5 H	72	女	III	大学	21.2	II〜III	7(3)	4(2)
6 Y※	74	男	II	病院	16.5	0	6(3)	0
7 S (C)	58	男	III	大学	40.4#3	I〜II	5(0)	0
8 Y (G)	69	男	III〜IV	大学	19.8	III	5(2)	0→FP3錠
9 F	66	女	III	大学	39.5#4	II	15(2)	骨折入院中断
10 F (F)	82	男	III	当院	24.5	II〜III	1(1)	0

※6Yはケースレポート症例（第106項）

考察

(ア) 未治療の場合、1カ月もしないうちに軽快する（仮面顔貌、歩行の改善など）ことが多い。発病時期が短い（多くは1年以内）程無血刺絡は有効である。パーキンソン病は早いうちに無血刺絡を受ければ非常に治りやすいといえる。

(イ) 刺絡療法でも未治療患者ヤールステージI、II度までの患者ならST 0度（症状なし）までには改善できるとの報告がある。

(ウ) 既治療者で症例1、2、3、6、8はドーパ0錠に導けたが1、2は元の治療に回帰してしまった。症例6は治癒、3、8はドーパ無しで頑張っている。

(エ) ♯1、2、3は代償性リンパ球症で、♯4は薬剤量からみてその可能性大である。

7．既治療患者の減薬方法

① 減薬に関するまとめ

　これは治療期間が長ければ長いほどまた抗パ薬が多ければ多いほど厄介になる。それは治療薬により交感神経緊張が加速されるからと推定される。ウエアリングオフが何故出現するのか（薬効が短くなる、または効かなくなる）はエルドーパの長期使用による問題点であることは周知のことである。しかし、すぐに無動患者を動かしてやりたいと思う医療者と動きたいと願う患者との間の利害が一致するために、エルドーパがすぐ使われる傾向にある。今まではそれに変わる治療法がなかった以上それは致し方のないところである。しかし刺絡、

または無血刺絡などの自律神経免疫治療でパーキンソン病が治ったという現実をどう受け止めるかである。今までに薬を使わず何人も何十人も治った治療法が存在したであろうか。例え刺絡、無血刺絡を受けずとも、爪もみ療法だけでも改善したという証明も治療に生かすべきではないか。薬害が顕著に現れる昨今、薬を使わず治す方法に医療者は耳を傾けるべきではないかと思う。

② 著者が行う既治療者の具体的な減量計画

　エルドーパ、抗コリン剤、シンメトレル、ドーパミンアゴニストその他があるが、まずは最初にエルドーパから止めたい。しかしこれは直接リバウンドと直結しているので患者自身のQOLを損なう恐れがある。それを前もって理解できるか否かを決定しなければならない。理解不能に近い症例は、影響の少ない薬剤から止めていくべきである。それは、シンメトレルやドーパミンアゴニストである。これらを止めても無血刺絡をしている以上急な不都合は生じない。アーテンなどの抗コリン剤は認知症などとの関連もあり長くは使いたくはない。やめれば一時的に振戦が強まる恐れがあるが、無血刺絡を続けていくうち次第に弱まっていく。これは強い振戦をもつ症例Dからの経験である。

　長期服薬例は慎重に施術を決定したい。それは薬物依存になっているからであり、薬効切れにすぐ薬を求めたがるからである。ちょうどアルコール症や麻薬患者の禁断症状と同じである。家族に充分理解されないと、オフ時の対処法がないから薬をやめて刺絡にだけ頼ったからだと判断され、無血刺絡が原因で悪化した（リバウンドに入っただけであるのだが）と思われ、施術拒否に至ってしまうばかりか家族の心配を増すからである。

　また、無血刺絡は長期薬物治療を受けた者にとって効果を発揮しにくい。それは薬剤による黒質細胞への交感神経の害が及んでいると推察されるからである。従って、施術しても施術しても症状の改善を実感するまでに時間がかかり、本人も家族も焦り無血刺絡に対する不信感が募ってくる。時間がかかっても病気に取り組むという気持ちになり難いのかも知れない。無血刺絡をうけたパーキンソン病例の多くは焦りやすく、すぐ結果を求めたがる（動けるようになりたい）タイプが少なくなかった。こういう性格をつかまえ、充分話し合っても年齢の壁（理解力）やそれまでに受けた医療者の声（薬を止めたら寝たきりになるとか言われて恐怖心がある）などが反映され、こういう地道な自然治癒力を信じた治療に取り組む歴史がなかったからかもしれない。従って、減量する理由を交感神経の害を少なくするためという説得を施術をする前に充分に行い、1つでも2つでも減薬できるようにインフォームドコンセントを求めて行うべきと考える。

③ 既治療例におけるリンパ球比率が少ない症例の対処法

　リンパ球が少ないということは、「白血球の自律神経支配の法則」から交感神経緊張状態

にあると判断されるので、一刻も早くその原因を取り除くよう見つけてあげることが大切である。それが薬の場合である場合はその減量をすぐに止められるものから順番に中止していくべきである。そして、できるだけ多くの無血刺絡を受けてリンパ球の復活に力を注ぐことである。そうして減量するうちに35％を超えるようになってきたら、週の回数を減らして長期戦に備えていくことであろう。

8．既治療患者で施術を中断した（打ち切った）例

　既治療患者は今の症状が更に良くなる期待をもって無血刺絡（または刺絡）を受けに来られるのだろう。もし薬をやめずにそう願っているとしたら完治は難しい。なぜなら交感神経刺激薬内服と無血刺絡は相反する治療行為であるからだ。薬害を少しでも伸ばしたいということでは可能かも知れない。薬を極限まで減らすとリバウンドが来る。それは投薬される以前の元の症状に戻るわけだがそれに耐えられない症例を経験した。薬で動ける(動かされる)ようになるのは一時的なことであって、数年もすると副作用が到来する（全例ではないが）ことが理解できていないからである。次に減薬できず施術中止に至った例を紹介する。

＜症例　56歳女性＞
　治療開始後2年。両腕に力が入りにくい、毎日夜に下腿痙攣がおこるとのことで来院された。歩行障害は夜間と朝起床時のみ生じ転ぶことはない。
症状推移：ヤールステージⅡ～Ⅲ度

症状	初診時	その後
固縮（左右）	著明（鉛管様）	改善
仮面顔貌	有り	改善
後方突進現象	押さなくても倒れそう。著明	改善～無
両腕の筋力	力が入りにくい	不変
下腿痙攣	毎晩、足伸ばすと起こる	消失
服薬量の変化	メネシット2錠→1.5錠、ペルマックス7→5錠、ビシフロール4錠→不変	

　治療を求めてやってきても、既に治療を受け今は何も不都合を感じていない症例である。この例は治療2年以内のドーパ剤によく反応している時期の患者である。上表のとおり減薬出来たうえ、著者自身は改善していることをすぐに実感できた。しかし当の本人がただ一つの腕に力が入りにくいという症状のみ強調されて他の改善点を自覚できないまま通院していたので無血刺絡継続可否を話し合って中断した。
　2つ目は、施術後改善しているのに薬を減量し続けることに恐怖を覚える方達である。こ

れは長年抗パ薬服用患者に多く主治医から死ぬまで飲まなければならないと教えられている方に多い。今まで2例の患者（既治療症例2S：薬歴5年、症例5H：薬歴8年）に中断を行った。日々の変化が施術によって、しかも薬の減量にもかかわらず治っているという実感ができなくなった方々である。

9．代償性リンパ球症を呈する患者の対処法

　第41項の6参照。この患者はすでに脳内にかなりのダメージを受けている可能性がある。というのは、脳中枢が交感神経の害にさらされ続けた結果自己防衛としての偽性副交感神経保全状態を作り上げていると解釈している。脳の最も大事な自律神経中枢への交感神経への攻撃は個体の死につながるからであり、その個体死を免れるための仮のリンパ球優位の状態を作らざるを得ないところまで障害が及んでいる結果と理解している。

　従って、まずこの交感神経の害を取り除く作業が必要となる。それはその主原因たる薬物の排除から始めなければならない。その後はその薬物の除かれたあとのリバウンドを予想し覚悟しなければならない。そうしてリバウンドの最もきつい時、即ちどん底の状態を経験してからが無血刺絡の本当の効果が発揮でき、そして実感できる時が来るということである。それには、減薬−離薬期間には2ないし4カ月かける必要がある。その減薬中にどん底を経験する。どん底から施術にして20回を超えれば明るい兆しが見えてくるというのが著者の経験である。もっと長くかかる人もあるかもしれないが著者は当初計16錠（エルドーパ5錠）、13錠（同3錠）もの多量の抗パ薬服薬患者を最小で4錠まで減らせた経験からそう思う。しかしもう少しというところで脱落した。患者の強い意志と理解力がなければ難しいというのが感想である。

10．エルドーパはパーキンソン病を救えるか？

＜図の説明＞
① 　正常に存在した黒質細胞を大きい楕円形で示す。
② 　長年の各種ストレスで交感神経緊張による血流障害と顆粒球増加から来る活性酸素の細胞攻撃を受けパーキンソン病を発症するまでに変性脱落した細胞を中央の小さい楕円形で示す。
③ 　この時生活の見直しやリラックスという自然回復の道をとらず、エルドーパの治療を受けたとする。

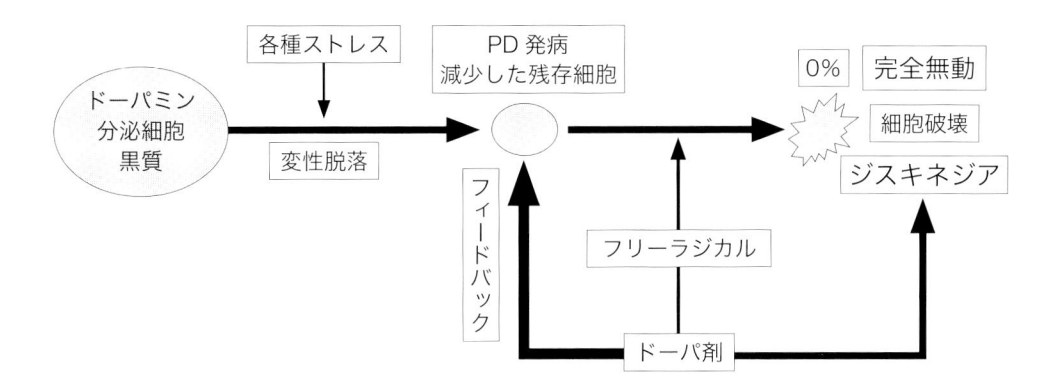

```
  ドーパミン        各種ストレス      PD発病
  分泌細胞    ────────→   減少した残存細胞  ──────→   ✦   0%  完全無動
  黒質        変性脱落                                  細胞破壊
                          ↑         ↑                  ジスキネジア
                        フィード   フリーラジカル              ↑
                        バック
                          ←────────── ドーパ剤 ──────────→
```

なぜドーパはパーキンソン病を救えないのか？　私の提案する仮説

④　最初は減少したホルモンを補うので当然すばやく薬効を発揮し一見正常に戻ったかに見える。

⑤　しかし、補われたドーパミンは脳内で生産活動に携わっていたドーパミン細胞にフィードバックをかけ、自力生産への道を閉ざす。

⑥　数年経過し、ドーパ剤の持つ細胞毒性（フリーラジカル）が数年の間に進行し黒質細胞をさらに変性脱落に追いやり壊滅的な細胞破壊に至る（酸化ストレス説）。

⑦　さらに、ドーパ剤内服により高濃度に上昇した脳内、血中ドーパミンが種々の不具合な作用を発揮し始め、効いて欲しい時に効いてくれないウェアリングオフ現象や、服薬しても効かない no on 現象などを呈する。

⑧　同時にドーパ剤の副作用であるジスキネジアなどを発現してくる。

⑨　そして最後に全くドーパの効かない無動症状を呈するに至る。

11．今後の展望

①　上記③の段階で薬物治療の道を辿らず広義の自律神経免疫治療（刺絡・無血刺絡含めて）を受ければ再生への道はあると思われる。

②　当院で無血刺絡治療を受けた全ての未治療患者は13例（1例未再診）とわずかであるが全例1カ月以内に著しく改善した。

③　既治療患者で減薬中にリバウンドをきたした例はある。むしろほとんどである。従って

④ 以上をまとめると、未治療者では薬物治療を始めるのではなく生活の見直しが1番で、次に自律神経免疫治療を受けることで難病への道は歩まなくて済むと思われる。

⑤ しかし投薬治療を受け不幸にもジスキネジア、オンオフの状態になった方でも、刺絡や無血刺絡を受けることで薬剤の減薬も可能となり副作用を軽減できる。

⑥ 既治療群の経験は総12例（ここでは10例報告している）であるが多くが減薬でき、うち1例は離薬（治癒）を経験した。

⑦ ドーパ剤、ドーパミン作動薬他の離薬に成功しても、塩酸セレギリン（FP錠）の内服の追加を余儀なくされた例が多いがリンパ球への影響はなかった。

⑧ 完全な離薬を望まなくても減薬しながら並行して刺絡、無血刺絡を受けても薬効の延長は図れるものと結論する。

12. 私の使うヤール重症度簡易分類表

歩行障害なし：バランスは悪いが転ばない
ステージ1（Ⅰ）：片側障害のため自覚症状乏しい
①片側振戦：上肢または下肢、頭部 ②固縮：片側の上下肢ぎこちなくなった ③ちょっとした動作が遅い
ステージ1.5：体幹障害――首肩の固縮（こわばり、こりなど）。
ステージ2（Ⅱ）：両側障害出現のためバランスを崩し始める。身体中心部障害。
①姿勢反射障害：両側障害のため前屈み出現。バランスは悪いが立ち直れる。 ②無動：全般動作緩慢（寝返り／ベッドからの起き上がり／ズボンの上げ下げ）。両側障害のための仮面顔貌／小声／字が小さくなる。日常動作やや不便になる。 ③両側振戦 ④固縮（鉛管・歯車様）：手の変換運動（diadochokinesis）拙劣
ステージ2.5：後方転倒現象（突進）有もバランスとれる。
歩行障害出現：バランスを崩して転ぶ
ステージ3（Ⅲ）：歩行障害始まる。バランスを欠き始める。ADL（日常生活動作）は可。身体機能制限出始める。仕事は可（職種による）。部分介助要（家の中では介助なし）。
姿勢反射障害&無動：バランスとれず立ち直れない。小刻み歩行／前傾歩行／すり足歩行。手を出して避けれなくなる。加速（突進）歩行や後方転倒（突進）現象。回れ右しにくい（方向転換困難）。すくみ有り。手の振り欠如。
介助なしで立て、歩ける
ステージ4（Ⅳ）：労働不可。立つ歩くことが困難になるが介助なしでもかろうじて立てるし歩ける。部分的介助（日常生活の自立は無理）要す。
同伴者が必要（外出では一人で行けず）。

立つのに介助要する
ステージ5（Ⅴ）：介助なしでは生活できない。全面介助。
支えがないと立てない、歩けない。

『今日の診断指針 第5版』医学書院（2002）、『難病の診断と治療指針』厚生省（1997）などから編集

＜解説＞

　ステージⅠ（STⅠ）は片側障害であり、片側の動作が遅くなるのでどちらの足から踏み出そうかと考える。ちょっとした動作も遅くなる。固縮も健側の手で動作させると患側での軽微な固縮（誘発テストでの固縮出現）が発見される。

　STⅡは両側の障害のための体幹部の障害として現れるのでかがむ姿勢や全般動作の遅延緩慢が出現し、どちらの足でも踏み出しが遅くなる（starting hesitation 出始め一歩の躊躇）。そのためバランスを崩すようになるが、いまだ倒れることはない。日常動作は不便を覚えるようになる。また顔の無動症として仮面眼貌や笑顔が少なくなり瞬きも減少する。後方突進テストでは傾くが倒れないか1、2歩出して踏みとどまれる。日常動作が全ての面でし難くなる（寝返り等）。初診時での固縮はほとんど認めるが pure akinesia（純粋無動症 P.156 注）もある。振戦はない例のほうが多かった（高齢発症が多いためと考える）。

　STⅢはSTⅠ、Ⅱと違い歩行障害の現れるステージである。前傾小刻み／小股／すり足歩行などが見られ、誰からも異常を指摘される。また姿勢反射がうまく対処できなくなり加速歩行などで止まれなくなって転んで本症と分かることもある。STⅡとⅢの違いは歩行障害の有無とバランスを崩して倒れるか倒れないかである。

　STⅣは介助なしでもどうにか立てるし歩けるが、STⅤは介助がなければ行動できない全面介助の状態である。

73...
首肩こり症

施術部位

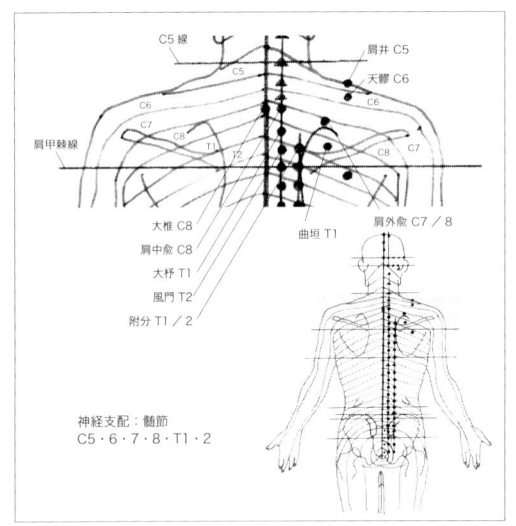

　　　　　　　　　　　　DSPの肩パート（第33項参照）を全て無血刺絡する。場合によりSCM-P（第53項参照）を加えるとより確実である。

肩パート（Shoulder Part=S-P）

無血刺絡効果発現

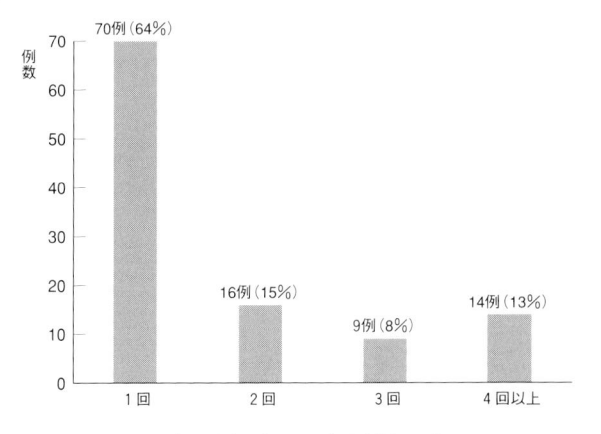

109例の分析（DSPの無血刺絡のみ）

① DSPのみの治療でもこの表の通り3回の施術で著功を表す例が87％である。
② 先に述べた2カ月もかかる例は器質性肩こりとして事前にそのように患者に説明して施

術に取り掛からないと、何回しても変わりはないという返事をもらうだけとなる。
③ 今では無血刺絡末梢神経刺激療法を使っているのでもっと短縮している。
④ 後で述べる稀な器質性肩こりは難治性である。週1回で半年かけても効果が短い症例も存在する。

無血刺絡による治療成績

現在までの施術例210名（2005年8月現在）

1年間（2004.3～2004.2）髄節刺激療法146例の内訳

・著効：136例（著効率93％）

・有効：9例

・改善率：99％

・不変：1例（初期の頃の例）

リンパ球比率との関連からどうとらえるか

① 首肩こり症は当院にとって著しく訴えの多い病気であり、肩こりを主訴として来院される例も多いが、他の疾患に付随して訴える場合も多い。
② リンパ球比率との関連を調べた74名を調査したところ、

30％未満	25名（約33.8％）
30～41％未満	39名（52.7％）
41％以上	10名（13.5％）

となりリンパ球比率30％以上が半数以上の53％占めていることが判明した。

従って、自律神経から見ると比較的正常に近い方が3分の2を占め、中等度交感神経緊張例が3分の1ということになる。副交感神経機能優位の方でも10％以上と結構多い。

これは、血行が虚血状態というよりも、血液がうっ滞して流れが悪くなっている病態と解釈できる。そこで、無血刺絡すると副交感神経刺激により滞っていた血流が再開され、老廃物や痛み物質を含んでいた血液が一気に流れ出したイメージを持つと理解しやすい。

首肩こり著効例118症例の成績分析と罹患年数

分かっている範囲での罹患年数を患者の表現通りに分類すると、

50年以上	7名	40年以上	2名
30年	7名	数十年	3名
何十年	6名	20年	8名
長年	4名	10年以上	11名
最近から10年未満	35名		合計83名

以上から、10 年以上は 44 名で 53％、長年 4 名で 4.8％、10 年未満 35 名で 42.2％となった。

著効例の中には 10 年以上の長期罹患者が多いが、ほとんど治っていくことを考えると、罹患年数と治りにくさとの間には特に相関は見られないようである。

・有効 4 例
・不変 1 例

有効例 4 名と不変例 1 名の共通点は、過去現在の肉体労働過多による僧帽筋の硬直であり、また現実の肉体疲労を助長するような仕事量の多さであることが共通原因として挙げられる。

無血刺絡からみた肩こり症の分類

機能性肩こりと器質性肩こり

① 肩こりには機能性肩こりと器質性肩こりに分けると理解しやすい。
② 罹患年数やリンパ球比率には関係なく、肩こりを起こしていた交感神経緊張状態による虚血年数と組織破壊が進んだかで分けられる。
③ 従って、罹患年数が長くともその時々の機能性の肩こりで年月を経過しているのであれば可逆性であり、一回の無血刺絡であっけなく治ってしまう。
④ 一方、例え数年の罹患歴でも、1 日数枚の湿布剤をはり、塗布薬を塗って痛みや凝りを日々鎮めてきた症例は僧帽筋の器質的変性が始まっており難治である。
⑤ それは血流不全が非可逆性となりつつあるので、無血刺絡を数回したところで何も感じないということである。
⑥ 事実不変例としてあげた初期の 1 例も長年の肉体労働の結果そうなったうえ、施術期間が短かった状況では反応しなかったのである。
⑦ しかし如何に難治といえども、週に 1 回として 2 カ月以上（施術 8 回位）経過した頃から肩に施術後の副交感反応である皮膚発赤と痛みの感覚の出現、それに温感を覚えてくるようになる。勿論その間湿布剤は中止してもらっている。
⑧ このように考えると肩こりは時間がかかっても限りなく治る状態に近づける疾患であると結論する。

肩こりの著効ポイント

肩こりは S-P の髄節刺激でもほとんどの例で改善していくが、この SCM-P 刺激はさらに有効である。というよりもこの一点刺激で改善にもっていける程の効力を発揮する。

考えれば何も不思議ではない。肩こりの主要筋肉は僧帽筋である。この筋の神経支配は副神経外枝である。これは SCM-P の中に含まれる。また僧帽筋の皮膚の神経支配は鎖骨上神経である。以上の神経支配の理由からこの SCM-P の無血刺絡により機能性肩こりは即座に解消する。解消しないのは器質性肩こりであって、これは 8 回以上の施術が必要である。ま

た、ほとんどの例で施術直後に鎖骨から二頭筋を中心とする領域に温感が出現する。効果判定はこの温感である。

74...
梨状筋症候群

どんな病気か——概略

① この呼称も「なしじょうきん」と「りじょうきん」の二つがある。著者は呼びやすい「りじょうきんしょうこうぐん」で説明している。
② 坐骨神経痛の一種である。
③ 梨状筋は、仙骨孔の上3つあたりから起こり外側方に向かって集まり大坐骨孔を通って骨盤腔を出て大転子上縁に付着する。
④ この梨状筋の下(梨状筋下孔という)から大殿筋に被われて下降するのが坐骨神経である。
⑤ この梨状筋を坐骨神経が貫く形にバリエーションがあり、しかも脛骨神経と総腓骨神経の高位分岐(小骨盤腔内で)が約10%ほどにみられることなどから、この筋肉と坐骨神経の解剖学的位置状況がこの疾患の発症に関わっているように思われる。
⑥ ここではその詳しい解剖を述べることが本題ではないので、その症状を呈した患者の治療法を述べる。

基本的施術選択髄節パート

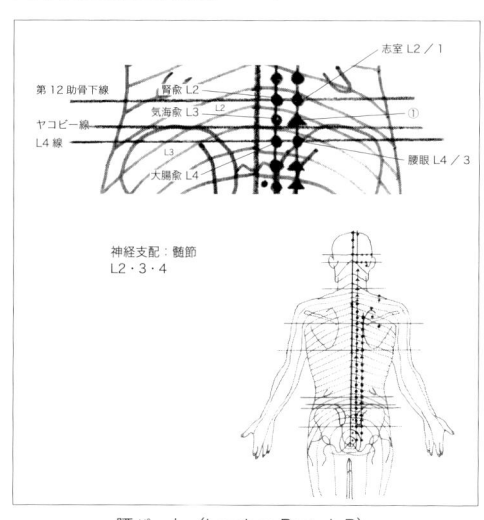

腰パート (Lumbar Part=L-P) 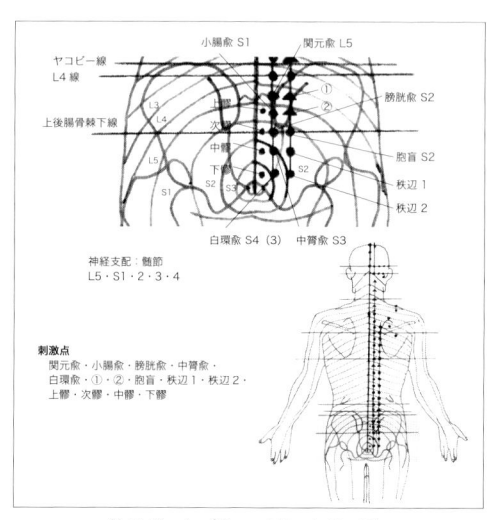　　仙骨パート (Sacral Part=Sc-P)

1) 腰パート(第36項参照)、仙骨パート(第37項参照)全てを無血刺絡する。
2) この施術パートに加え、適宜局所髄節刺激療法や無血刺絡末梢神経刺激療法を追加する。

3）頭部刺激はリンパ球比率を参考に選択する。

無血刺絡効果発現

　初回より効果を実感できる。回数比例的である。個人差がある。間欠性跛行例でも週に2回として1、2カ月もすればかなり改善し数カ月から半年でほぼ回復する。

頻度と症状

① この病気は坐骨神経痛としてはっきりとした症状を示さない例が多い（後表参照）。
② 当院における570例以上の無血刺絡例中、40例以上と以外に多い病気であった。
③ その内、デルマトームL4・5・S1・2の坐骨神経痛としていわゆる、尻から足趾まで痛いという典型的な症状を発現した症例は15例位であった。
④ 症状は、腰痛、臀部痛、大腿痛、下腿痛、足痛などの痛み症状と、痺れまたは痺れ痛みを訴える例が存在する。
⑤ 両側症状が典型例であるが片側例も11例存在した（約26%）。
⑥ 両側の場合でも左右同じデルマトームに症状が出る例が多い（左右差はある）。
⑦ 痛み、痺れ以外に間欠性跛行を訴えた例も存在する。
⑧ 坐骨神経（L4～S3）以外の髄節症状を訴えた例もある（P.172、No.20）
⑨ また立つ、歩く、寝返る等の基本的動作で痛いという表現をするものもある。
⑩ 他には屈むとつらい、腰に力が入りにくいという例もあった。
⑪ 下腿の「つる感じ」という表現をした例もある。
⑫ 痺れの表現には、びりびりして痺れる、蟻が這う感じ（蟻走感）、だるい、ゾクゾクする、だる痛い、など色々な表現があった。
⑬ そして特徴的なのは、尻、大腿、膝、下腿、足、足趾など部位別の症状を訴えるため、各部の疾患と誤診され別々の疾患として取り扱われている例がほとんどであった。
⑭ 当院に訪れる前に、ほとんどの患者は整形外科や外科を受診しており、初発で訪れた方は少なかった。
⑮ 従って罹患年数も長きにわたり、治らないまま諦めていた患者がほとんどである。
⑯ 実際この疾患と診断がついても、具体的に治す方法も方策もなく保存的、対症療法の治療で苦しんでいた例が全員であった。
⑰ ある症例（ケースレポート第92項）などは、30代の公務員であるが、腰臀部大腿足趾までの症状があり、さらに肛門の違和感もあり、デルマトームでいうとL2・3・4・5・S1・2・3・4・5のほぼ腰・仙髄全ての症状がそろっていた（P.172表中No.20）がのち胸髄動静脈奇形が見つかり摘出術を受けたがこれら症状は何一つ改善しなかった。
⑱ 以上述べたように下肢に関するそれこそ多種多様な訴えが主体であり、膝痛、腰痛、足

痛など各部の異常と言われているが確定診断はなされないままの状態で当院を受診していた。

どうして診断するか？
① これは髄節刺激療法の手本の姿を示している。
② 著者はいつもデルマトームのマーキングを傍脊椎に行うが、愁訴が多彩な場合その箇所にマークを入れる。
③ そしてそのマークがデルマトームに一致して存在する時本症であると疑う。
④ その例を実写真で供覧する。
⑤ 写真左上は、著者が実際にデルマトームを引いて病変がどの髄節にあるのかを確定するために引いたものである。
⑥ それ以外の3枚の写真は、患者自身に点線で痺れ痛い部位を家でマーキングしてきてもらったものである
⑦ こうすることによって具体的な治したい神経を重点的に治療する判断とするものである。

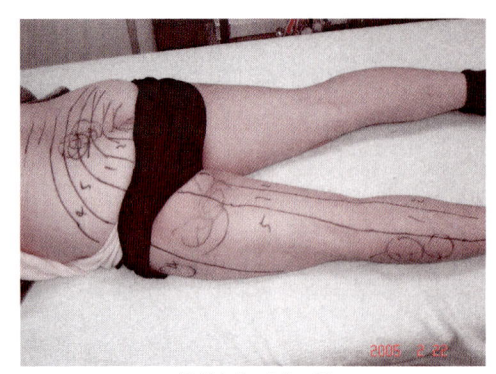

49歳女性　L5・S1

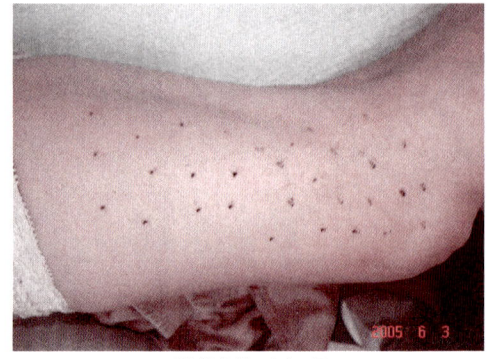

71歳女性　L4・5

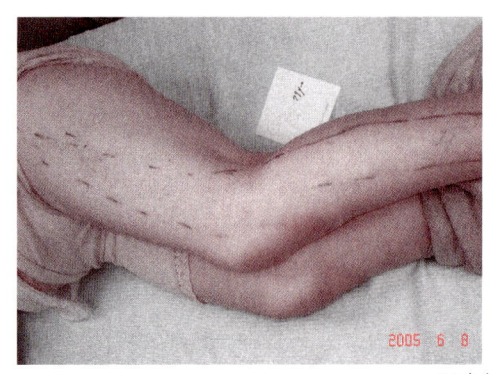

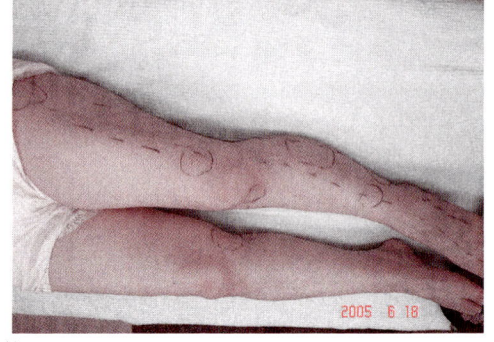

79歳女性　L5

何故起こるか？

① 最大の原因は屈むことである。
② 次に堅い椅子に長時間座る、つまり股関節を直角に曲げて休憩せずに仕事をすることで起こる臀部の圧迫と伸展も原因の1つであるようだ（デスクワーク）。
③ 職業でいうと、当院は農家の多い地方であるので、畑や草刈りなどの背中を丸めて屈んで仕事をするということが最大の原因である。
④ あとは職業的にそうしなければできない仕事の方など（例えば立ち仕事で屈んで1日中作業する人、左官業職人など）に多い。
⑤ 掃除機をかける、拭き掃除をするなど日常の家事でも起こる。
⑥ また運動不足という認識からストレッチや体操も悪化の誘因となった。

どうして治療するか？

① こうして髄節診断したら、その髄節に関連するデルマトーム上の刺激点を決定し、その刺激点及び末梢神経を無血刺絡するものである。
② まずリンパ球比率減少例では頭部刺激（H／B-P）は必須の無血刺絡部位である。
③ ついで腰・仙骨パート（L／Sc-P）を無血刺絡する。
④ さらに最後に罹患髄節の疼痛点、刺激点、末梢神経ポイントを無血刺絡して終わる。

治療成績

① この疾患は髄節刺激治療に合う典型的な疾患である。この罹患髄節パート（DSP）の無血刺絡と無血刺絡末梢神経刺激療法の併用で症状が軽減していく。
② ほぼ全例に初回より改善が見られる。
③ 症例写真の最初の例は略治まで4カ月半かかった。4、5カ月で治っていく例が多い。1カ月以内で改善する例も多く見られる。
④ 長年の罹患者が多く、それまで苦しんでいた難治例が多い。
⑤ 無血刺絡でよくなっても、よくなった分だけ家事や仕事に戻り、一進一退を繰り返すことが多いが、そうしていくうちにほとんどの例で著功レベルまで回復する。
⑥ 足先や足甲などの末端の痺れは最後まで残りやすい。

予防法

① この疾患は予防可能である。
② 悪くなる姿勢を探し出し、できるだけ日常から排除するよう心がけて貰う。
③ 冷やすことや湿布、痛み止めは悪化すると理解して貰う。

症例一覧

No.	Init.	年齢	性別	部位	罹患髄節	リンパ球% 以後の最高	症状
1	AT	73	女	左右	L5・S1	38.1	坐骨神経痛
2	IH	74	男	左右	S1・2	20.6→24.7	臀部痛、頻尿
3	IK	63	男	左右	L5	43.1	大腿／下腿だるさ
4	IH	80	女	右	S1・2	19.6→28.1	坐骨神経痛
5	IN	49	女	左右	L5	36.3	臀部／外膝／外下腿痛
6	OK	77	女	左	L5	31.3	大腿／膝／下腿の坐骨神経痛
7	OM	63	女	左右	S1	47.9	臀部〜第5足趾まで全ての坐骨神経痛
8	KK	71	女	左	L5	39.2	臀部／大腿／足裏の坐骨神経痛
9	KT	85	女	左右	L5・S1	30.1	大腿／下腿痺れ、間欠性跛行
10	KA	66	女	左右	L4・5・S1・2・3	25.9→27.3	坐骨神経痛
11	SE	71	女	左右	S1・2・3・4・5	26.2→30.2	坐骨神経痛
12	SH	71	女	左右	L5（図例）	35.5	臀部／大腿／下腿／足甲痛
13	SY	63	女	右	L5・S1	29.6→37.4	臀部〜足先までの痺れ痛み
14	SH	43	男	左右	L5	40.2	大腿のゾクゾクする感じ
15	SA	74	女	左右	L5・S1・2	22.7→31.2	臀部／大腿／下腿／足の坐骨神経痛
16	TE	49	女	左右	L5・S1（図例）	36.6	腰／大腿／下腿の坐骨神経痛
17	TE	79	女	右	L5	12.0→27.1	臀部／大腿の坐骨神経痛
18	TM	48	女	左右	L4・5	39.3	両第1／2足趾が痺れ（屈むと出現）
19	TS	65	女	左右	L4・5・S1・2	39.5	腰痛／ふくらはぎ痛／両5足趾の痺れ
20	TY	37	男	左右	L4・5・S1・2・3	33.3	腰／臀部／大腿／足趾／肛門痺れ 第92項ケースレポート参照※
21	TH	70	男	左右	S2	35.8	下腿痺れ、つるような痛み
22	IM	76	男	左右	L5・S1・2	29.1→32.8	下腿／足底痺れ
23	DK	73	女	左右	L5・S1	未検→28.8	大腿〜下腿の痺れ
24	DY	71	女	左右	L4・5・S1・2	32.7	腰痛／足趾痺れ
25	NM	79	女	左	L5・S1（図例）	17.3→36.7	臀部／大腿坐骨神経痛（だる痛い）
26	NT	87	女	左右	L4・5・S1・2	43.9	腰／下腿／足裏痺れ
27	NS	61	男	左	L5	31.5	腰痛／大腿／下腿痛
28	NH	72	女	左右	L5・S1	38.4	臀部／大腿／下腿／外果の坐骨神経痛
29	FT	84	女	右	L4	28.1→34.8	大腿前面／膝／内膝の痺れ痛み
30	SK	72	女	左右	L5・S1	26.5（下記）	腰痛／左下腿痛／両足趾10本痺れ
31	HK	71	女	左右	L5・S1	32.6	下腿／足裏痺れ
32	HT	74	女	左	L5・S1	17.7→44.4	臀部／大腿／下腿の蟻走感
33	MF	64	女	左	L5・S1	31.4	腰痛／臀部痛

34	MI	75	男	左右	L4・5・S1	28.8→31.9	下腿／足趾痺れ
35	YK	73	女	左右	L4・5	29.5→28.3	腰痛／足背痺れ　腰が曲がる
36	MS	57	女	右	L5・S1	40.5	臀部／足背／第5足趾の痛み
37	YK	80	男	左右	L5	41.6	腰痛／大腿／膝／下腿
38	YM	75	男	左右	L5・S1・2	31.5	下腿／足趾痺れ
39	YA	78	女	左右	S1・2・3	28.4→28.8	臀部／下腿／第5足趾の坐骨神経痛
40	WY	75	男	左右	L5・S1・2	31.5	足背／足裏／かかとの痛み
41	FT	71	女	左右	S1・2	27.5→38.8	両膝がガクガクする

※第92項症例。

リンパ球減少例解説

　症例2：アルコール依存症例。疾患の性格上投薬量多くストレス過多。4カ月近く施術続け症状は改善したがリンパ球は改善しなかった。

　症例4：臀部から下腿の痛みで寝返り寝起き困難だったが3カ月を経て今では2階まで上れるようになったがLy％は直近で27.4％である。

　症例17：性格が心気的抑うつ症でありこれ以上の改善は難しいと判断している。

　症例30：施術5回（3週間）で3、4年来の症状ましになり杖無し歩行可能に。

　症例35：73歳で家業のビール／酒を運ぶ仕事でストレス過多を自覚している。

　症例39：高齢だが自覚あり。回復の望みありと推察している。

75...
腰痛症と間欠性跛行

1．腰痛症

施術選択髄節パート

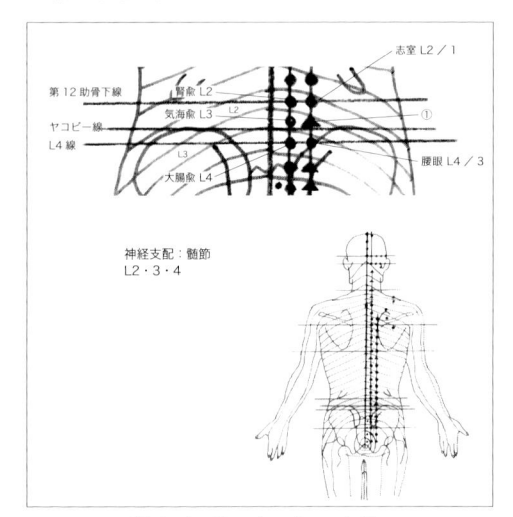

腰パート（Lumbar Part=L-P） 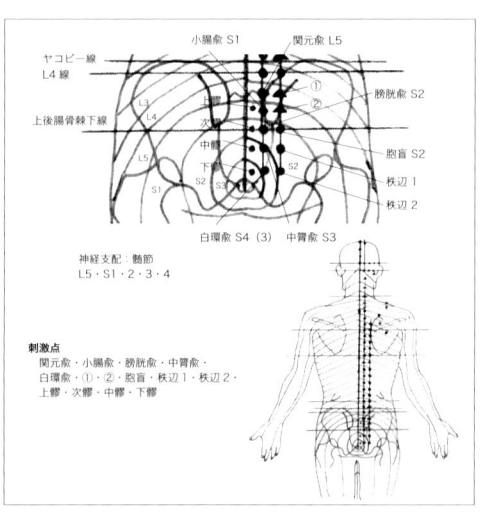　　　　仙骨パート（Sacral Part=Sc-P）

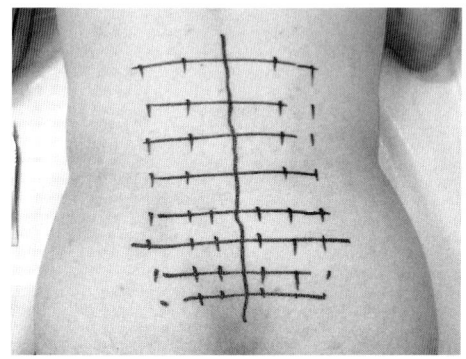

腰痛の髄節刺激治療（実例写真）

　L／Sc-P以外の無血刺絡部位は、前項の梨状筋症候群と同じ選択をする。
　無血刺絡効果発現回数は疾患により異なる。単なる筋膜性腰痛なら1、2回で治る。

当院での頻度と原因疾患

① 腰痛症は約570例以上のうち170例に達し、肩こりに続いて多い疾患群であった。

② 腰痛の原因疾患名の特定は調べなかった。というのは施術が優先しそのうち軽快していくので精査する必要に迫られなかったからである。

③ 分かっている疾患名は、筋々膜性腰痛症、梨状筋症候群、椎間板ヘルニヤ（術後も含む）、後縦靱帯骨化症、脊柱管狭窄症などであるが、治療方法は一緒であるので、病名診断は特に必要ではない。

④ またほとんどの例で先に医療機関を受診しており、そこで芳しい治療効果をあげていなかったため当院を訪れたというのが実情である。

⑤ 坐骨神経痛でも簡単に治るものから（例えヘルニヤがあっても）、長引いて治療に抵抗するものがあったが、幸い全例有効であり、むしろ著効を示さない有効例の分析の方が興味深いと思われた（次の分析）。

⑥ 有効7例のうち5例が著者の非常勤勤務する病院の患者で、入院中に施術した例であり充分な追跡ができなかった（施術回数が少なかった）症例ばかりである。これなどは施術回数に比例して治っていくという経験からすると、中途半端に施術終了することで、全く元の状態に戻ってしまうと考えられる。

著効でない症例7例の分析

① 大腿頚部骨折後の腰痛例（器質的損傷継続）

② 胸椎・腰椎骨折後の腰痛例（同上）

③ 梨状筋症候群の坐骨神経痛に伴う腰痛例（施術4回のみ。施術回数不足）

④ 長年の筋肉労働で肩肘手首腰と多彩な症状を示した例（施術4回のみ。同上）

⑤ 梨状筋症候群（74歳男性）でおしりの痛みと仰向くと腰が痛いと訴えた例である。

臀部痛は消えたが19回施術しても仰向けの痛みがとれず有効と判定した。この方のリンパ球は施術期間中20％前後であり、3カ月半後も24.7％と少なかった。交感神経緊張状態がこの間もずっと続いており、罹患部位の虚血と組織障害が継続していると思われ、残念ながら治癒は望めないと判定した。

⑥ 6、7人目は82歳、75歳の女性。82歳例は骨粗鬆症が疑われ、幾分ましにはなったが途中で中断した。もう一人はある程度まで回復したがその後来院されなかった。

いずれも著効に至るまでの通院（施術）回数不足であるが骨粗鬆症の腰痛対策にはエルカトニン注がやはり一番というのが印象である。

施術の実際

① 今まで全ての症例に、井穴と頭部（H／B-P）の無血刺絡を施術の始めに加えてきた。

② しかし多くの症例で、あえて上記の施術を加えなくても局所髄節刺激療法と末梢神経刺激療法だけでも有効であることが分かった。

③ それは、リンパ球比率が30％以上か未満かで施術の選択を決めるものである。

④ つまりリンパ球比率30％以上であれば、局所性機能性病変と捉え局所刺激で十分回復するものである。

⑤ 一方30％未満は交感神経緊張型の全身性病変の1つである可能性があるので、頭部の無血刺絡を加えるというものである。

⑥ しかし、著者は全例に頭部刺激を加えてきた経験から、頭部の刺激は喩え30％以上、正常範囲内であっても施術するのが好ましいと考えている。

⑦ それは、頭部刺激による副次的な好感反応が得られるからである。

⑧ その好感反応とは、スーとする、よく眠れる、穏やかになる、イライラがとれる、内臓病変などが改善していくなどである。

⑨ 具体的には明るくなった、よく人と話ができるようになった、前向きになった、元気がでた、血圧が下がった、糖尿が改善した等々の返事をもらったからである。

⑩ これらは全て副交感反応の副産物としての症状である。従って局所治療だけで済ますことができるという印象であるが、全体としての改善という観点からは頭部刺激は加えたほうがいいと言うのが著者の考えであり、これは全ての疾患についていえることである。

2．間欠性跛行

どのような例があるか――一服休憩する症状として提示した

今まで腰痛症150例以上の中で間欠性跛行を訴えた症例は10例である。

梨状筋症候群

症例名	年齢	性別	有効施術回数　改善状況	リンパ球	備考　治療期間
\multicolumn{3}{l}{初診時症状}			
1A	73歳	女性	2回（3度目来院時）、100m歩く。7回（8度目来院時）、300m歩けて楽になった。	38.1%→41.1%（直近）	左右L5・S1　4カ月（25回）後一服せずに500m歩ける。
\multicolumn{3}{l}{7カ月前から百姓仕事ができない。10m歩いて立ち止まり伸びをして1分休憩して歩く。}			
2K	85歳	女性	9回、痺れ5分で回復、休む回数も減る。17回、大阪まで出かけて歩いた。	30.1%→31.6%（直近）	左右L5・S1　4カ月半（27回）後普通に歩ける。
\multicolumn{3}{l}{何年来と大腿の痺れで歩けない。じっと立っていると治る。}			
3Y	75歳	男性	19回、平坦な道では200～300m歩く。30回、300～500m歩ける。32回、右足痺れ治癒、左のみとなる。	31.5%→31.0%（直近）	左右L5・S1・2　5カ月半（34回）後、500m以内では普通に歩ける。
\multicolumn{3}{l}{4、5カ月来100m歩くと両下腿／足の痺れでだるくて進めない。}			

腰痛

症例名	年齢	性別	有効施術回数　改善状況	リンパ球	備考　治療期間
\multicolumn{3}{} 初診時症状				
4K	84歳	男性	11回、200m歩く。 14回、300m歩けるが腰が曲がる。 35回、やはり300m以上歩けない。	24.8%→32.4%	MRI検査済で脊椎病変否定・骨粗鬆症なし。4カ月半(37回)通院。
半年前より100mあるくと腰痛。					
5Y	73歳	男性	3回、40m歩けた。だるくない。しかしそれ以上歩く意欲なし。	36.6%	4年来大学病院受診。当院は半月で治療中断。
腰がだるくて重い。すぐ歩くとこたえる。					

脊柱管狭窄症——7K例は梨状筋症候群の症状もある（前屈み動作が不可能）

症例名	年齢	性別	有効施術回数　改善状況	リンパ球	備考　治療期間
初診時症状					
6K	68歳	男性	6回、かなり歩ける。 32回、1kmいけた。 78回、山の階段坂道300m歩けた。	35.7%→35.0%（直近）	2年間整形外科通院。左L5の坐骨神経痛。8カ月(97回)通院。
2年間、100m歩くと臀部〜大腿後面が痛み、座って一服（前傾）すると治る。					
7K	79歳	女性	9回、休まず20分歩けた。 10回、往復1時間歩行。 11回、休まず30分歩行。 18回、休まず20分歩くが腰痛だるさ消失。2カ月で32回施術。	20.7%→25.3%→20.6%→22.6%	8カ月前初発。1カ月前再発。10数年前MRIで本症診断。4カ月が過ぎ元気に通院中。
5分歩いて2分休む。同じ姿勢でいると痛いし直立したらしんどい。腰掛けると楽。					

坐骨神経痛

症例名	年齢	性別	有効施術回数　改善状況	リンパ球	備考　治療期間
初診時症状					
8T	66歳	女性	3回、杖無しで10m歩く。7回、500m歩く・寝返りできた。11回、小走り可能。17回、痛みなく腰のだるさのみ。	43.9%→35.8%→37.7%	左S1・2の坐骨神経痛で神経ブロック5、6回受けたが無効。1カ月半(21回)後、自由に歩ける
一月前から2、3歩で休み休み歩く。杖要す。8年間の病人介護で徐々に悪化。					
9O	51歳	女性	1回、50m。2回、1分立てる。3回、100m可。4回、5分立てる。5回、掃除機を使えた。6回、3〜500m歩いた・立てる時間延長。10回、痛み90%とれた。	20.6%→17.5%→13.2%→26.1%	MRIで椎間板ヘルニヤ有り。左L5・S1の坐骨神経痛。5週間(14回)後、正常に。31回、略治。
2、30m歩くと休む。歩くよりも立つのが辛い。1カ月前から腰痛生じ3週間前より歩けない。					

右足趾痺れ

症例名	年齢	性別	有効施術回数　改善状況	リンパ球	備考　治療期間
初診時症状					
10U	74歳	女性	26回、高野山へ行ってかなり歩いた。35回、200mを一気に歩いた。痺れ足趾のみに限局縮小、42回、5カ月目に入り、かなり改善してきた。休みなしで1km歩ける。44回、畑で草引きできた。	32.7%→27.0%→36.1%→27.6%→32.9%	足肢末梢神経炎。大学病院でリプル点滴10カ月受け、硬麻3回受けるも全く無効。6カ月後、普通に近い生活に。
右足趾5本から足背半分までの痺れがあり、10m歩く毎に一服。びっこ引いて歩き、足を撫でながら休み、ほとんど歩けない状態。					
その後の経過：半年後痺れ消失。しかし1カ月後より、屈んだり掃除をしたら腰痛・下腿痛が出現し、その後趾先の違和感も再現した。梨状筋症候群であった可能性が高くなった。					

リンパ球減少例と本症との関連

4K、84歳は器質病変が見当たらず加齢性の減少を疑っているが、症状改善に伴いリンパ球がやはり著明改善した（週に2回単車で来院、5カ月目である）。

7K、79歳は抑うつ傾向を訴えて来院。精神的ストレスを本人も自覚しリンパ球減少が持続。しかし今では来院を楽しみにできるまでに歩行回復した。

9O、51歳は椎間板ヘルニヤの診断を受けている。器質的変性が生じるまでの肉体的ストレスを受けておりそれがリンパ球減少へとつながったと思われる。リンパ球はヘルニヤ術後の例でも回復は遅れた（第91項）。この例も最悪13.2%から26%へとV字回復中。

治療法
① 腰痛と脊柱管狭窄症はL／Sc-Pの髄節刺激のみ。
② 梨状筋症候群、坐骨神経痛、足趾痺れなどは無血刺絡局所髄節刺激法と無血刺絡末梢神経刺激療法を追加する。
③ 症状の軽減スピードは以外に早く、10回もしないうちに改善の兆候を示す。
④ 同時に悪化要因の排除を検討する。
⑤ 冷やさない事、簡単な体操、膝の屈伸運動それに爪先立ち運動は有効で欠かせない。

76...
膝関節痛

膝関節痛における無血刺絡刺激部位　詳細は各項を参照

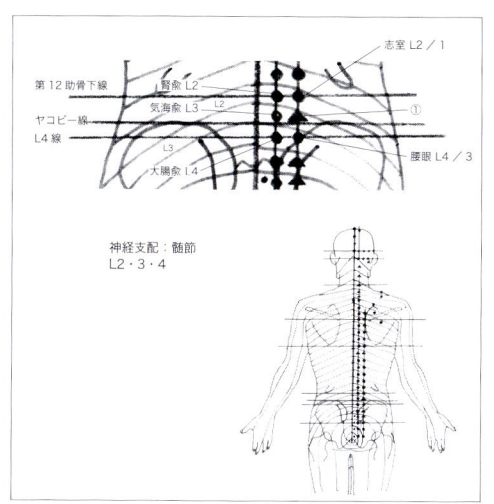

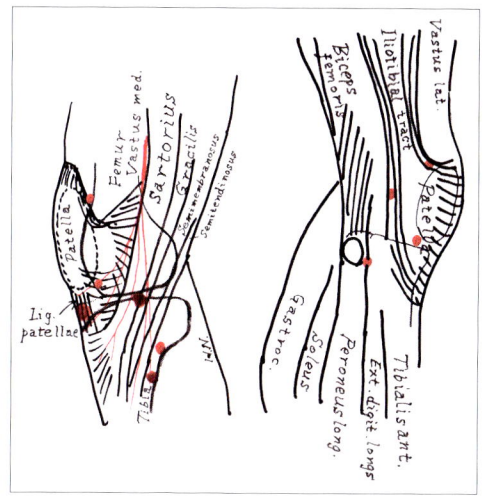

腰パート（Lumbar Part=L-P）

膝パート（K-P）

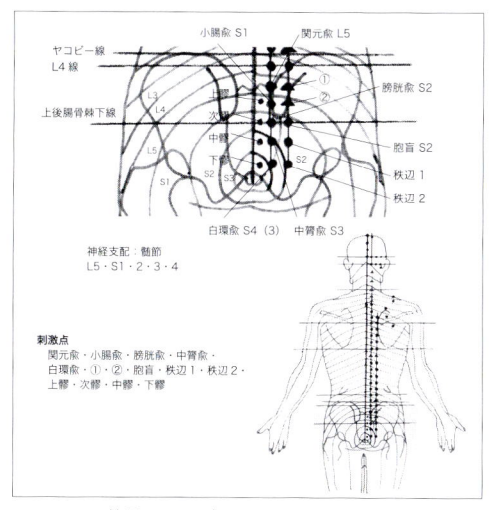

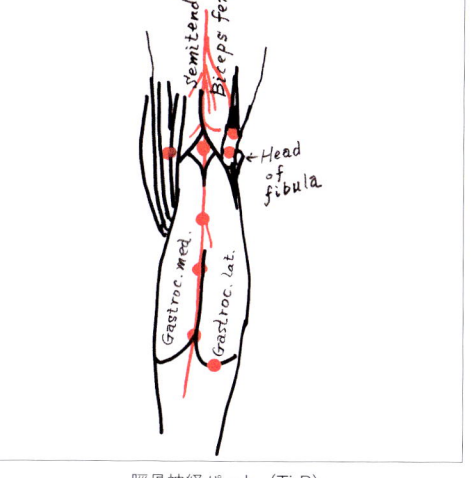

仙骨パート（Sacral Part=Sc-P）

脛骨神経パート（Ti-P）

L／Sc-P に加え K-P、Ti-P（第 46、47 項参照）を無血刺絡する。

無血刺絡効果発現

　K-Pを加えると施術直後より歩行が回復する。ケースレポート第94項症例などは初回施術後杖無しで帰宅できた位である。相当な変形を持っていても多くは初回から実感できる。週2回として1カ月で著効を示す例が多い。半年もすれば不自由なく歩ける。80歳女性、初診時、朝の起床後よちよちと一歩ずつ歩き、また坂道は後ろ歩きしていた方が週2回施術後1年を経て正常に歩けるようになり、週1回に減らした方がいる。どんなに難治でも生活の見直しが必須で、無血刺絡だけでは治らないことは言うまでもない。

施術の実際

① 基本的にはL-P、Sc-PのDSPを刺激するだけでもよくなる例はある。
② しかしK-P、Ti-Pの追加により飛躍的に改善スピードが早まっていく。
③ 膝の髄節はL3・4・5・S1・2であるから、膝の前面ではL3・4・5だけなのでK-Pだけでよい。
④ 一方膝後面に症状を有する場合は髄節S1／2なのでTi-Pの無血刺絡でよい。
⑤ もっと詳しく膝内面の関節裂隙に圧痛のある場合には、伏在神経ポイント（SaN-P）だけの無血刺絡でもよく、実際臨床現場でそのように応用している。
⑥ 膝外面の場合、外膝の上（膝蓋骨外上部、膝上二穴あたり）の痛みを訴える場合は、外側大腿皮神経ポイント（LFCN-P）を無血刺絡して有効な場合がある。その場合でも大腿神経と外側大腿皮神経の支配がオーバーラップしている場合も想定して、大腿神経ポイント（FN-P）も併せて無血刺絡すれば充分効果的である。
⑦ このように順序良く刺激を追加していくことで全てに対応できる。

治療方針

① この膝関節痛というのは変形性膝関節症もあれば単なる関節炎もあるし膝窩部の痛みや梨状筋症候群に伴う膝部の神経痛もあり多様である。
② しかし、治療方法に変わりはない。というのは髄節刺激理論に基づき同じ髄節内にある疾患ならば、全て同じ手法で治っていくという理論であるからである。
③ 器質的変形を来たして固定している場合（X脚、O脚）でも、無血刺絡効果に差異はないというのが印象である。但し痛みが引くというのと器質的変形が治るというのと同じではない。
④ そうした高度の変形（OA）で膝が伸びきらなかった方でも徐々に伸展して膝裏がベッドについた方も経験した。
⑤ また人工関節置換術後の痛み痺れに対し、ほぼ略治レベルまで回復した例もある。しかし軽快まで半年、略治まで1年である。

⑥　勿論、痛み止め薬や湿布剤は施術最初から中止してもらっている。

⑦　薬剤を使うのを止められない人には残念ながら施術をお断りしているが、充分なインフォームドコンセントにより理解され、施術を受ける方がほとんどである。

⑧　初期の頃には充分な理論的裏づけがなかったので、薬剤と並行して受けられた例もあるが、総じて難治性である。

⑨　一回の無血刺絡後杖無しで帰られた例もあるが（ケースレポート膝痛例）、生活の見直しもできず、その場限りの痛みの除去を願う方にはこの無血刺絡は無力である。

⑩　これは頭痛、腰痛、五十肩、膝痛と代表的な痛み疾患全てに共通の現象である。

⑪　全て薬剤の断薬から改善の道が開けて行く、ということを医療者も患者も知ることが必要である。

⑫　そして断薬ができて初めて自然治癒力が涌いてきて、そのお手伝いができるのが無血刺絡であるといえる。

⑬　冷やさない事、簡単な体操、膝中心の筋力トレーニングなどは必須である。

治療成績

①　膝関節痛は約 570 例以上のうち 100 例であるが最近ますます増加中である。

②　先の 1 年間のデータでは 42 例中著効 38 例で 90％である。

③　DSP のみで無血刺絡した 2004 年度（10 カ月間）に限っては 34 例中 30 例（91％）が著効であった。著効データ上は DSP 単独でも局所刺激を加えてでも差異はないが回復スピードが異なる。

④　現に 18 カ月間 100 名で初期の 1 年間 42 名であるから、この半年で 58 名を治療したことになり、その治癒回転速度が速まったということである。

⑤　先にも述べたが施術直後から改善の手応えを感じることができる。

⑥　まず椅子、ベッドから立ってもらう。次に第一歩を踏み出してもらう。最後に歩いてもらう。ほぼ全員が何らかの違いを口にするはずである。

⑦　具体的には痛みが軽減したのは勿論、足が軽くなったとか杖無しで歩いたという例を多く見るからである。この半年間でも最近の症例には自信を持って施術している。それはこの直後の反応が素早く検証できるからである。

⑧　ただし例外もある。それは当地方特有の農家の手伝いを避けられない方である。それは日々痛みと仕事の綱引きで生活しておられて、困った挙句当院に救いを求めて来られる方である。こういう方はその原因を当医が指摘しても、素直に従えない環境がある。そしてそれまで痛み止めと注射と湿布を長年処方されていた。刺絡に出会う以前の著者もその処方をしていた 1 人であった。そういう方には、「無理に仕事を止めろ」とはいえない。そこで今までの 10％でも 20％でも体を休めて、この無血刺絡を受けに来られるよう指導し

ている。同時に痛み止めと湿布剤は全員中止してもらっている。

⑨　難治の変形性膝関節症例や人工関節置換術後の痛み例と同様、難治肩こり例も現在１人だけいるので紹介する。39歳女性で、長年市販の湿布剤をペタペタと何枚も貼り続けてきた方である。無血刺絡最初の２カ月間は全く無反応であった。長年の虚血の僧帽筋の変性で副交感反応無感症になっている状態である。３、４カ月過ぎた頃より無血刺絡が少しだけ効きだし、もう５カ月を経過する時期に来ているが今では２時間だけ楽な状態が訪れている。そして週１度の施術を楽しみにして来院されている方である。このように少しでも改善の兆しが見えれば前向きに捉え、今までの治療では得られなかった感触を評価するという態度が治癒への道を開いていくと感じている。

⑩　結論として自然治癒力はたとえ80いくつであっても備わっているということを言いたい。当院に来られる80歳以上の方は大勢おられるが（約10％、70歳以上では40％位）、多くの方はこの自然治癒力を発揮し施術直後に立ち、歩き、背中が伸びるのを目の前で見ることができるのである。最近の例を紹介しよう。84歳女性。腰痛で抱き抱えられ来院し四つん這いで帰って行った方が、無血刺絡と簡単なリハビリをしただけで次回には歩けた例があった。３度目には医院内を杖無しで歩いた。

77…
夜間頻尿・生殖器関連疾患（前立腺肥大・神経性頻尿等）

施術選択髄節パート

神経性の場合

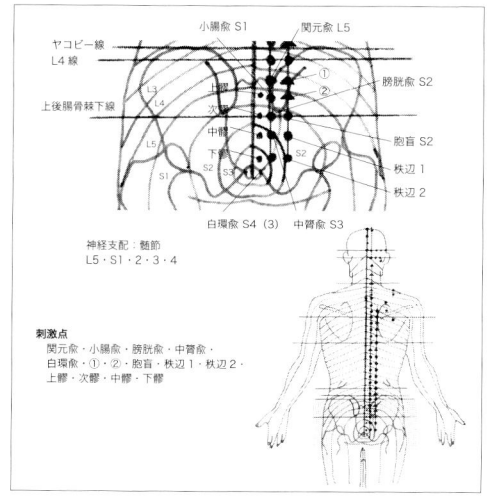

仙骨パート（Sacral Part=Sc-P）

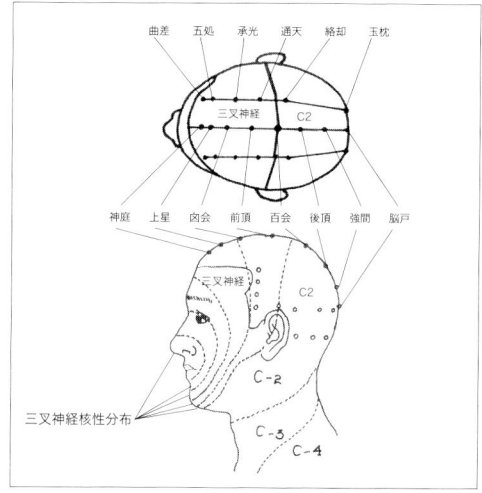

百会パート（Hyakue Part=H-P）

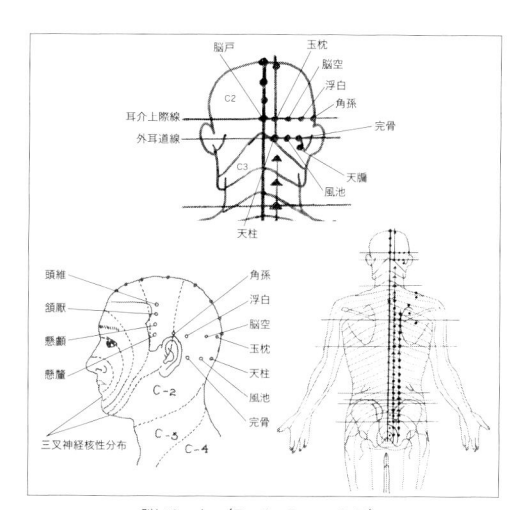

脳パート（Brain Part=B-P）

神経性頻尿以外の場合は Sc-P のみでよい。

全身性の調整が必要と判断される場合は頭部刺激を加える。

無血刺絡による夜間頻尿症例

総数　39例

神経性頻尿	前立腺肥大	尿失禁	神経因性膀胱
31例	6例	1例	1例（脳卒中後）

　日中頻尿の過活動性膀胱や夜間頻尿ではないが前立腺ガン症例や子宮筋腫例も施術中である。尿失禁はその後3例追加されて全て著効結果を得ている。

性別

男性	21例
女性	18例

無血刺絡治療成績

著効	34例（87%）
有効	5例
無効不変	0

無血刺絡効果発現回数

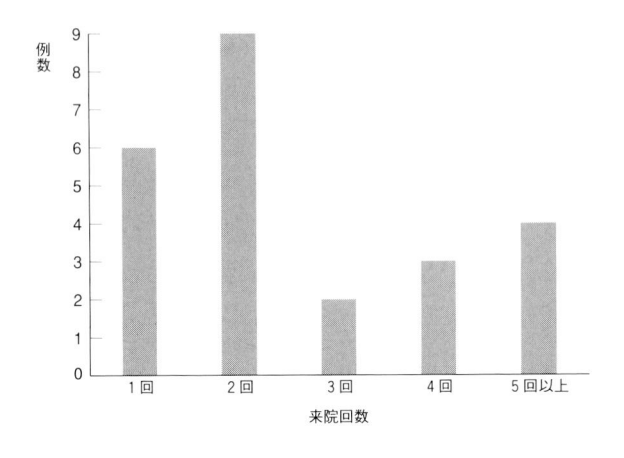

これは24例の分析であるが、3回の施術で17名（71%）が著効を呈している。

著効症例一覧

著効を示した実際症例の夜間尿回数の推移を表にしてみた。

症例No. init.	年齢	性別	Sc刺激有効施術回数	施術前夜間尿回数	施術後夜間尿回数	初診リンパ球比率とその後の最高値　備考
1.　IH	74	男	2回	3回	1～2回	20.6%→24.7%
2.　AH	56	男	2回	3～4回	1回	10.0%→30.1%

3. AI	71	男	5回	2回	0回	**26.9%→33.9%**
4. OS	66	男	2回	8回	2回	32.8%→39.0% ケースレポート最後の例
5. OS	76	女	8回	2回	1〜0→のち0回	43.7%
6. OY	68	男	1回	1回	0回	37.9% BPH 断薬
7. KK	71	女	1回	3回	1回	39.2%
8. KS	73	女	4回	2回	0〜1回	19.6% ラシックス内服
9. KS	80	女	9回	6回	2回	**14.8%→32.3%**
10. KM	74	女	2回	3〜2回	1回	39.9%
11. KY	60	女	1回	2回	0回	**29.1%→44.6%**
12. KK	74	男	2回	2h毎4回	2回	**15.3% リウマチ**
13. SF	37	男	1回	1回	0回	28.9% 椎間板ヘルニヤ
14. SM	75	女	2回	3〜4回	1回	35.5%
15. SY	65	男	3回	4〜5	2→のち1回	無→35.9% BPH
16. ST	60	男	2回	3回	1〜2回	**16.3%→33.8%**
17. SI	78	男	1回	尿失禁	無し	38.6% オムツ使用<注>
18. TM	60	男	1回	3〜5回	1〜2回	34.5%
19. NH	72	女	1回	2h毎	2回	38.4%
20. HH	80	男	2回	4〜6回	2→のち1回	28.7% 治癒再検なし
21. HF	54	女	Scなし	1〜2回	0回	31.5% H/B-Pで著効
22. FM	62	女	2回	2〜3回	0回	**17.7% シェーグレン症候群**
23. HK	71	女	1回	2回	0回	32.6%
24. MK	65	女	3回	4〜6回	1〜2回	39.0%
25. MS	74	女	1回	2回	0回	47.7% Sc以外
26. MH	69	男	4カ月	5回	1回	32% BPH尿漏れ断薬
27. MT	54	男	4回	4回	1→のち0回	**13.8%→14.1%**
28. MM	38	男	4回	2回	1〜0→のち0回	30.8%
29. MS	69	男	16回	3回	2→のち1回	32.6% BPH 断薬
29. MR	75	女	1回	2回	1回	37.3%
30. YY	57	男	4回	1h毎	1回→のち0回	**10.9% 腰椎ヘルニヤ術後**
31. WH	76	女	1回	半時間毎	2回→のち1回	32.6%

＜リンパ球減少例の推移と解説＞

症例1：アルコール依存症例。

症例8：心房細動でワーファリン内服中。ラシックスは中止とした。19.6%→18.6%→その後23.2%が最高。今も15%台と低迷。リンパ球比率・実数ともに増えない唯一の不明症例。ストレスは自覚しないが並行受診している大学病院での服薬に関連かとも考えている。

症例12：関節リウマチ例：15.3→15.6→その後18.8%が最高。

症例22：シェーグレン症候群でプレドニン内服中であった。その後30.4%まで回復。

症例 27：肩関節脱臼中で手術待ち。リンパ球増加期待は器質的障害では難しい。

症例 30：10.9 → 21.0 → その後 30.8％まで回復。

<注>

　　この方はケースレポートで切迫性尿失禁例として提示しているが再掲する。

　　来院初日は尿失禁を治すのが目的でなかったので Sc-P 抜きで H ／ B ／ N ／ S-P と頭部肩パートにしか施術しなかった。尿失禁を聞いたのは 2 度目の来院時でまだ尿失禁はあった。そこで初めて Sc-P の刺激を加えた。翌日の来院で尿漏れの失敗が無かったとの返事を得た。その後半年以上の経過であるが、尿の失敗は 1 週間に 1 回軽くある程度とのことである。ついでに健忘症改善、うつ傾向も改善、医院の待合で患者さん同士の話にも加わり明るくなり別人のように変わったとの奥さんの話である。

　　余談であるが頭部の毛髪も少しではあるが生えてきており本人も奥さんも驚かれている。毛髪の増加は 70 歳以上の方で 10 人以上は確認している。

78...
肩関節周囲炎

施術選択髄節パート——Sh-P は第 49 項参照

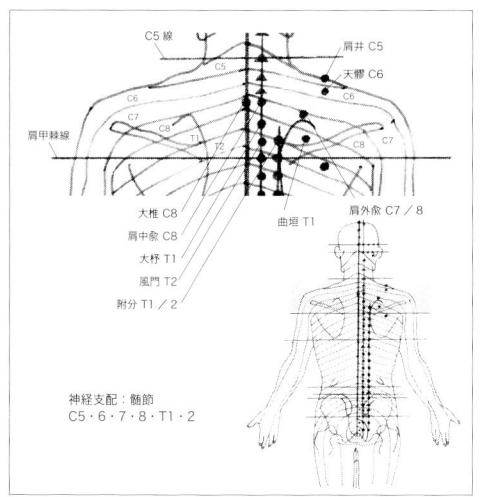

肩パート（Shoulder Part=S-P）　　　　　肩関節パート（Sh-P）

① 肩関節は鎖骨上の C4 〜上肢の C5 〜 T1 までの部位から成っている。
② S-P（肩パート）だけでも改善していくが、肩関節パート（Sh-P）を追加してからはこの Sh-P 無血刺絡を抜きにしては考えられないようになった。
③ この Sh-P を追加してすぐに痛みが軽減し、さらに可動域が高まるのを観察できる。
④ 特に重要なポイントは AXN-P（第 54 項）と BrPl-P（第 52 項）と SCM-P である。さらに天宗（てんそう）、秉風（へいふう）穴の 2 点である。これは肩甲上神経走行にあたる。

無血刺絡効果発現

　初回より可動域（ROM）の改善で効果確認できる。回数比例的である。数回から 10 回までに回復していく印象である。40 代男性が救急車で病院を受診したほどの重症で（初診時上肢が全くブランとしたまま動かせなかった）、数週間以内に急速完治した例を経験した。またケースレポート第 99 項の症例は半年以上の難治症例であったが週 2 回 10 週間、都合 20 回で治癒した。

交感神経の害

① 整形外科的、あるいは解剖生理学的な病変を述べるのはこの本の目的ではない。この疾患が自律神経との関わりでどうして生じたのかを考えることが目的である。

② 先にも述べてきたように、この病態も交感神経緊張（全身性にせよ局所性にせよ）が生じた結果、肩関節周囲の局所の虚血に始まり、全身的な交感神経緊張状態に及べば顆粒球の増加するところとなり、関節・腱・滑液嚢などへの活性酸素による組織破壊が進み非可逆性の変性へと進んでいくと考える。

どのようにして治すか

① まずは血液の循環を改善し、血行不良を元に戻すことである。

② そのためには肩関節周囲の神経支配から考える。その関節に関与する髄節パートを無血刺絡することにより副交感神経機能が高まるから、血行が促進され症状が緩和していく。

③ ここでも「白血球の自律神経支配の法則」からリンパ球比率を参考に病変の重症度を予測できる。

④ リンパ球が正常なら問題なく機能性の問題であり、比較的早く解決していく。リンパ球の減少程度に応じて全身性の要素が高いと予想されれば、頭部刺激パートの無血刺絡を並行して行いながら施術期間を決めていく。

⑤ この疾患で石灰化病変を指摘され、何年も前から整形外科で手術を勧められていた患者さんがいる。施術前は痛みで「千切ってほかしたい」と言う程の痛みがあったが、無血刺絡後半年、1年を経過して改善略治した症例を経験している。

⑥ 薬も湿布もリハビリも何もせずに治っていくのはひとえに血流改善効果（つまり温泉につかっているのと同じと患者さんに説明している）があるからである。

無血刺絡の手技手順

手順：ではどのようにして無血刺絡を進めていくか。

① 肩関節周囲炎には、運動機能障害（結髪、結帯障害など）を認めるのと同時にある特定の姿位にて痛みを訴えるのが特徴であるので、その特定の姿位にて圧痛点を確認する。

② 髄節刺激パートであるS-P刺激でも軽快していくが幾分時間がかかり、局所刺激療法である肩関節パート（Sh-P）への無血刺絡追加により改善度が飛躍的に高まる。

③ 肩関節三角筋部はデルマトームC5～T1までを含む。したがって肩関節パート（Sh-P）のC5-T1までの局所刺激を加える。また二頭筋部皮膚知覚は鎖骨上神経（C3・4）の支配下にある。よってSCM-Pの刺激も加えると有効である。

④ また三角筋自身は腋窩神経（C5・6・7）支配である。ゆえに先に述べたAXN-PとBrPl-Pへの入念な無血刺絡を繰り返す。そうして、もう一度自発痛・圧痛点のあった箇

所の痛みの再確認を特定の姿位にて行い、軽減していることを確かめて施術を終える。
⑤　その後も再来院毎に同様の施術を繰り返し、ROM（可動域）が徐々に回復していることを確認しながら施術を続けていく。

無血刺絡による治療成績
①　現在までに30例経験した。薬、湿布等は中止してもらっている。
②　ほとんどが施術直後の可動域の改善と痛みの軽減を認める。
③　1年間での治療成績は18例中、著効率78％であり有効率は100％である。

79...
認知症・不眠症・頭痛

1．認知症

施術選択髄節パート

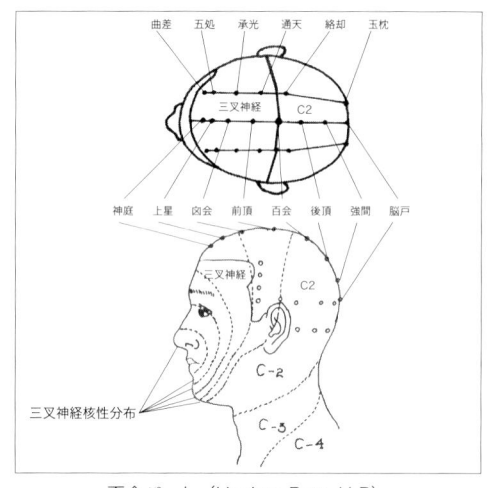

百会パート（Hyakue Part=H-P） 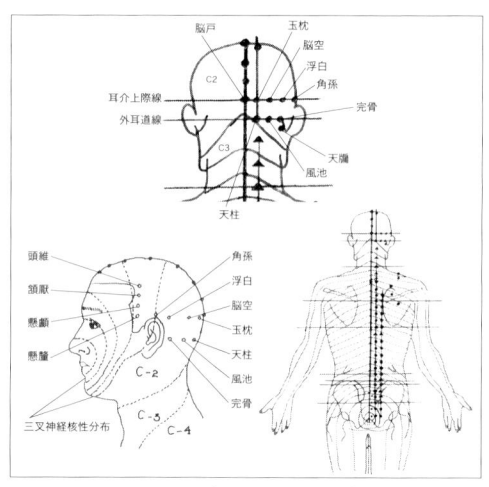　　　　脳パート（Brain Part=B-P）

① この疾患群は基本的な頭部髄節パート無血刺絡で改善して行くので特別なテクニックは必要としない。初期の1カ月間では百会、風池穴からスタートした。
② 従って重要なポイントは百会、風池穴である。特に百会、左右風池穴を結ぶトライアングルに改善の鍵が隠されているのではないかと思う。
③ 1例を除き週2回の無血刺絡を3カ月行った。

1年間髄節刺激療法治療成績

	総数	著効例（率）	有効例	不変例
不眠症	56	55（98%）	1	0
頭痛	20	19（95%）	1	0
認知症[注]	5	1（20%）	3	1

＜注＞

この疾患の判定は長谷川式テストで行った。1例の不変例は施術途中で慢性硬膜下血腫（下記表患者NY例）が見つかり手術をした例で施術による効果判定に正確さを認め難い。その症例の長谷川式ポイントの推移は 12→11→手術→13→14 であった。

＜認知症例の検討＞長谷川式簡易知能テスト点数（30点満点）

init.	年齢	性別	初回	2回（月）目	3回（月）目	4回（月）目	判定
OK	60	男	13点	18	16	中止	有効
KT	64	男	15	21（1.5カ月後）		19	有効
SM	68	男	8	20	22	20	著効
HY	68	男	14	12	20	20	有効
NY	68	男	12	11（手術）	13	14	不変

認知症例の治療経過

① 認知症例は髄節刺激療法（DSST）が有効か否かを判別するため初期の頃の症例に限って治験を行った（ケースレポート第86項詳述）。
② 従って各症例とも、現在の基本的治療としての薬指を含む井穴無血刺絡とは異なり薬指を含まない井穴無血刺絡を加えてある。
③ また薬指を含まない爪揉みも指示した。
④ DSPとして百会パート、脳パートを毎週2回無血刺絡した。
⑤ 知能テストは効果を確かめるため最低毎月1回実施した。
⑥ 全て入院中の患者のため、爪揉みは実施しているかどうか不明。少なくとも1名のコルサコフ・ウエルニッケ患者は、毎週出会う著者を識別する記憶もないほどの健忘を示していた。
⑦ のち、この患者は慢性硬膜下血腫のため手術したのでDSSTによる効果判定は不明であるが術後若干点数は増えたものの判定は不変とした。
⑧ 少なくとも5名中4名はポイントの向上を認めた。
⑨ 1名の著効患者は抗うつ剤のトレドミンの増量減量でポイントが激しく変動した。薬物の影響が多大であることの証左である（ケースレポート第86項参照）。
⑩ 認知症例に有効であるとの確信を得て髄節刺激理論が前進した。

2．不眠症

効果判定

　不眠症の効果判定は、睡眠剤の依存度の変化と睡眠の質により分類した。即ち

著効判定

分類1	断(離)薬(薬を手放せた)
分類2	休薬(飲まない日ができた)
分類3	減薬(飲む量が減った)
分類4	熟睡できた

有効判定

分類5	睡眠時間延長(服薬量不変)
分類6	途中覚醒が減った

無血刺絡による治療成績と総評

① 17カ月で80名の不眠症の無血刺絡治療に当たった。

② 先の表の通り高い著効率を示す。

③ 睡眠薬を常用していない患者であれば多くは初回より効果を発揮する。

④ むしろよく眠り過ぎるというくらいの改善を示す例もある。

⑤ 不眠症の患者ではないが、施術終了後、電車に乗って帰られる方で1時間の乗車中、本を読むのも忘れるほど眠ってしまうという方もあった。

⑥ 施術直後の眠気は交感神経刺激による眠気であるという意見もあるが、無血刺絡においては多くの例で証言しているように、不愉快な眠気ではない。むしろ目覚めた後、気持ちがよいと言うのを評価しても副交感反応による自然な入眠であると判断する。

⑦ 少数例でだるさを覚えるという症例もある。それは、副交感反応が起こったことによる血流回復を表しているのではないかと思っている(第82項で「だるさ」の項を参照されたい)。無血刺絡で不眠症の90％以上の方が改善し、不眠症でない患者までもがよく眠れるという言葉を口にする以上、副交感反応としての性質のものとして受け止めているつもりである。

⑧ 睡眠薬依存症は休薬、離薬がし難い。精神的薬剤依存症に入っていて徐々に施術をしながら指導していくしかない。多くは成功する。

3．頭痛

無血刺絡による治療成績と総評

① 17カ月間で30名であるから、1年間髄節刺激療法の20名からあまり受診者が増えなかったということになる。

② 頭痛は総じて医療機関に受診するのが少ない疾患である。

③ 脳外科医としてスタートし、開業して17年延べ30年間「頭痛」を興味深く見てきたがあまり患者を診てきたという実感はない。

④ おそらく市販の頭痛薬で済ませられる程度の頭痛が大半であると思われる。

⑤ もちろん、くも膜下出血や、脳腫瘍、諸種の頭痛を経験してきたがこれらは特有の症状が発現するので容易であるし、この無血刺絡とは無縁である。

⑥ 無縁であるとは言ったが、仮説として脳腫瘍もストレス→交感神経緊張→脳の血流不全（虚血）→脳細胞の組織破壊→脳腫瘍の発生という図式が成立するのではないかと思う。これも無血刺絡の頭部（H／B-P）刺激で改善していきそうな予感がする。

⑦ 無血刺絡でパーキンソン病は未治療者なら全員改善していった。また認知症まで改善したという結果をみても、病気の発生は全てストレス＝交感神経の害という福田－安保理論が成立するなら脳腫瘍も特殊な病態ではなく、それらと同様に治っていくのではないかと考えられる。

⑧ 頭痛には諸種の分類があるが著者自身、安保教授の指摘する偏頭痛と緊張性頭痛（筋収縮性頭痛ともいう）の分類は意味がないと思うようになってきた。

⑨ 安保免疫学では、緊張性頭痛は交感神経緊張に基づく虚血病変が頭蓋を取り巻く諸筋肉に生じた結果、筋肉が収縮して締め付けるという考えは非常に分かりやすいし、実際臨床現場でもそう思う。

⑩ 緊張性頭痛が進むと大後頭三叉神経症候群という病気になり、救急車で入院する例もある。この病気を神経ブロックにて治してきた経緯がある。それは劇的で、局麻剤を注入した直後から緊張した筋肉の緩和が得られ痛みから解放されるというものである。従って筋肉の過緊張（＝各種ストレス）が原因である。

⑪ その頭痛は、痛みそのものが治癒反応であるから血流増加に基づくプロスタグランジンの作用で起こると考えれば、その前の交感神経緊張状態にその原因があるわけであって、交感神経刺激状態を作らないような予防法を講じなくてはならない。

⑫ 従って、交感神経の害は頭蓋を取り巻く筋肉に病変が存在するといえる。それが週末偏頭痛として、副交感神経優位となるリラックス場面で、血流が増えた結果、ズキンズキンと血管が開いて拍動性の痛みが訪れるのである。

⑬ 大概は機能性のものであるので一過性で治るのであるが、これが長期に及ぶと脳内に器質性病変を作らないとも限らない。それが種々の脳病変に結びつく可能性はあると思う。

⑭ 古典型偏頭痛というのがある。著者は20数年以上年に4〜12回起こし悩まされてきた（第34項で先述）。福田－安保理論で考えると閃輝暗点という前兆は脳血管の交感神経性の虚血状態を示し、この時脳血管は収縮している時であるから乏血による後頭葉の症状が眼前に半盲として出現してくるわけである。そのあと乏血を是正しようと過度に脳血管が開く、つまり副交感反応としての血流改善効果で拍動性の痛みとプロスタグランジン

の作用とで頭痛が発現してくると考えている。

⑮　この古典型偏頭痛を著者は自己無血刺絡で治した。ここ１年間で５、６回経験したが、閃輝暗点が出始めた時点で、天柱、風池、和髎、懸顱、懸釐穴などの後頭神経、耳介側頭神経の領域を無血刺絡するものである。時間は閃輝暗点が消えるまで15〜30分の間シャープペンの先で反復押圧し続けるのである。そうすると同名半盲を示していた閃輝暗点が形を崩し始め、最後に閃輝暗点は消滅し頭痛が起こっても軽くすむという経験を何度も経験した。

⑯　このおかげでエルゴタミン製剤を20年以上持ち歩いていたのが今ではシャープペン１本を持ち歩いている。薬の副作用が強かっただけに、服用せずにすむことで大変気が楽になっている。

⑰　これなども、交感神経と副交感神経という観点から病変を捉えた福田－安保理論の正当性を証明するものだろう。

無血刺絡効果発現

　施術後改善してしまい頭痛で通院する方はほとんどいない。それは自己無血刺絡（第34項参照）を指導するからであり、それで薬からの離脱が可能となる。また再発防止にも役に立つ。

80...
内臓疾患

1．無血刺絡では内臓疾患をどう捉えるか

① 内臓を支配する神経は横隔膜・心膜の横隔神経と肋間神経を除き、全て自律神経系である。
② 即ち交感神経系と副交感神経系であるが、内臓へ行く副交感神経は迷走神経（第10脳神経）である。
③ つまり内臓諸臓器の副交感神経は脳神経支配を受けている。
④ 従って、刺絡、無血刺絡で内臓の副交感神経を高めるという作業はつまりは脳神経を刺激するということと同じ意味がある。
⑤ ゆえに、頭部無血刺絡（H／B-P）で高血圧、糖尿病、高脂血症、脂肪肝、胆石症などが改善して行くのは、第35項糖尿病例の提示にもあるように、この頭部刺激が副交感反応を呼び起こしている可能性が高い。
⑥ すでに、安保免疫学では高脂血症、脂肪肝、糖尿病などの疾患はストレスからくると述べておられるが、著者の無血刺絡実績からもそれを裏付けている。
⑦ この観点からストレス緩和が第一の治療であり、生活の見直しが急務となる。
⑧ 第二に著者らの行う免疫力を高める（副交感神経機能向上）無血刺絡が側面からサポートできるというわけである。

2．糖尿病

無血刺絡治療の効果

糖尿病は第35項でインスリン使用例を例示した。内服継続でもHbA1Cが下がっていく例を経験したので数例を表示する。（ ）内は施術回数。現在通院中。

	初回検査	2回目	3回目	4回目	5回目	6回目
症例U 74歳 ♀ (3／16初診)	3／26	5／20	6／21	7／30	9／20	
	6.7 (3)	6.3 (17)	6.0 (26)	5.8 (39)	5.9 (53)	
症例T 65歳 ♀ (3／8初診)	3／8	4／8	5／28	6／25	8／13	9／10
	6.7 (0)	6.1 (12)	6.5 (24)	6.1 (30)	6.2 (38)	5.7 (41)

症例Uは4回目検査後グリミクロン40を20mgに減量。症例Tは服薬無し。週2回来院ペース。

次はアマリール1×1錠／ベイスン0.2×3錠服用中で高血圧は治った(アダラートL断薬)。現在通院中。

	初回	2回目	3回目	4回目	5回目	6回目	7回目
症例S　74歳　♀	6.5 (2)	6.1 (14)	6.3 (29)	6.3 (44)	6.1 (56)	6.5 (75)	5.9 (81)

このあとアマリールを1／2錠に減量したが、5.7まで低下した。

3．高血圧症

高血圧症は当院でも少なくない。

① 1年間髄節刺激療法での結果は、調査できた36例のうち

著効21例 (58%)	有効2例 (6%)	不変13例 (36%)

となった。

21名の内訳は

自然正常化例	12例
減薬・断薬例	9例

その後不変例の中にも正常化した例は数名存在する。

血圧推移実例　2例

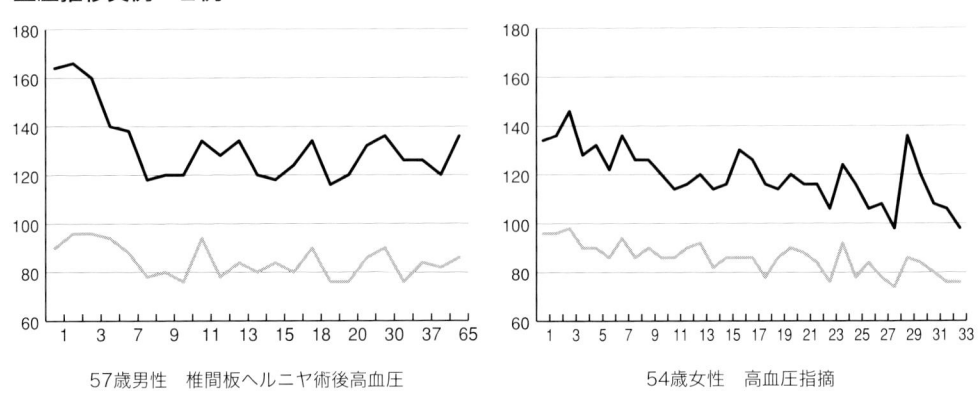

57歳男性　椎間板ヘルニヤ術後高血圧

54歳女性　高血圧指摘

　上左は57歳男性で椎間板ヘルニヤ術後の高血圧（ケースレポート両下肢痺れ例）。無投薬。無血刺絡での自然低下例。リンパ球比率10.9％、その後の最高30.8％。週2、3回で正常となり、現在も週1回通院中であるが全く正常。

　上右は54歳女性で来院1カ月前に頭重、気分不良で医療機関を受診し、高血圧（160／100mmHg）を指摘された。無血刺絡での治療を受けるため来院した。初診時134／96mmHg。以降1週間に2回のペースで施術を受け5カ月後収縮期血圧100以下、拡張

期血圧 70 台となり治療終了した。リンパ球比率は初診時 37.8 → 29.8 →最終 5 カ月目 34.5％であった。来院 1 カ月前も 38.4％と良好であった。

② このように時間はかかるが徐々に低下していく例もあるし、上左のようにストンと下がり以後も正常というケースもある。服薬を休薬、離薬した症例も多くある。
③ 血圧の正常化は無血刺絡の副産物である。本病を治療していくうち正常化したという例で、血圧だけを目的に施術した例は何例かあるだけである。

4．高脂血症

無血刺絡後リンパ球が正常を続けているのに総コレステロール（TCH）値が著しい高値を呈した症例を提示する。

症例：60 歳　女性　糖尿病、高血圧を併発　未治療投薬なし。

	9/8	10/13	11/16	12/15	1/7	2/18	3/26	5/6	6/17	7/29
施術回数	9/8〜10/13　9回	2回	7回	4回	6回	2回	3回	5回	4回	
コレステロール	319	312	274	255	281	281	317	305	380	162
白血球	7100	6400	6300	6700	5900	6200	5800	5600	5800	7800
リンパ球%	23.7	42.1	46.4	41.0	38.3	33.2	44.8	40.6	41.7	39.2
リンパ球数	1683	2694	2923	2747	2260	2058	2598	2274	2419	3058
HbA1C	6.6	6.8	6.6	6.7	6.2	6.8	6.9	6.5	6.8	6.4
血圧	204/110	176/86	196/96	160/90	150/90	180/84	156/86	150/70	150/80	146/80
内服	無し					1/14、ARB薬投与　7/1、リピトール10投与				

解説：この方は夫の入院の心配（肝臓がん）でストレスを強く感じていて、30 年以上の肩こりを訴えて来院された。血圧が 204 ／ 110mmHg と重症高血圧に近かった。2 度目の来院時も 200 ／ 96、3 度目も 176 ／ 96 であった。初診時リンパ球は 23.7％と中等度の交感神経緊張状態であった。高脂血症と糖尿病も見つかった。初めの 1 カ月間は週 3 回施術を行い、1 カ月後リンパ球の急回復と同時に血圧も大幅に低下した。

10 ／ 13 から 11 ／ 16 までは月 2 回と施術回数は激減したが TCH は 40 も減り、次の 11 ／ 16 から 12 ／ 15 までは 7 回と週に 2 回のペースに戻り 255mg/dl まで低下した。

1 ／ 14 から降圧剤を投与したがその後血圧は下がったものの糖尿病は横這いを続けた。

ここまでは無血刺絡と血圧、リンパ球、TCH などの諸数値は平行して改善した。

その後 2 ／ 18 以降、施術回数のペースが落ちていくにつれ（3 ／ 26 〜 7 ／ 29 まで 18 週で 14 回）TCH が増加に転じているが、その間 4 ／ 6 に夫が吐血（肝硬変による）で緊急入院したことも影響があると推察される。リンパ球の回復が見られ続けたので、TCH 値

の更なる低下が期待されたが、下がらなかった例として提示してみた。心理的／肉体的ストレスによるリンパ球数値とTCHの乖離現象が見られた例として紹介した。

5．腎機能低下例

① 当院では腎機能低下例の患者は少ない。正常上限か少し上程度である。しかしその数値はなかなか下がらないのを実感する。その時は真っ先に薬のチェックをする。
② まず利尿剤の服薬有無を見て、次に鎮痛剤始め湿布等の痛み止め関連の服薬中止を患者に説明する。痛み止めをやめるだけで利尿が良くなった方もある。
③ そうすることでその後の治療が非常にやりやすくなることを経験する。
④ そのCr値変化の無血刺絡長期例を表示する（正常1.3以下）。

init.	年齢	性別	施術前検査Cr	施術後1回目	2回目	3回目	4回目	5回目	6回目	7回目
MK	45	男	1.4	1.2	1.2	1.3	1.2	1.4	1.3	
FM	81	男	1.3	1.2	1.2	1.2	1.3	1.2	1.2	1.1
YK	74	男	1.8	1.1	1.1	1.1	1.1	1.2		
FY	79	女	1.3	1.0	1.3	1.2	1.2	1.3	1.2	1.1
MS	69	男	1.3	1.1	1.1	1.2	1.2	1.1	1.2	1.2

いずれも横這いかやや減少で悪化の傾向は見られない（後半は全て週1、2回施術、前半はやや多い例もあった）。

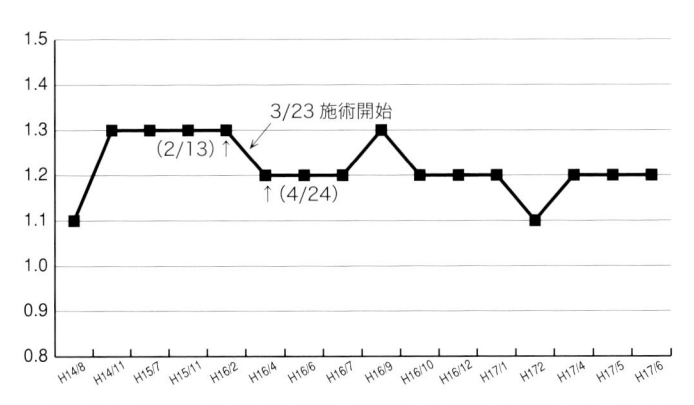

長期追跡例の表（上記症例FM　81歳　男性　糖尿病・高血圧・心不全・パーキンソン病）

考察

少なくとも無血刺絡後悪化の兆しはない。やはり、薬剤排除と副交感神経機能を高める治療をすれば、少なくとも悪化は食い止められるのではと思う。

81...
関節リウマチ・膠原病

1．無血刺絡での方針

① いずれも難病指定を受けており、全身性の疾患であるので全身調整を必要とする点で、頭部刺激を始めとする傍脊椎髄節パート刺激を必要とする。
② いずれもステロイド反応性疾患であり、無血刺絡における頭部刺激による脳内ホルモンの分泌による治療効果が期待できる。
③ また長年にわたる従来型の治療により、薬剤の諸種副作用との闘いを想定し長期の治療を覚悟しなければならない。

2．施術選択髄節パート

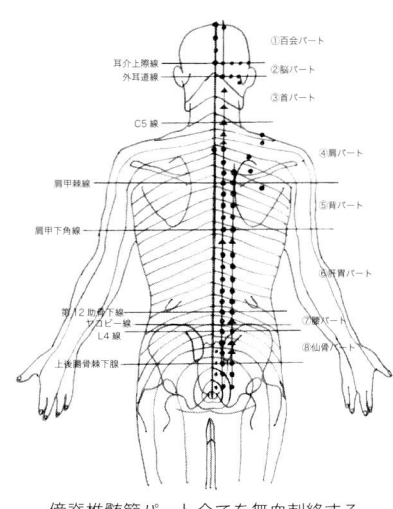

傍脊椎髄節パート全てを無血刺絡する

① 頭部のH／B-P以外にN／S-P、L／Sc-P無血刺絡が必須。全ての傍脊椎全身無血刺絡が必要な場合もある。
② 関節リウマチに関しては、単関節の症状緩和目的に無血刺絡局所髄節刺激療法や無血刺絡末梢神経刺激療法が有効である。
③ しかし広範囲にわたる関節への局所刺激は施術に時間がかかる上、患者への負担も大きくなる場合もあるので慎重に選択しなければならない。
④ 著者は現在、その日の最も辛い箇所の関節を無血刺絡追加している。

3．治療成績

① 膠原病では強皮症（ケースレポート第113項写真参照）とシェーグレン症候群しか経

験がない。

② 強皮症例は週2、3回施術で4カ月以上経過しプレドニン3.5錠（17.5mg）が現在0mgまで断薬できて皮膚の硬化も大幅に改善中である（ムーンフェイスは早期にとれた）。第113項の写真のように手背皮膚の硬化がつまめるまでになった。

③ シェーグレン症候群は週1回施術で4カ月後プレドニンから離薬でき8カ月後完治した（ケースレポート第102項参照）。

④ 関節リウマチは10例ほどの経験しかないが、おおむね良好な経過を辿っている。

⑤ 1例の54歳女性（週2回施術）は来院時服用していたプレドニンを中止して10カ月間、週に2回の施術を受けた後、ほぼ日常生活正常に戻り仕事に復帰した。

⑥ 1例の64歳女性は半年経過であるが途中で鎮痛剤とリウマトレックスを中止して継続治療中である。関節の痛みが無血刺絡で楽になるので週に3回は施術を受けている。

⑦ 1例の69歳女性（週1回施術）はレイノー症状に悩まされながらも10カ月以上投薬、湿布なしで週に1度の無血刺絡で症状に波はあるが改善中である。

⑧ これら症例の無血刺絡によるリンパ球、CRP他のデータ一覧を示す。

4．症例報告

＜症例1　64歳　女性＞ケースレポート第112項症例

　ロキソニン2錠とリウマトレックス中止（3M目から）。現在半年過ぎに入ったがリウマトレックス断薬1.5カ月後リバウンドに入ったと推測されCRP8.0と急増、リンパ球8.0％、実数712個と激減。この時はさすがに症状の悪化とリンパ球激減はリバウンドと理解していても不安になった。痛みのピークが2週間くらい持続。指の浮腫も横ばいを継続。その10日後に白血球を再検査しリンパ球15.9％、実数1654個と急増しリバウンドも終わったかに見え、直近のリンパ球27.5％、実数2000以上となり治癒への道が拓かれたと感じている。しかし、まだ上下動を繰り返すであろうが断薬後の山は越えたと思われる。

　当の患者さんは薬の要らない世界がこんなに良いものかと感想を述べておられた。

	3/4	3/29	4/1	5/6	6/17	7/29	8/9	9/6
CRP	1.7	初診	2.0	1.2	1.3	8.0	2.6	2.8
Ly%	18.0		21.1	18.2	23.8	8.0	15.9	27.5
Ly数	1440		1751	1420	1904	712	1654	2145
RF			4/9 22（+）	不計測	不計測	68（+）	85（2+）	78（1+）

	10／4	11／1	12／21	1／20	2／25	4／15	5／20
CRP	2.6	3.2	4.0	2.4	1.8	0.6 (−)	0.7 (±)
Ly%	23.9	17.6	24.2	20.2	22.6	26.5	23.6
Ly数	1601	1197	1815	1656	1650	1802	2030
RF	72 (+1)	67 (+1)	45 (+1)	37 (1+)	29 (1+)	17 (±)	26 (1+)

＜症例2　54歳　女性＞ケースレポート第111項症例

プレドニン断薬　仕事に復帰　こわばり、肩こり、冷え軽快

	初診時	1M後	**2M後**	3M後	4M後	5M後	6M後	7M後	8M後
CRP	0.1	0.1	不計測			0.1	0.1	0.1	0.1
Ly%	38.7	28.2	**20.2**	42.5	30.4	27.8	37.0	33.5	32.8
Ly数	1858	1466	**1030**	1743	1459	1251	1295	1709	1542
RF	不計測				13 (−)	16 (±)	26 (+)	25 (+)	29 (+)

＜症例3　69歳　女性＞

レイノー症状続く　服薬無し。

	初診時	1M後	2M後	3M後	4M後	5M後	6M後	7M後
CRP	0.5	0.1	0.1	0.5	0.2	0.1	不計測	0.2
Ly%	19.9	27.1	26.0	18.7	26.1	28.3		20.8
Ly数	1532	1463	1378	1103	1463	1500		1165
RF	70 (+)	77	98 (2+)	116	120	159		186 (2+)

	9M後	11M後	13M後	16M後	17M後	18M後
CRP	0.2	0.3	0.5	0.2	0.2	0.2
Ly%	27.4	22.2	21.2	22.3	24.3	24.7
Ly数	1452	1532	1336	1673	1628	1432
RF	232	324	345	410	433	430
抗核抗体				5120倍		5120倍

＜症例4　62歳　女性＞

プレドニン2錠→半錠×2回／wkに減薬しリンパ球35.5％に。

	初診時	1M後	2M後	3M後
CRP	0.1	不計測	0.1	0.1
Ly%	18.7		33.3	35.5
Ly数	1571		2264	2450
RF	3		3	3

<症例5　63歳　女性>

プレドニン2錠→半錠、アザルフィジン2錠→1錠、リウマトレックス週3cap→1c. 全身の痛み持続。無血刺絡を受けたときだけ軽くなる。他の病気の精査のため中断。

	初診時	1M後	2M後	3M後
CRP	4.4	2.3	3.9	5.2
Ly%	14.9	23.9	22.6	18.8
Ly数	1624	2597	2441	1936
RF	267（2+）	302	347	330

<症例6　74歳　男性>

　ボルタレン25×2錠。5、6年来の首・肩・手足・膝関節痛。ここ2、3年で増強。眠れない位、寝返りできない位痛い。施術後1カ月して良く眠れ、気分不安がなくなる。体もよくなっていると感じている。遠方で通院に難あり中断した。

	初診時	1M後	2M後	3M後
CRP	8.7	8.1	7.6	6.9
Ly%	15.3	15.6	18.8	17.3
Ly数	1499	1451	1842	1419
RF	2+	2+	2+	2+
ANA	80　1+	40　1+	40　1+	40　1+

5．治療展望

① リウマチは痛みとの闘いであり、鎮痛剤の誘惑を絶つのは並大抵ではない。
② すでに多量の服薬をしている例ほど難治である。
③ 手指関節の変形が高度な例では、薬剤の併用と共存していかねばならないと考える。そうでないとQOLが著しく損なわれるからである（下記症例7など）。
④ 如何にストレス＝交感神経緊張状態から抜け出せるかであろう。
⑤ そこには患者自身の生活の見直しが大切であり、無血刺絡はその手伝いができる治療手段の1つであると信じている。
⑥ この手技は患者に苦痛を与えず、短時間で、効果的な反応を与えることができる。
⑦ 重症リウマチ症例の検討：
　　長年の治療で高度なリウマチ性の関節変形をきたし、多量の服薬を余儀なくされてきた患者さんが最近当院を受診した。

次の症例を読まれて読者はどう対応されるであろうか。

＜症例7　61歳　女性＞

罹患年数：10年以上。

症状：こわばり・腰・膝・手首・肩痛と腕のだるさの訴え。

経過：昔は160cm以上あった身長が142cm台にまで低くなり、ここ3年で急速に症状が進んだという。無気力で家でゴロゴロとし、ムーンフェイスもあり年よりも老けて見えた。インシュリン治療もしている。服薬内容を表にした。

リンデロン0.5mg×1	プレドニン1mg×3	リマチル50×3	ブレディニン50×3
ボルタレンサポ×1個	テオドール100×4	ノレプタン×2	タケプロン30×1
オノン×2	アイトロール×2	リポバス×1	セルベックス×3
アルファロール×1	インシュリン注　朝10／昼10／夕8単位		

　これだけの服薬量は現在のリウマチ治療の現況を表していると思われる。ステロイド性の骨粗鬆症による著明な身長低下、ステロイド糖尿に対しインシュリン注、ステロイド潰瘍予防に対してプロトンポンプ阻害薬。それにステロイドによるムーンフェイス。どう対処すべきか迷った。

　実際にはリンデロン及びテオドールにタケプロンの減薬を始め1カ月を過ぎ幸いにも症状は平穏で当人の顔に笑顔が戻り、ムーンフェイスも少し引いた。意欲も現れ、顔つきに変化が現れ近所にも出かけられるようになった。この患者さんに当院を紹介した方もこの変化に驚いていた。あまりにも投薬が多いので、通院中の病院の主治医に減薬を申し出たら「炎症があるから」という理由で拒否された。ちなみに1カ月後の血液推移を表にしてみた。

	CRP	RF	WBC	Neu.	E	B	Ly	Ly数	Mo
初診	1.8	109 (2+)	12100	86.0	0	0	9.0	1089	5.0
1カ月	3.9	105	10500	78.8	1.1	0.2	11.8	1239	8.1

　しかし、結果はボルタレンの減薬は無理であった。長年にわたって薬物依存した体には断薬、減薬は難しく、しかも92歳の義母の介護のこともあり治療は中断された。

82...
痛み・痺れ・冷え・だるさ・むくみの臨床

1．無血刺絡治療で見た痛みと痺れの関係

① まず実際に経験した症例から述べたい。57歳男性（ケースレポート症例第91項）。椎間板ヘルニヤの術後痺れだけ残していた。この痺れ治療を治すことが目的で当院受診した。結果半年後痺れは全治した。同様頚椎椎間板ヘルニヤの痛みのために手術をした症例も、術後残った両手の痺れに対し当院を受診し現在も通院治療中であり軽快中である。

② 80歳女性は、ひざ関節人工関節置換術後に大腿・下腿の痺れを残していたがほぼ半年以上を経てほぼ略治した。

③ 他には梨状筋症候群などで痺れ病変の治癒のあと、だるさを訴える症例に出会うことがあり、冷えを訴える症例には痺れを同時に訴える場合がある。長年の痺れと冷えが瞬間ではあるが同時に温かく思えたほど改善したという例もあった。

④ リウマチ症例は関節の痛みを訴えるほとんどの症例でむくみを訴えることが多い。そして真っ先にむくみがとれる（第39項写真例集参照）のであるが、その後長い間痛みを残す。

2．痛み・痺れを自律神経の観点から見る

① 「痛み」が治癒反応であるというのは福田－安保理論の論じるところである。その病態は副交感神経が機能し血流が増え、そこに発痛物質であるプロスタグランジンが痛みを起こしていると唱える。

② 手術に踏み切る大半の症例は痛みの除去を願い、その通り痛みは取れる。しかし上記1．で述べたように術後、痛みの消失の代わりに「痺れ」を残す例がある。これは、血流が回復し発痛物質は除去されたものの交感神経緊張のための血流障害は残っているからであると思われる。その証明として術後の高血圧を何例も見てきた。たとえ白内障の局所的な手術でさえ、術前低血圧で抗低血圧剤も服用したことのある患者が著しく上昇したのを経験した。そしてその影響は数カ月半年と続く。先の1-①57歳男性、1-②80歳女性の症例も術後高血圧を呈したのとリンパ球が共に10.9％、14.8％であり高度の交感神経緊張状態にあることがわかる。しかしその後血圧は正常化、リンパ球比率はともに30％以上

に復した。このように術後の交感神経持続が病変部の血流障害を残存させることは十分考えられる。

③ 従って、手術で病巣を切除しても交感神経を招く病態までは治してくれなかったばかりか、白内障手術を受けた低血圧症例でさえ術後相当期間までその交感神経緊張状態を引きずることがわかる。従って痺れは痛みと引き換えに生じた全身的、局所的交感神経の緊張持続状態を意味するといえる。

④ このような時、刺絡または無血刺絡を受けて副交感反応を呼び起こすような刺激を与えたとすると、生体はそれにすぐに反応して（それは反射であるから）血流改善の方向に向かって走り出す。その証拠がリンパ球が正常化するのと同じくして痺れも解消するものと考える。そのリンパ球推移と痺れを表にした。

57歳男性

	初診時	2カ月後	6カ月後	8カ月後	1年後
リンパ球比率	10.9%	19%	痺れ完全消失	30.8%	痺れなし
リンパ球数	959	950		1386	
血圧	164／90	144／90	130／76	136／86	118／70

80歳女性

	初診時	3カ月後	5カ月後	8カ月後	1年後
リンパ球比率	14.8%	32.3%	痺れ軽減	38.4%	ほとんど痺れなし
リンパ球数	844	1292		1690	
血圧	140／100	134／86	110／78	126／86	128／74

このように痺れや高血圧などの交感神経の緊張が解けるとともに、他の愁訴も改善の方向に進んでいく。

⑤ 次に、「だるさ」であるがこれは痺れが取れた跡に残す症状と解釈している。多くの痺れ症例が改善していったあとに残す言葉はだるさである。逆にだるさという症状はこれから起こるかも知れない疾患の前兆であろう。このだるさを自律神経の面から見ると、交感神経緊張が解除されたあと、患部に血流がどっと押し寄せたために生じる血流量の増加をだるいと感じるのだと推察する。従ってこれも全身の副交感神経への治癒反応としての病態と同じであると解釈している。

「だるさ」を誘発した1つの実例を紹介する。ケースレポート第114項に提示したRSD症例である。この症例はほぼ4カ月以内にRSDの痺れ痛み部位が消失した。そのあとに少しの痺れを残していたが自発的な痺れはなく触れれば痺れているという状況であった。そしてこの残存する痺れに対しその1.5カ月後に無血刺絡末梢神経刺激法により、この肩・鎖骨を神経支配する鎖骨上神経無血刺絡（SCM-P刺激）を行った。すると施術直後より、この患部にポンプで水を送るように血液が流れるのを自覚し「だるさ」が残ったと

いう。繰り返すたびに同じ現象が生じ帰宅してからも続いたが翌日には消えていた。同様な経験をするうち次第に痺れの残存はなくなりだるさの出現もなくなっていきほぼ完治に到達した。これがだるさの正体であると考える。

⑥　「むくみ」はリウマチ症例に多い病態である。これは局所血流障害と組織破壊という交感神経緊張に伴う関節変形の前の病態ではないか？　と思う。その証拠に無血刺絡をリウマチ例に行なって真っ先にとれる症状はむくみであることを多く経験した。むくみを放置したら関節が変形していくような予感を覚える。むくみは治ろうとする局所の治癒反応ではないかと思う。従って無血刺絡という副交感神経の援軍が到着すると俄然血流が増えるために滞っていた血液、リンパ液が瞬時に押し流されて改善するのではないかと考える。それが循環を意味することはSection II 第39項リウマチ例で示したむくみの減少スピードは１〜数日であることから理解できる。

⑦　「冷え」は局所の乏血であるから交感神経の局所病変である。従ってその行き着くところはチアノーゼであり、冷感である。この病態にも副交感神経反射を呼び起こすことのできる刺絡、無血刺絡は有用である。初期の頃の足の冷え15例、手の冷え20例以上に対し全て無血刺絡は有用であった。それも傍脊椎髄節刺激療法のみである。どんなにひどい「しもやけ」に対しても治っていくのを経験した。この冷えと痺れは同じ病態であるから同時に訴える例もあるが先に冷えから改善していくようである。

⑧　次に「筋痙攣」であるが10例前後の症例を経験し、ほとんど治癒している。圧倒的にふくらはぎが多く「こむら返り」と読んでいる。これは機能性なため長引くことはなく可逆性である。保温で軽快し冷えで悪化する。従って血流不全の原因が最も多いから傍脊椎髄節刺激で全例改善、回復していく。ほとんどの例で一回施術しただけで改善した例がほとんどである。これも髄節刺激がL1〜S4までの無血刺絡をすることで下肢のL1〜S4までの全てに血液が供給されるからである。

3．むくみ・痛み・痺れ・冷え・だるさ・痙攣のまとめ

　以上の無血刺絡臨床経験から治癒への推移では次のような順で改善していくのが分かった。むくみ→痛み→冷え→痺れ→だるさ→痙攣　病気の成立はこの逆である。痛みからだるさまでは長い。従って、痛み・痺れなどの症状を訴えていた患者がだるさを訴えるようになれば治る状態に近づいていると解釈されるし、逆にだるさを訴えてきた場合には病変の進行する前触れであるとの認識で対応している。また痙攣を（特にふくらはぎの）訴えてきた患者は、無理な姿勢での仕事、使いすぎ、冷やしてはいないかなどの問診をして、生活の見直しに加え無血刺絡することでほとんど治癒に導いている。

4．実症例での臨床

　＜大腿部での異常感＞を列記してみる（むくみ、痺れ、痙攣などの一般症状以外）。
① 太ももがだるい。
② 太ももが持ち上がり難い。
③ 太ももがぐにゃとする。
④ 太ももの付け根が痛い。
⑤ ズボンをはき難い。
⑥ 太ももがしっかりしない。
⑦ 下肢全体がだるい。
⑧ 太ももの前が動かし難く太もも内半分がカチカチで引きつっている。

　ここで掲げた8項目の症状を有した方達は、今までずっと長い間治す術がなく苦しんできた方ばかりである。これまでの医療でこの病態に対しどのような選択肢があったであろうか。著者の考案した無血刺絡末梢神経刺激療法なら所定の末梢神経刺激点への無血刺絡で劇的な改善が期待できるようになった。そして時間は少しかかるが治癒が可能である。しかも薬の類は一切使わずにである。

ひざ・下腿症状の臨床

　だるい、びっこひく、ひざが冷やこい、カチカチになる、むくむ、ひっぱってくる、こむら返りする、ひざ曲げると重く痛い、蟻走感等多種多様の訴えにも対応できるようになった。

5．ヘルペス後神経痛

実例1：57歳女性
　右C6領域の肘から手掌にかけての神経痛のため当院を訪れた。
　治療ポイントはまず前腕橈側への無血刺絡末梢神経刺激を与えるため、MCN-P（C5-7）、RN-P（C5-T1）を刺激、ついで手掌部の正中神経と一部の橈骨神経への刺激のためにMN-P（C5-T1）とRNW-P（C5-T1）の2箇所を刺激して終わる。これらの刺激により現在89％以上の改善（当人の言）に至っている。

実例2：75歳女性
　腰から大腿前面の帯状ヘルペスの皮疹で来院。バルトレックス5日間投与で水泡が縮小しかけた頃から神経痛を発症。服薬終了後より無血刺絡開始。皮疹のある神経領域はL2・3・

4 にあるので傍脊椎髄節刺激をまず L／Sc-P に行い、次いで無血刺絡末梢神経刺激を大腿神経（L1〜4）と閉鎖神経（L2・3・4）の双方に行った。翌日には水泡の縮小がみられ痛みも軽減した。

<解説>
　このデルマトームに沿って出る皮疹や神経痛は髄節刺激療法のモデルケースである。まさにこの罹患髄節のみに焦点をあて無血刺絡すれば、神経痛を起こしている領域の交感神経性の痺れ痛み病変が副交感反応により血流改善されていき治っていくというものである。これは第 83 項で述べる RSD 治療と同じであることが理解していただけると思う。故に難治とされた、カウザルギーなどもこの方法を用いて治療可能と考える。
　全身どの部位の痺れ／痛み／だるさ／浮腫み／冷え病変でも髄節刺激理論で解決できると考えている。

83...
特殊疾患、難病など

どのような症例を経験したか

ここではパーキンソン病やリウマチ症例以外の難病、難治症例の経験を紹介するだけにとどめる。単一症例が多いが将来につながる光明が見えたと思っている。

1．RSD症例：38歳　男性

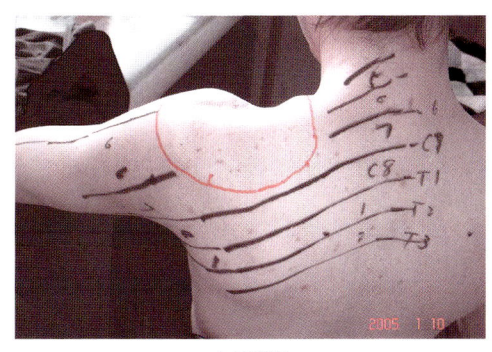

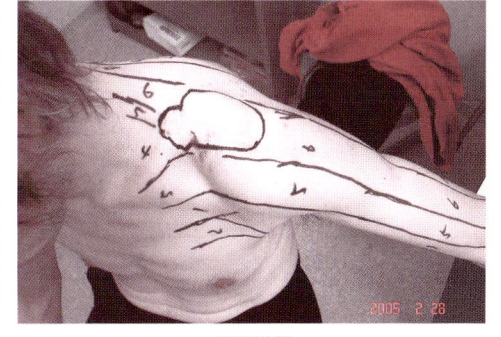

1月10日　　　　　　　　　　　　2月26日

施術実際写真

> デルマトームを実際の体表に引いて髄節の何番が傷害されているかをみる。
> その髄節の傍脊椎 DSP と RSD 遠位部の同一髄節をはさみ撃ちするように無血刺絡する。

第114項ケースレポート参照。H／B-P、N／S-P 無血刺絡。RSD とは Reflex Sympathetic Dystrophy の略で和訳は反射性交感神経性ジストロフィー（萎縮症）という。

この患者さんは幸い週2回施術の4カ月たらずで RSD 消失、略治し半年で治癒した。これは complex regional pain syndrome（CRPS）の診断名にて包括され CRPS はタイプⅠ（RSD）とタイプⅡ（カウザルギー）に分類されたりしている難治性の疾患で、難病指定を受ける動きもあるようだ。

この患者さんの治療中にいろいろなことが経験できた。
① 無血刺絡を行うと RSD 患部が温かくなる。
② 無血刺絡による回数比例的に RSD 範囲の縮小が観察された。

③　ストレスは症状を悪化させた。
④　無血刺絡の中断は RSD の治療効果を消滅させた。初回治療無血刺絡を 3 カ月少しで中断。再悪化させ今回の再施術となり治癒した。
⑤　精神的にダメージを受け精神科にかかっている症例も多い。この症例もアルコール依存症となり多量の薬剤服用を余儀なくさせられていた。
⑥　また自殺未遂を繰り返すほど辛い病態であった。
⑦　その薬物、アルコール依存からの脱却を図りながら進めていくことが治癒に結びつくと思われる。
⑧　髄節（デルマトーム）にそった無血刺絡をするだけで副交感反応を呼び起こし交感神経性興奮を鎮めたために治癒に結びついたと考察する。

2．掌蹠膿疱症例：68歳　男性

第110項ケースレポート参照。H／B／N／S／L／Sc 刺激。
週に2回は施術。手足病変は治ったが膝窩部病変は施術回数が減る（1カ月1回）と横ばいを続けるのが精一杯で完治するには最低週1回の施術の必要があると思われる。

3．強皮症例：57歳　女性

第113項ケースレポート参照（既述）。H／B-P 以下傍脊椎 DSP 全て刺激。現在も通院加療中で皮膚の硬化はプレドニンの減量と無血刺絡の施術回数に比例して症状は軽快していっている。週に2回は施術してきた。

4．シェーグレン症候群例：62歳　女性

第102項ケースレポート参照。H／B-P、Eye／No-P 刺激。
先に述べたが週1回施術で治癒してから約1年がたつが再発なし。

5．尋常性乾癬例：61歳　女性

国立病院皮膚科で診断され無血刺絡治療希望で来院。H／B-P、傍脊椎 DSP 全て刺激。ここに症例写真を提示する。

施術の実際　①手指井穴無血刺絡（10 指）　②頭部 DSP：H／B-P の無血刺絡　③傍脊椎 DSP 全て無血刺絡。週 2 回施術中。

	初診時	1.5カ月後	2.5カ月後
リンパ球比率	32.3%	39.5%	32.7%
リンパ球数	1906	2331	1995
ANA（抗核抗体）		1280倍	

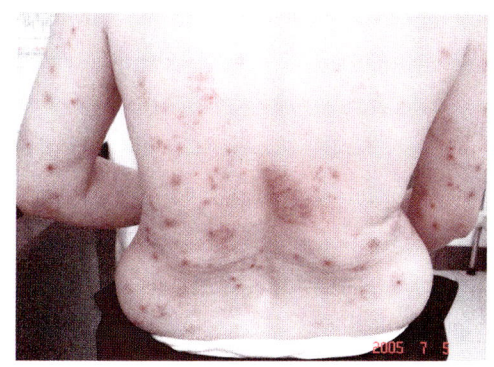

7月5日

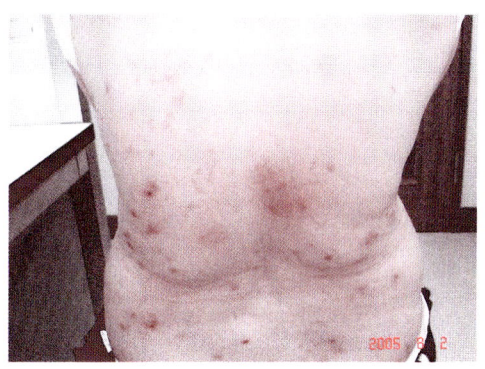

8月2日

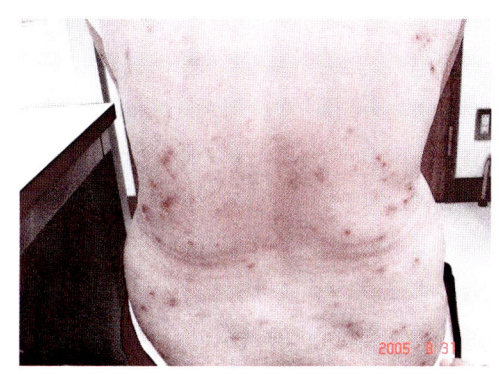

8月31日

約 2 カ月弱で皮疹の性状が変化していっている。始めの写真では無血刺絡をするのに皮疹を避けていたがあとの写真では避ける必要がなくなった。特に背骨中央の楕円形皮疹は最後の時点でほとんど消失した。

6．脳卒中後遺症例：45歳　男性

くも膜下出血後片麻痺で H／B-P、傍脊椎 DSP 全ての施術（週 1、2 回）。1 年近くになるが歩行障害も緩和され現在も通院中である。

他に脳出血後片麻痺例も施術続行中である。歩行が改善中である。

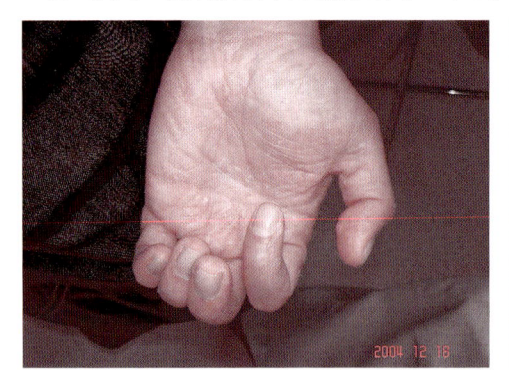

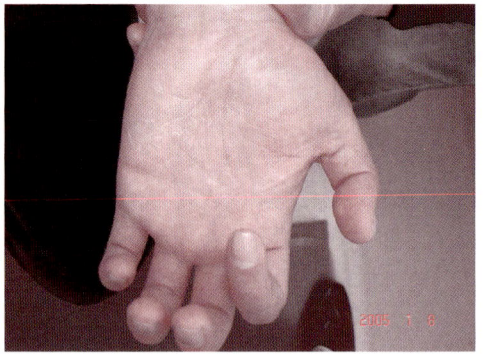

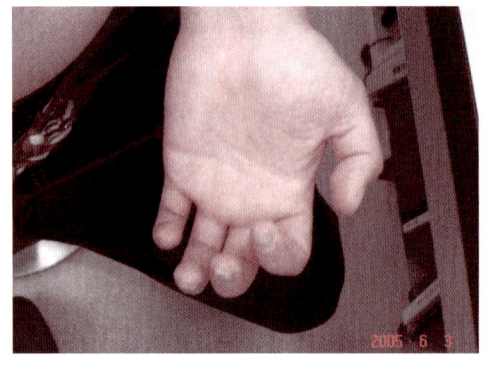

左上：施術開始後3カ月での写真。人差し指に注意。
右上：その1カ月後。リハビリを開始。
左下：各指他動的屈伸が柔らかくなってきている。各指が自然に伸展してきつつある。人差し指もここまで伸びた。

7．脊柱管狭窄症例：68歳男性（第75項2、6K例）

2年前の腰痛をきっかけに間欠性跛行となり、100m歩くと座って一休みする状態となる。2年間整形外科に通院していたが改善しないため無血刺絡希望で受診された。立位持続は困難な状況にあった。32回施術で（最初週4回来院）1kmの歩行可能となり、半年を経過して78回施術頃には山道を300m歩けるようになった。

8．がん

残念ながら当院の性格上直接無血刺絡したことはない。しかし、第35項症例提示した左乳房にできた5cm大の硬い腫瘤を、患者に教えた自己無血刺絡で消失させることができた。組織は調べていないので評価できないが胃がん摘出手術を受けた頃から存在していたらしい。自己無血刺絡で治ったことだけは確かである。今後も無血刺絡が有効かどうかを確認されるには他の医療者の協力を得なければならない。前にも述べたように無血刺絡と刺絡が副交感

反応を呼び起こすという点で一致し、そしてそれが癌の回復につながるなら、危険はなく苦痛も与えないこの治療法は福音となるであろう。しかし、刺絡のもつ皮膚に傷を負わせることに意義があるとすれば、著者の無血刺絡は痛み痺れ神経病変だけの治療法に留まって終わるであろう。しかし、自律神経のもたらす害が病気を引き起こすという福田－安保理論に従うならばこの無血刺絡もがん治療に役立つものと確信する。

Section VI　ケースレポート

84...
ケースレポート項目内容説明
（内容や、記号、略語、アルファベットの解説）

プロフィール
症例患者の簡単な現病歴を記してある。

同一症例数、著効比率
同一症例は2005年8月執筆時点まで（18カ月間）の施術患者数。
著効比率は1年間での実績。

略語、井穴ナンバー
無血刺絡部位の中にあるHはHandの、FはFootの略語で福田の井穴ナンバー1～10を採用した。

- 母指　1（少商穴）　　・示指　3（商陽穴）　　・中指　5（中衝穴）
- 薬指　8（関衝穴）　　・小指　9（少衝穴）　　・小指　10（少沢穴）

髄節パート（DSP）（既に述べたが再掲する）

- H-P=Hyakue Part=百会パート
- N-P=Neck Part=首パート
- T-P=Thoracic Part=背パート
- L-P=Lumbar Part=腰パート
- Eye-P=Eye Part=眼パート
- No-P=Nose Part=鼻パート
- K-P=Knee Part=膝パート
- Sh-P=Shoulder Joint Part=肩関節パート

- B-P=Brain Part=脳パート
- S-P=Shoulder Part=肩パート
- HG-P=Hepato-Gastric Part=肝胃パート
- Sc-P=Sacral Part=仙骨パート
- Ear-P=Ear Part=耳パート
- Ti-P=Tibial Nerve Part=脛骨神経パート
- F-P=Foot Part=足パート

- DSS=Dermal Segmental Stimulation（髄節刺激）
- DSST=DSS Therapy（髄節刺激療法）
- DSP=Dermal Segmental Part（髄節パート）
- PPS=Pressing Pain Stimulation（痛圧刺激）
- PPST=PPS Technique（長田式無血刺絡＝無血刺絡法）

効果判定を以下の記号で略す

3+	初診時の症状で訴えの最高度数を示す。
2+	有効　1ランク改善　少しの改善から半減を含め−60％くらいまでの改善を示す。
1+	著効　患者自身の言葉で'だいぶ良い、だいぶ楽になった'という表現。−70〜80％の改善をいう[注]。
−	症状がない状態を指す。

＜注＞他に症状が改善し、減薬、休薬、離薬でも著効とした（不眠判定に用いている）。

DSS による治療経過

　初診時の月日に始まり、主たる症状の治療経過を先の効果判定レベル。
・著効（だいぶ良い　+）
・改善（少し〜−60％　2+）
・初診時症状（3+）

　に分類した。改善した日を経時的に表にして表した。また治療中どうしても外すことのできない服薬内容の変更も経時的に載せた。短い寸評も書いた。

リンパ球推移と白血球の自律神経支配

　この項は各症例における、経時的なリンパ球比率・数の変動を見たものである。パーキンソン病では同時に計測したドーパミン濃度も記してある。それらについての解説を福田−安保理論の中核である「白血球の自律神経支配の法則」という面から、患者のストレスとリンパ球がどのように関わり合って推移してきたかに重点を置いて、著者の実際の診療の内容と照らし合わせて述べたものである。未だ勉強不足で解釈に間違った点もあるかもしれないので、読者諸兄からのご批判を仰げれば幸いである。

コメント

　ケースレポートの総括である。症例にまつわる話、他の症例との比較などを掲載した。また治療に際しての反省点、考えなども述べたつもりである。

85…
１年間無血刺絡法による髄節刺激療法成績一覧

(2004.Mar. ～ 2005.Feb.)

症状・疾患名	総数	著効	有効	不変	著効率	有効率
肩こり	146	136	9	1	93	99
背腰痛<注1>	87	76	10	1	87	99
不眠	56	55	1	0	98	100
膝関節痛	42	38	4	0	90	100
下肢しびれ<注1>	40	36	4	0	90	100
頻尿	38	31	7	0	82	100
高血圧	37	20	4	13	54	65
目のトラブル<注2>	31	19	12	0	61	100
手のしびれ<注3>	24	19	5	0	79	100
頭痛	20	19	1	0	95	100
肩関節周囲炎	18	14	4	0	78	100
耳鳴り	16	12	2	2	75	88
歯口異常感<注4>	16	14	2	0	88	100
パーキンソン病	16	14	2	0	88	100
糖尿病	14	5	3	6	36	57
足の冷え	12	11	1	0	92	100
便秘	12	11	1	0	92	100
手の痛み	11	11	0	0	100	100
手のこわばり	11	11	0	0	100	100
足・下腿むくみ	10	10	0	0	100	100
手の冷え	10	10	0	0	100	100
ふらつき	9	9	0	0	100	100
足裏・下腿痛	9	9	0	0	100	100
胃のつかえ	9	9	0	0	100	100
アレルギー性鼻炎	8	8	0	0	100	100
腎機能低下	8	2	5	1	25	88
難聴	7	4	2	1	57	86
股関節痛	7	7	0	0	100	100
関節リウマチ	7	0	7	0	0	100
脱毛症	7	4	0	3	57	57

著効とは
・症状が
　1. 治癒
　2. だいぶらく
　3. ない日がある
　4. たまにある
・服薬を
　1. 断（離）薬
　2. 休薬
　3. 減薬
・不眠判定基準
　1. 断(離)薬（睡眠薬を）
　2. 休薬
　3. 減薬
　4. 熟眠できた

有効とは
・症状が
　1. 少しらく（まし）
　2. ちょっとだけよい
　3. 半減（-50%）した
・不眠症状が（不眠判定基準）
　1. 睡眠時間延長
　　（内服量変わらず）
　2. 途中覚醒減った

痴呆	5	1	3	1	20	80
食欲低下	5	4	1	0	80	100
こむら返り	5	5	0	0	100	100
脳梗塞後遺症	4	1	3	0	25	100
下肢のだるさ	3	2	1	0	67	100
腕のだるさ	2	2	0	0	100	100
肋間神経痛	2	2	0	0	100	100
振戦	2	2	0	0	100	100
めまい	2	2	0	0	100	100
むち打ち症	2	1	1	0	50	100
発汗異常	2	0	2	0	0	100
シェーグレン症候群	1	1	0	0	100	100
胆石症	1	1	0	0	100	100
掌蹠膿胞症	1	1	0	0	100	100
異型狭心症	1	1	0	0	100	100
尋常性白斑	1	0	1	0	0	100
肩甲骨肋骨症候群	1	1	0	0	0	100
総数	778	651	98	29	84%	96%

※その他表にはない有効症例：ボーとする／抑うつかゆみ（アトピー含）／脂肪肝／メイジュ症候群／ベル麻痺／レイノー現象／更年期障害／網膜剥離／アレルギー性結膜炎

＜注1、2、3、4＞の内訳：全例治癒または改善（1例不変含む）

＜注1＞
　坐骨神経痛（椎間板ヘルニヤ（術後含む）・梨状筋症候群）・筋々膜性腰痛症・脊柱管狭窄症（術後含む）・アルコール性末梢神経炎・後縦靱帯骨化症・脊椎すべり症・胸腰椎骨折術後痺れ（不変例）・大腿骨骨折術後痺れ・糖尿病性末梢神経障害・末梢神経炎・絞扼神経炎など

＜注2＞
　涙目5・目のかすみ4・白内障3・眼精疲労3・ドライアイ3・網膜色素変性症2・眼瞼痙攣2・目のコロコロ2・ブドウ膜炎1・緑内障1・眼底出血1・眼瞼発赤浮腫（ステロイド皮膚症）1・結膜下出血1

＜注3＞
　胸郭出口症候群5・尺骨神経障害4・手根管症候群3・頚部神経根症2・外傷性正中神経障害1・腋窩神経障害1・糖尿病性神経障害1・アルコール性末梢神経炎1・外傷性頚部症候群1・その他末梢神経炎2・他3

＜注4＞
　歯／歯茎痛異常7・口内痛1・口内炎1・口唇痺れ1・嗅覚低下1・口ネバネバ1・洟が鼻奥に流れる1

86...
ケースレポート　認知症（痴呆症）
髄節パート考案の原点（Ⅰ）

プロフィール

症例 1S　68歳、男性

主訴：ボーとする、肩こり、認知症

主病：アルコール依存症

現病歴：アルコール依存症にて平成16年1月23日入院。2月25日に長谷川式簡易知能検査にて8点（30点満点）。入院中の認知症との診断をされている多くの患者の中から無血刺絡にて治療開始した5人のうちの一人である。この選別には院長はじめ、臨床心理士、看護師、そして当医があたった。

治療方針：無血刺絡にて週に2回のペースで病棟に赴き施術を施した。1カ月に一度長谷川式テストを行った。結果の如何にかかわらず治療期間は3カ月とすると決めた。投薬は主治医の指示のみで当医からの指示は出さない。

投薬：アマリール、シアナマイド、セルシン、グラマリール、レンドルミン、ロヒプノール、トレドミン

随伴疾患または症状：慢性肝炎、胃炎、糖尿病、うつ症、不眠症

施術実績

同一症例数5例　著効率20%　有効率80%

無血刺絡による治療経過 （ほぼ週に2回のペースで治療した）

施術回数	月日	長谷川式点数	井穴刺激 手(H) 足(F)	経穴刺激＆DSP選択	抗うつ薬 トレドミン25
施術前	2/25	8点			2/25　2錠
初回	3/11		HF1、5、9、10	百会、風池 刺抜きセッシ使用	
2	3/15		HF1、5、9		
3	3/18		HF1、5、9	百会　風池　天柱	3/15　4錠
	3/31	20点			
8	4/1			4/8 DSST開始 DSP：H、B、N、S、HG-Pではじめた後L、Sc-Pを追加	
10	4/8		無施行		
14	4/22		H1、5、9		4/22　3錠
17	5/10	22点	H1、3、5、9		

	5/15	トレドミン薬が増量された日		5/15	6錠
25	6/7	12点	H2、6、10	5/28	3錠
26	6/14	20点	H4、10	6/10休薬に	
27最終	6/21		H3、9、10		

	2/20	3/13	4/9	5/15	5/28	6/10
トレドミン 服薬状況	2錠	4錠	3錠	6錠	3錠	中止

　認知症の効果判定はただ単に長谷川式テストのみで評価した。最終回目前で急に22点から12点に悪化したのは薬剤による影響である。即ちトレドミン25の増量の結果である。

　5月10日に知能テストが22点と最高を記録した。そのあと主治医が当薬を5月15日に増薬してから、傾眠傾向となり5月24日には尿失禁をするようになった。そこで本薬の中止が決定された（6／10）結果、中止後4日目（6／14）には知能テストが20点と回復した。そしてそのまま元気に退院された。

リンパ球推移と白血球の自律神経支配

↓無血刺絡開始（3月11日）

	入院時1/23	3/2	5/7	6/1
白血球数	6700	6500	10700	10300
リンパ球比率%	33.1	38.7	14.0	18.1
リンパ球数	2218	2516	1498	1864
好中球%	58.7	50.2	78.0	74.0
好中球数	3933	3263	8346	7622
CRP	0.4	0.1	0.07	0.07

　後半の白血球数の多さに注目してほしい。この5／7、6／1の白血球数が上昇しリンパ球比率の激減は薬剤性の交感神経緊張の結果であると推定される。通常これが薬剤の減少と共に白血球数や顆粒球数が減少していく形をとる。6／10にトレドミン一つを止めた位では特に大きな変動はないと推察されるが、たった一種類の休薬でも知能テストの急回復に結びついた。従って不要な、または効果がないと思われる薬の投与は一つでも減らしていくべきであると思う。なお入院時と次の3月2日のデータはほぼ正常に近いリンパ球比率を呈しているがこれはすでに述べた代償性リンパ球症であろう。

コメント

　無血刺絡を考案した初期の体験例である。百会パート、脳パートを考案するきっかけとな

った認知症での貴重な症例を同時に5名も無血刺絡する機会を得た。この経験があったことが脳病変に頭の無血刺絡が絶対に有効であるとの確信に変わった。その経験から百会、風池穴で改善したことを考えると百会は三叉神経と後頭神経のボーダーに位置し、風池穴はC2領域（後頭神経）であり共通の髄節支配はC2（後頭神経）であることが分かった。しかも、抗認知症薬として認可されている薬の作用は脳のアセチルコリン濃度を高める役目であることで、このC2（後頭神経）領域にホルモン分泌の鍵が隠されているのではと考えた。そこでC2（後頭神経）をとりまく経絡経穴を考えた時、督脈、膀胱経、三焦経、胆経などに該当することが分かったことから脳パートには側頭・後頭部を、残りのパートには百会パートとして頭の上部である前頭・頭頂部に振り分けた。今から考えると百会パート・脳パートは一つにしてもよかったのではないかと考えているが、これは出足からそうして髄節パート図を作成して治療してきた経緯から切り離せなくなってしまった。しかし、その後パーキンソン病の治療を進めていくうち側頭部の三焦経、胆経にそのキーポイントがあるように感じていたが、眼・鼻パートの重要性も考えると百会・脳パートの分離は必要ではなかったと考えている次第である。

87...
ケースレポート　頻尿
髄節パート考案の原点（2）

プロフィール

症例2M　54歳、男性

主訴：夜間頻尿（4回）

主病：アルコール依存症（12回目入院）、C型肝硬変、左肩関節脱臼（手術待機中）

現病歴：2月17日12回目入院。2年前、大学病院で肩関節脱臼手術を受けた。その痛みのため鎮痛剤座薬を毎日使用とアルコール飲酒。頻尿症状のため大学病院泌尿器科受診も改善しないまま入院となり、無血刺絡で頻尿治療を開始した。

随伴疾患または症状：左股関節人工骨頭置換術後。脳内出血（右）

施術実績

同一症例数41例　1年間髄節刺激治療成績38例中著効率82%　有効率100%

無血刺絡による治療経過（ほぼ週に2回のペースで治療した）

施術回数 月/日 症状	井穴刺激 手（H）足（F）	経穴刺激＆DSP選択	夜間尿回数	日中頻尿
3/1　3/4　3/8	電子鍼（3回施術）ボルタレン中止指示（3/8）	百会、中極、至陰、	4回	
初回、3/11	H、Fとも2、6、9、10 現在の刺抜きセッシで加療	百会、中極	4回	2時間（H）毎
2、3/15	HF1、5、9、10	百会、中極	3回	
3、3/18	HF2、6、10	百会、中極	3回	3H毎
4、3/22	HF1、5、9	百会、中極	3回	3〜4H毎
5、3/25	HF2、6、10	百会、中極	前日1回	3〜4H毎
6、3/29	HF1、3、9 鎮痛剤注射中止	百会、中極	2回	3〜4H毎
7、4/1	HF1、5、9	百会、中極	3回	
8、4/5	H2、4、10	DSPとして始めてL／Sc-P刺激開始	前日2回	3〜4H毎
9、4/8	H1、3、9	百会、中極 L／Sc-P	2回	
10、4/12	H1、5、9	中極中止、百会 L／Sc-P	1回	3〜4H毎で安定した様子
11、4/15	H2、4、10	百会、L／Sc-P	2回	

| 12、4/22 最終回 | H1、5、9 | 百会、L／Sc-P | 4月21日は朝6時まで排尿せず初めて0回に。1〜2回／1週間で推移 |

リンパ球推移と白血球の自律神経支配

↓ボルタレン中止（3月8日）

	3/2	3/18	4/1	4/23
白血球数	6000	6000	6000	4300
リンパ球比率%	13.8	11.8	14.1	16.2
リンパ球数	828	708	846	697
好中球比率	76.1	79.7	78.4	74.3
好中球数	4566	4782	4704	3195

　リンパ球数が極端に少なく、好中球比率が極めて高いのに好中球数が5000未満は活動力低下といえるが組織破壊の影響は生じてないだろう。4／23までに現れた好中球減少・リンパ球比率の上昇は、鎮痛剤中止の影響かもしれない。もっと無血刺絡を続ければリンパ球実数は上昇したものと推察する。

コメント

　この方はC型肝硬変で刺絡はし難いと考え、それで無血刺絡を考え出すきっかけとなった。髄節刺激理論は4月に入り考案した。この症例は当初電子鍼の使用で全く反応がなく痛圧刺激（無血刺絡）に変えたことにより夜間尿回数が減った。刺激点も井穴、中極と百会のみである。これだけでも効果有りと判断するが、より効果を高める方法として髄節刺激（DSS）のSc-P刺激に変更したところ最後の診察では尿回数ゼロという結果を得ることができた。これが髄節刺激理論に結びついた症例であるので詳細を提示した次第である。

88...
ケースレポート　頭痛・不眠

プロフィール
症例3S　68歳、女性

主訴：頭が痛い・重い、安定剤飲んでもぐっすり眠れない

主病：筋収縮性（緊張性）頭痛とうつ病性不眠症

随伴疾患：うつ病。10年来の臀部痛で寝返り困難。左右の下腿痙攣。口渇。

現病歴：3年来の頭痛もち（毎日セデスを多い時で3包服用。さらにノーシン1包併用）。2005年1月夫と死別。その後より不眠となり、デパス・リーゼ服薬中であった。無血刺絡を受けるため来院された。

施術実績
不眠：同一症例数80例　1年間髄節刺激治療成績56例中著効率98％

頭痛：同一症例数31例　1年間髄節刺激治療成績20例中著効率95％

無血刺絡部位
井穴刺激：H3、5、8、10

DSP：本症に対する主要刺激髄節パート（DSP）はH、B-P　その他L、Sc-P

DSSTによる治療経過

症状＼施術回数 月/日	初回 7/20	2 7/23	6 8/20	7 8/24	8 8/31	9 9/14	10 9/21	11 9/28	13 10/19	最終 11/16
頭痛・頭重	3+	2+	2+	−	+	+	+	−	−	−
セデス1日1包内服orノーシンを代用内服		7/23 施術直後より量半分となり休薬できる日もある 8/24 内服せず			8/31 3日で1回 9/14 2週で1日 9/21 2週間セデスを服用せず				10/19 2週間無薬 11/16刺絡せず	
	自己無血刺絡				8/28より自己無血刺絡を指導し奏功。					
うつ病 パキシル10内服	0	7/23 1錠	8/20　2錠に増量			9/14　1錠に減量			10/19隔日→休薬	

不眠症：リーゼ・デパスを眠前服用していても熟眠感ないため7月23日中止。うつ病と診断しかわりにパキシル1錠と眠前レンドルミン1錠を処方した。無血刺絡した夜は熟眠できるし休薬できる。元気になったため11月16日をもって治療終わる。臀部痛・下腿痙攣は3回で治り（寝返り可能）施術中止した。

リンパ球推移と白血球の自律神経支配

	7/20	9/14	10/19
白血球数	4500	5100	5500
リンパ球比率%	37.1	51.4	50.0
リンパ球数	1670	2621	2750

　約3カ月でうつ病、不眠と慢性頭痛が治った症例である。うつ病者に多いリンパ球過剰状態は行動活動力の増加と共に交感神経刺激が増すため正常化することがある。

89...
ケースレポート　耳鳴り

プロフィール

症例4N　62歳、女性

主訴：両耳鳴り（右＞左、10年以上）

主病：頭位めまい

随伴疾患または症状：四肢躯幹の慢性湿疹（4年以上）

施術実績

同一症例数36例　1年間髄節治療成績16例中著効率75%　有効率88%

無血刺絡部位

井穴刺激：H 1、3、5、8、9、10

DSP：本症に対する主要刺激髄節パート H、B、Ear-P　その他 N、S、HG、L、Sc-P

DSSTによる治療経過

施術回数 月日 症状	初回 3/3	2 3/10	3 13/17	4 3/24	6～12 4/7～5/12	13～34 5/18～10/6	38 11/2	47 1/15
右耳鳴り	初診から5月12日まで（3+）のままほとんど変わらず。 5/18急に1、2日ない日があった。その後耳鳴りの音に大小と日内変動あり。							
左耳鳴り	3+	+	2+	−	−～2+	5/18 ±　6/9から以後なし		
眩暈	セファドールを無血刺絡する6年前から服用中（症状はない）。							
湿疹	数年も前からザジテン、ニポラジンを時々投与。 2月4日から7月7日までクラリチンを投与した。							

リンパ球推移と白血球の自律神経支配

	施術前	施術3/3開始後				
	2/4	3/31	5/26	9/1	11/2	1/14
白血球数	6100	5400	6400	6100	4500	5000
リンパ球比率%	19.7	23.4	19.1	20.0	26.7	22.7
リンパ球数	1201	1264	1222	1220	1202	1135
好酸球	13.5	9.8	5.6	4.9	4.0	5.4

耳鳴りの改善とリンパ球の推移には見るべき変化はなかった。しかし好酸球は皮膚症状の改善と共に正常化していったがクラリチン断薬後の減少は無血刺絡での効果と考えられる。

　第110項症例の好酸球減少も参照。

コメント

　1年以上たった現在も左耳鳴りは消失している。右耳鳴りは止まっている日もあればよく鳴っている日もある。現在も耳パートの刺激を続けている。なお、耳パートは先にも述べているようにリンパ節の刺激点を主体に考えているため、眼パートと同様電子鍼での刺激を併用した。これにより耳鳴りの改善率は向上したと思われる。

90...
ケースレポート　肩こり

プロフィール
症例 5S　67歳、女性
主訴：数十年来の肩こり
随伴疾患または症状：腰椎ヘルニヤ術後の足裏痺れ、夜間頻尿、両下腿浮腫、背胸筋痛、甲状腺機能低下症
H15年、ひざ関節人工関節置換術

施術実績
同一症例数　205例　1年間髄節刺激治療成績146例中著効率93％

無血刺絡部位
井穴刺激：H3、8、10
DSP：本症に対する主要刺激髄節パートN、S-P　その他H、B、L、Sc-P

DSSTによる治療経過

症状＼月／日	9/15	9/17	9/21	9/24
肩こり	3+	(—) 治癒	治癒	治癒
下腿浮腫	3+	(—) 消失	消失	消失
夜間頻尿回数	3〜5回			3回
足裏痺れ	3+		軽快＋	

リンパ球推移と白血球の自律神経支配

	9/15
白血球数	5300
リンパ球比率%	31.7
リンパ球数	1680

　リンパ球比率から見る限り交感神経緊張状態はごく軽度である。従って症状も施術に素直に反応すると思われ、事実たった一回の施術で治ってしまった。他の疾患においても、リン

パ球比率は効果の予測を推定できることが多い。

コメント
　劇的に一回の施術で肩こりが治った症例である。同時に足裏の痺れも、来院時に「砂の上を歩いているよう」と表現していたが、施術後自転車のペダルを踏む感覚が戻ってきたと述べた。その後翌年２月に、五十肩で再度来院されたが数十年来の肩こりは再発していないと述べていた。肩こりの症例の多くがこのように、わずか数回の施術で軽快したと述べる。先に述べたように著効に至るまでの施術回数は３回までが86％であった（Sec Ⅲ 第61項）。

91...
ケースレポート　坐骨神経痛
椎間板ヘルニヤ

プロフィール

症例6Y　57歳、男性

主訴：右下腿／足背／第3、4足趾痺れ（L5）、左椎間板ヘルニヤ術後の左足先の痺れ

主病：坐骨神経痛（右：椎間板ヘルニヤの疑い、左：上記）

家族歴：実兄も椎間板ヘルニヤの手術を受けている。

随伴疾患または症状：夜間頻尿1時間毎（内服中）、術後より頭痛と高血圧。

現病歴：2003年4月に急性腰痛と左下肢痺れを発症。同年10月に椎間板ヘルニヤ（左）の手術を受けたが、左足先の痺れが8カ月経っても治らないのに加え、右下腿から足の甲を経て足趾の第3、4足趾に至る痺れも出現し2004年6月に来院した。

施術実績

下肢痺れ症例数70例以上　下肢痺れ1年間髄節刺激治療成績40例中著効率90％

無血刺絡部位

井穴刺激：H3、5、8、10

DSP：本症に対する主要刺激髄節パートL、Sc-P、Ti-P　その他　H、B、N、S、T（高血圧）-P

DSSTによる治療経過

症状	施術回数　月／日	初回 6／9	8 7／3	22 8／11	26 9／4	30 10／2	37 10／16	38 10／19	46 11／2	54 12／4
痺れ	右下腿・足甲・足先（非手術側）稀に右臀部下腿痛起こる	6／9 (3+)　7／3 (2+) −10〜20％位　9／4 (2+) −20〜30％位　9／16 (2+) −40％　10／16〜19日の3日間で痺れ突然消失し以降再発軽微。　12／4　全快								
	左足先（手術側）	6／9 (3+)、7／3 (2+)、12／4 (−)								
夜間5回頻尿		5回→0〜1回となる				その後1〜3回で平均2回位				

服薬：ロキソニン、オパルモン、芍薬甘草湯、売薬の頻尿の薬。全て休薬として治療開始した。頭痛は一回で軽快した。高血圧は第82項症例表に同じ。

リンパ球推移と白血球の自律神経支配

	6/9	7/3	8/11	9/4	10/2	11/2	12/4	1/5	2/5	6/4
白血球数	8800	5000	5000	4800	4700	5600	5900	6000	4500	4100
好中球比率%	80.6	64.0	65.4	63.2	60.4	61.2	58.9	65.2	58.7	55.7
リンパ球比率%	10.9	21.0	19.0	23.6	23.9	24.2	26.1	23.1	**30.8**	28.3
リンパ球数	959	1050	950	1133	1123	1355	**1540**	1386	1380	1160

　初診時の好中球異常高値とリンパ球異常低値は重度のストレス状態といえる。好中球は7,000を超え強い交感神経過緊張を表している。しかし、半年後にはリンパ球数が1.5倍以上となり免疫力が回復したことを示す。それと呼応するかのように症状も消失している。その後も仕事の増減がリンパ球に反映している。

コメント

　末梢神経病変に比し中枢性病変の痺れは施術しても回復が遅い。神経走行の長さが起因していると思われる。早期の手根管症候群などは勝負が早い。他の絞扼神経炎でも同じである。
　一般に痺れは改善が回数比例的ではない。いつまでたっても軽度改善状態というのが続く。
　そしてある時点より急速に正常化していくがその治るスピードは肩こりの項で述べたような機能性か器質的かで回復の早さが決まる。治り方は劇的で電気のスイッチが突然入ったように一気によくなる。これは神経回復が All or nothing（全か無の法則）のような形で修復されるからだと思われる。神経は全線つながった段階で機能回復するからだ。これはベル麻痺の回復も同じである。回復直前まで顔面神経麻痺による顔の歪みがあるのが或るときを境に急に左右対称の顔つきに戻る。これなども全か無の法則に従っているといえる。
　従って、痺れや神経麻痺の治療には根気がいるわけで、この症例のように半年もこの無血刺絡を信じてついてくる意思があるかどうかが成否を決めることになる。人によっては3カ月、半年我慢して続けることができない。信じられなくて諦めてしまう。こういうとき、私は自然回復力を信じて続けますかと問うことにしている。少しの5％でも10％でもなにか変化があればきっと回復につなげられると思っている。しかし投薬も電気治療も何もなしで治るという自然回復力というのは、高価な薬や高価な理学療法器に比べ何も形に見えないから信じられない人も多い。ちょうどがん治療で高価な薬を飲めば治ると信じているのに似ている。お金を払えば健康を掴めるという誤った観念や、切れば癌が治るという意識にとりつかれた人が多い時代になっているのかも知れない。この意識改革は21世紀の主要な問題であろう。

92...
ケースレポート　腰痛　坐骨神経痛
梨状筋症候群に脊髄動静脈奇形合併した症例

プロフィール

症例 7T　37歳、男性

主訴：おしりから下肢の痺れ（両側、右＞左）

主病：梨状筋症候群と胸髄動静脈奇形（AVM）の合併（障害範囲 L2・3・4・5・S1・2・3・4・5 と L、Sc-P 全てを含む）

現病歴：この2年間左股関節の痛みが股割れ動作や'あぐらをかく'時に生じた。最近反対側の右下肢の痺れが増強し痛みも出現してきた。初期の第5趾のつま先の痺れが全ての趾に広がり大腿前面（L2・3・4）にも出てきた。最近では左下肢症状も強くなってきており、大学病院脳外科や整形外科専門医を受診し MRI などの検査も受けたが異常なしであった。また硬膜外ブロックも3回ほど受けたが改善しなかった。鍼、電気治療などにも行ってみたが段々と悪化の一途を辿り、肛門周囲にも痺れ（肛門に常に便をはさんでいる感じ）が及ぶようになり、2日前からおしりから下腿にかけての感覚が分かりにくくなってきたため、当院に無血刺絡希望で来院した。職業はデスワークを1日中している。

随伴疾患または症状：普段から便秘気味。以前より尿の出方が悪い。歩行時'硬い石の上を踏んでいる'ような感覚、座っている時'石の上に座ったよう'な感じがするという。

施術実績

梨状筋症候群症例数40例以上　1年間髄節刺激治療成績40例中著効率90％

無血刺絡部位

井穴刺激：H3、5、8、10

DSP：本症に対する主要刺激髄節パート L、Sc-P　その他 H、B-P

DSST による治療経過

施術回数 月/日 症状	初回 10/9	2 10/13	3 10/16	4 10/30	5 11/3	6 11/20
左右下肢痺れ	3+	施術すると爪先まで温かい			1+	
大腿／下腿後面の痛み		3+		3+〜+へ	+−	−

つま先の痺れ	3+			3+	3+
肛囲の痺れ	3+	3+		2+	

　梨状筋症候群にはしてはいけない動作がある。それは屈む仕事と硬い椅子に座り続けること。この方はランニングとストレッチを良いとして続けていた。中止の指示を10／16に出し、その後急速に改善していった。

リンパ球推移と白血球の自律神経支配

	10／9
白血球数	5100
リンパ球比率%	33.3
リンパ球数	1698

　デスクワーク主体の仕事であり、分類を見ても自律神経バランスを崩していないので、比較的治りやすいといえる。機能性障害である。痛みのため動きが制限されているので白血球数・リンパ球数は年齢に比しやや低めだが活動が増すと共に増加に転じると思われる。

コメント

　この方は公務員で土曜しか来れず、通院に1時間以上もかかっていた。残った痺れを治したかったが、途中で治療を断念され12月に大学病院整形外科を受診した。

　その結果、胸髄動静脈奇形が発見され翌年1月に摘出手術を受けた。そして摘出術は成功したが痺れは下肢全体に残り、この残った痺れに対して無血刺絡を再開することになった。

　当初よりこの方の髄節病変は広範囲にわたっていた。それはほとんどのL領域と全てのS領域の両側性の症状があったわけである。坐骨神経痛だけであればL4・5・S1・2・3の髄節支配である。それが無血刺絡により短期間に痛みやひきつれは改善した。第82項、痛み・痺れ病変で述べたように痺れはヘルニヤ手術やひざ関節手術を受けたあとも永遠に残すことのある症状であり、その改善には無血刺絡の経験では半年は覚悟しなければならない症状である。その期間を超えて全く改善の兆しが見えなければ何か別の疾患が隠されていると考えなければならない。

　この患者さんもわずか1カ月少しで来院を中断されたのはこの痺れが改善しなかったからであり、もう少し施術を続けてみても良かったのではないかと思う。坐骨神経領域の症状がとれ、下位仙骨神経症状が残った段階で精密検査を受けても遅くはなかったのではと考える。

　手術によってAVMが完全摘出されたにもかかわらず、残された痺れが半年以上も全く改善しなかったばかりかひどくなってきたので無血刺絡を受けに再診されたわけであるが、胸髄AVMは症状発現に関与していなかった可能性が高い。交感神経の害が知覚神経だけに及んでいる病変であれば、これは無血刺絡による血流改善作用で軽快するものと確信している。

93...
ケースレポート　膝関節痛（術後）
髄節パート（DSP）刺激のみの例

プロフィール
症例 80　73歳、女性

主訴：両膝痛（右は人工関節置換術後）、歩行困難

現病歴：術後は歩行時痛あり。起立困難で、階段では昇り降りは手すりが必要で坂道の下り坂は後ろ歩き状態である。

随伴疾患または症状：既往歴は胃がんのため胃摘出術。また両変形性膝関節症で大学病院整形外科で右膝の手術中に肺塞栓症を併発し人工呼吸器をつけて生還した既往がある。肩こり（50年来）、10日前から両足裏の痺れ。

施術実績
同一症例数 100例　1年間髄節刺激治療成績 42例中著効率 90%

無血刺絡部位
井穴刺激：H1、3、5、8、9、10

DSP：本症に対する主要刺激髄節パートL、Sc-P　その他 H、B、N、S、HG（胃がん）-P

DSSTによる治療経過

施術回数 月/日 症状	初回 8/10	6 9/7	20 翌年1/18	29 3/8	41 6/22
右膝痛：階段手摺	8/10要 8/31不要となる（昇りのみ） 翌年5/11要（降り） 6/22　不要（昇降共） 10/18・19　善光寺参りで階段を歩く				
平道坂道の歩行痛	(3+) →徐々に痛みが引いていく				春からゲートボールで小走り可
第一歩の痛み	(3+) → 1/18 じっとしていてからの第一歩が痛む				
下り坂	8/10 (3+) 後ろ歩き状態 1/25　下り不安残り少し痛み 3/8　ソロリソロリ歩く 6/22　昇り道程ではないがスッスッと歩く				
健側の膝痛	手術を考える程の痛みがあったが年末頃には軽減していた。2/8　消失				

肩こり	8/10 (3+)	8/20 (+) 〜 (2+)	8/31 (+)	12/4 (−)
足裏痺れ	8/10 (3+)	9/7 (+) 楽になった	11/23 (−) だが気持ち悪い状態はある	
DSP刺激と局所無血刺絡法	DSP刺激のみは1月25日まで		1月29日から局所刺激（Knee Part=K-P）追加	
	K-P追加後4回で立ってパンツ穿けるようになり、8回で坂道下りがソロリソロリで可となる。			

コメント＆白血球の自律神経支配

　膝に対する局所刺激は1月29日から始めた。したがって同日までの改善は髄節パートDSPのみの刺激での改善である。上肢もそうであるが、上肢病変、下肢病変ともDSPのみの刺激で改善されることは多くの例で証明済みであるが、局所刺激を加えるとより早い改善が得られることが後半の症例で実証された。従って、痛み痺れ病変とも局所刺激の有無が改善のスピードアップに必要である。

　なおリンパ球には多少の変動はあったが20％台で1,500未満の低水準で推移しており10カ月たった現在も27％までしか上昇していない。胃がん、膝変形性関節症などの手術を数年の間に立て続けにしたうえ、手術で肺塞栓症に陥り人工呼吸器までつけて生死の狭間を行き来した経験を持つ。術後のひざ痛のストレスも加算されてのリンパ球減少と推定される。

　今まで子宮筋腫、椎間板ヘルニヤ、膝関節症などの手術を受けた症例は術後高血圧を残して来院されている。最も小さな白内障の手術を受けた2例の患者でさえ高血圧を経験した。1例などは開業以来16年以上当院に受診中に低血圧で悩まされ、その予防の薬剤まで投与した方である。それが術後に様変わりの血圧値を示した。かかる点からどんなに小さな手術でも交感神経緊張、リンパ球減少に働くことが予測され、それはかなり長い間持続するということを学んだ。

　「白血球の自律神経支配の法則」を学んだおかげで、免疫力の低下とはこのようにして作られるていくというのを初めて知った次第であり、今やこの法則なくして診療は行えない状態にまでなった。

94...
ケースレポート　膝関節痛
局所刺激療法追加例

プロフィール

症例9S　74歳、女性

主訴：膝痛い

主病：変形性膝関節症

現病歴：8年間の膝関節痛。7年間整形外科で週に一回の関節内注射を受けていた。

　　　鎮痛剤、湿布剤は常用していた。

　　　膝の変形と痛みがきつくなり無血刺絡を受けるため2004年12月21日当院受診した。

随伴疾患または症状：不眠症。両坐骨神経痛（L5・S1・2、梨状筋症候群）

施術実績

同一症例数100例　1年間髄節刺激治療成績42例中著効率90%

無血刺絡部位

井穴刺激：H3、5、8、10

DSP：本症に対する主要刺激髄節パートL、Sc-P、左K-P　その他H、B-P

DSSTによる治療経過

症状		施術回数 月/日	初回 12/21	2 12/22	4 12/25	21 2/1	38 3/4	50 4/1	61 4/23	75 5/25	67 5/10	86 6/29
両膝痛	①下り坂痛い 平道OK		12/21　下り坂の痛み（3+） 12/25　下り坂の痛み（2+）−30% 2/1　2階に楽に昇れた（手摺要）。 4/1　下り坂の痛み（−）〜（+） 4/23　立つのが楽になった。 5/10　膝痛がなくなった。									
	②布団から降りた時の痛み		12/21（3+） 12/22　左側は痛くなかった。右は変わらず。 3月頃より右膝の痛みがなくなった（−）。 左は折に痛む程度に軽減した（−）〜（±）。									
常時杖使用、歩行状況			12/21（3+）杖使用。 12/22　杖無しで帰れた。 3/4　駅まで（昇り）杖無しで歩けた。 3/9　駅から（下り）杖無しで降りれた。 4/1　膝痛とれてサッサと歩ける日がある。 6/29　杖は用心のために持っているだけ。									

坐骨神経痛と下腿痙攣	両大腿裏の痛みや両下腿痙攣が起こっていたが施術後2週過ぎから軽快し痙攣は消失した。 2/1左：症状なし、3/9右：症状なし

リンパ球推移と白血球の自律神経支配

	12/22	2/15	3/18	4/15	5/25	6/21
白血球数	6100	6400	5300	5800	5600	5600
リンパ球比率%	22.7	25.9	24.0	**31.2**	30.6	32.1
リンパ球数	1385	1658	1272	**1810**	1714	1798

　初診時のリンパ球水準は交感神経過緊張状態であった。　4／15、4カ月後、症状の改善と共に大幅に増加を示し理想水準まであと一歩のところまでに到達した。

コメント

　8年間の膝痛で、整形外科への通院も含めいろいろと治療したが思わしくなく、薬を使用しない無血刺絡を受けに当院に来られた。杖使用中であり当院にも杖歩行で来院された。しかし、劇的であったのは施術した当日の帰路杖無しで歩けたことであった。その後、多少の変動はあったがほぼ順調に回復への道のりを歩まれた。リンパ球もそれに歩調を合わせるかのように上昇を続け、ほぼ満足の行く水準までこぎつけた。約半年で（施術67回）略治に近い改善を示した。しかし変形が治るわけでもなくストレスの多い生活に戻ればまた再発の危険は付きまとう。

　この方は現在高齢の姉妹の付き添い看護などでかなりのストレスをためこんでいる。しかし、無血刺絡で良くなったことを感謝の念で喜んでくださり、無理のないことというのを絶えず実践しようとされている。リンパ球の推移にも興味を持ち自分の健康がいかなる状態にあるのかを把握されようと真剣にこちらに問いかける。こういう方は前向きできっと苦難を乗り越えられると信じている。長年、膝痛で苦しんだ分だけ自分を良く知ろうとしている気持ちが伝わってくる。治した甲斐があったとつくづく感じられる症例である。

95...
ケースレポート　下腿浮腫
下腿リンパ浮腫

プロフィール
症例 10K　66歳、女性

主訴：足／下腿がむくむ

主病：両下腿リンパ浮腫（写真参照）

現病歴：10年前、子宮摘出手術（本人は子宮筋腫と言っている）を受けた。
　　　術後より下半身の浮腫が生じその後も現在まで続く。そのため、今日まで立位・歩行困難でありこれを治したいとのことで幾つもの病院や整形外科を受診してきた。2004年9月4日、無血刺絡を受けるため当院に来院した。

随伴疾患または症状：変形性膝関節症（両側、特に左は伸展位拘縮で屈曲不可。痛みはないが下腿浮腫と重なり足を引きずって歩いている）。他に5、6年来の肩こり、腰痛、耳鳴りなどがある。
　　　慢性C型肝炎（HCV核酸定量 1450KIU/ml 正常値5未満）。

施術実績
同一症例数 13例　1年間髄節刺激治療成績 10例中著効率 100％

無血刺絡部位
井穴刺激：H3、8、10 → 1、3、5、8、9、10

DSP：H、B、N、S、L、Sc-P

DSST による治療経過

症状 \ 施術回数 月/日	初回 9/4	2 9/5	3 9/8	4 9/10	10 9/24	13 9/29	18 10/9	27 10/26	87 4/2	108 6/7
両下腿浮腫（右に顕著）	9/4　（写真）は9/25のものであるがこの9/25時と同様であった。 9/5　下腿締まってきて歩行が楽になった。 9/8　ムクミひいて左＝右になる。起きるのが楽になった。 9/10　ムクミとれて皺が出現。 9/24　仕事して元通りの浮腫に。 9/29　浮腫引いてきた。 10/9　足軽くなり台所仕事するのが嫌だったのが意欲出てきた。 10/26　（写真）皺が出て歩きやすくなっている。 12/24　左足引きずらなくなってきた。 4/2　脚立に1〜3段昇れるようになった。 以降、立ち仕事、脚立昇り仕事、バス旅行などで元通りの浮腫の再現がくる。									
肩こり、腰痛	初回施術後より軽快した。たまに仕事で再発する程度。										
高血圧	初診後140〜160／90〜100前後であった。2カ月程様子を見ていて降圧薬投与を一時期していたがその後中止し、3／29；140／82　6／7；140／76である。										

リンパ球推移と白血球の自律神経支配

	9/4	11/10	1/4	4/16
白血球数	5700	4800	4900	5100
リンパ球比率%	42.4	38.6	37.7	37.0
リンパ球数	2417	1853	1847	1887
CRP	0.2	0.1	不計測	0.1

　むしろ副交感神経優位の状況であって来院している。無血刺絡をしてからリンパ球比率、数もまずまず安定推移している。ノボセやムクミはリンパ球優位の体質であることは良く知られているがこの症例の下腿浮腫と関連しているか不明である。

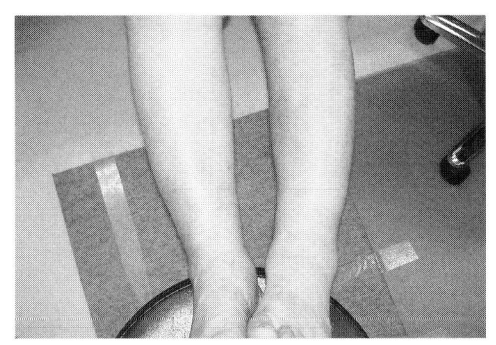

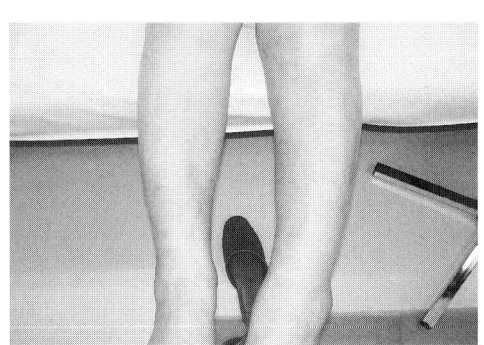

9月25日

10月26日

左：左右下腿の浮腫で特に右に著しい。
右：施術27回目。左右共浮腫は軽減しているが特に右は縮小し左よりも細くなっている。

コメント

　この方も半年以上経ってから、下肢のムクミと仕事のし過ぎや長時間の座位が関連しているということにやっと気が付いてくれた。しかし、無血刺絡をしたら何でも治してくれるという変な解釈で仕事に励んでいる。家事もできなかった程つらかったのが治っていって嬉しいのだと思うが自分で健康を維持しようという前向きな姿勢には欠ける。悪くなる→無血刺絡に来る→軽快する→仕事し過ぎる→悪化する、の繰り返しで今後も行きそうである。無血刺絡を始めてから多くの症例に見られたことだが、良くなれば家事や外出をしたくなるのが常でそれは改善してくれたことへの証左でもあり、施術者としては喜びだが再悪化させたり新たな部位の痛みを引き出したりしてリピーターとして来院されるのは複雑な心境である。

96...
ケースレポート　頻尿
神経性頻尿

プロフィール

症例11M　66歳、女性

主訴：夜間頻尿

主病：胃炎（毎日ほどの胃痛あり）

現病歴：15年来通院中。以前より頻尿あり。2003年10月より夜間頻尿に対しポラキス錠投与。しかし2時間ほどしか効かず4ないし6回の尿回数となっていた。
　　　　無血刺絡を受けるため2004年4月6日より施術開始した。

随伴疾患または症状：長年の右肩関節周囲炎（石灰化有り）、腰痛症、左股関節痛（股脱あり）、肩こり、不眠など。C5／6椎間板ヘルニヤ、大腿～下腿後面の痺れ（ヘルニヤ、乏り）などもある。

施術実績

同一症例数40例以上　1年間髄節刺激治療成績38例中著効率82%　有効率100%

無血刺絡部位

井穴刺激：初期の頃は不定。8月24日より薬指関衝穴を必須刺激とした。

現在 H1、3、5、8、9、10

DSP：本症に対する主要刺激髄節パートL、Sc-P　その他 H、B、N、S-P

DSSTによる治療経過

施術回数 月/日 症状	初回 4/6	3 4/9	4 4/13	9 5/26	19 6/22	28 7/20	83 12/28	100 3/1	127 6/10
夜間頻尿（回）	4～6	4～6	1、2	1	0～2	0～2 多くは1		1～3	0～2
腰痛	3+		3+		1+	－	仕事で+	－	－
左下肢痺れ	3+		3+		1+	－～3」			
股関節痛	3+		3+	(－)	－～±	夕方に少し痛む		－	－
右五十肩	7月より増強。無血刺絡局所刺激を追加。整形で手術を勧められていたのが今では掃除中に「痛い」という言葉を言わなくなった。また最近撮ったX-pで石灰化は認められなかった。								

リンパ球推移と白血球の自律神経支配

	4/6	5/11	6/11	8/18	11/5	3/1
白血球数	4900	5100	6400	6200	6400	5300
リンパ球比率%	39.0	27.7	36.0	27.6	32.7	33.8
リンパ球数	1911	1413	2304	1711	2093	1791

　無血刺絡の始めの半年は、まだストレスへの対処に問題があったのでリンパ球比率変動が大きい。限度を知ってから安定してきた。

コメント

　15年来ずっと訴えてきた愁訴が1年を経てほとんどの症状で消滅してきている。

　不眠や慢性の胃痛も治った。仕事のストレスや家族の問題など、悩むことが多く安定剤を1日3回常用している。今後はこの安定剤の離脱の戦いになる。それには森田療法などの「あるがまま」を受け入れる精神的なフォローが必要な時期にきているかと思う。

　最近ではストレスの象徴が夜間尿回数にあるというのが自覚され、それにより自己コントロールを身につけてきた。15年来この方を見てきてこれほど愁訴がなくなったのは今が初めてである。病気は自分で治すという意識が大切で無血刺絡に頼るのでは健全な生活に戻れないという自覚をもたれている。実際尿回数はストレスのある状況下でも0から1回となっている。1時間毎に行っていた頻尿が嘘のようである。

97...
ケースレポート　夜間頻尿・耳鳴り・難聴
前立腺肥大

プロフィール
症例 12M　69 歳、男性

主訴：頻尿（BPH 術後）

主病：4、5 年来の耳鳴り・難聴

随伴疾患または症状：8、9 年前に前立腺肥大症（BPH）の手術。
　　　3 年前肺がんの手術（1 年間 5 回計測 CEA 軽度上昇）。高血圧。

服薬：アダラート L・ハルナール 0.2 × 1・ナトリックス・メバロチン・メチコバールその
　　　他 3 剤

施術実績
夜間頻尿同一症例数 40 例以上　1 年間髄節刺激治療成績 38 例中著効率 82%

耳鳴り同一症例数 36 例　1 年間髄節刺激治療成績 16 例中著効率 75%

難聴同一症例数 12 例　1 年間髄節刺激治療成績 7 例中 57%

無血刺絡部位
井穴刺激：H1、3、5、8、9、10

DSP：本症に対する主要刺激髄節パート H、B、Ear-P　その他 N、S、T、L、Sc-P

DSST による治療経過

症状	施術回数 月/日	初回 4/20	10 5/19	16 6/11	18 7/27	23 8/18	30 9/10	34 9/28	40 11/3	48 12/7
頻尿	夜間頻尿	4/20　4 回 5/19　2 回			7/27　1 回 8/18　1、2 回 9/10　1 回 11/3　2 回（1 回に近い）					
	日中尿回数	1 時間毎の頻尿が 4 日後に 2 時間毎になり 10 日後からは 2、3 時間毎になる。以後不変。								
	耳鳴り右	3 カ月目頃には（3+）〜（1+）と変動が大きくなった。静かで数日間、分からない日もあった。								
	耳鳴り左	右に比し半分位であったが、左右逆転する時もあった。左右治ったかと思う日があった。								
	難聴	4/24 には聞こえるようになり、5/14 主治医との会話がよく聞こえると述べた。最近も改善していることを自覚している。								

服薬	前立腺薬ハルナール	9/10中止
	高血圧薬ナトリックス　＆アダラートL	9/22　アダラート中止→9/28ナトリックス中止

リンパ球推移と白血球の自律神経支配

	4/20	7/23	8/25	10/20	12/7	1/7
白血球数	5600	5800	5700	5500	6500	6300
リンパ球比率％[注1]	**32.6**	27.7	**24.9**	**35.5**	28.7	26.9
リンパ球数[注1]	**1826**	1607	**1419**	**1953**	1849	1695
CEA（5.0以下）[注2]	2.8	2.9	不計測	3.0	2.9	3.5
CRP	0.1	0.1	0.1	0.1	1.0[注3]	0.2

＜注1＞
　初診時のリンパ球はその後の改善の結果と逆行しており、薬剤中止後に正常に復したところをみると代償性リンパ球症と考える。

＜注2＞
　他院では軽度上昇であった。

＜注3＞
　予防接種の発熱である。

コメント

　この方は2剤の高血圧の薬を止めてからも血圧は変動せずに経過した。

　上記＜注1＞の代償性リンパ球症はパーキンソン病でのドーパ剤治療中にも見られたことは第9回日本自律神経免疫治療研究会で報告したし第42項でも詳述した。薬剤の作用によりこの病態が見られるのをパーキンソン病症例から発見した。

　これは巧妙な脳の自己防衛のシステムであり、脳はストレスに晒されている時には脳内環境を恒常的にストレスから免れようとする自己防衛システムが備わっていると解釈される。従って、これは薬物でなくても起こりうると推察する。それは無血刺絡すると症例の約20％にリバウンドがくる（リンパ球が減る）という報告は研究会でも報告し第5項でもV回復する旨の解説をした。現在でもこのような無血刺落後にリンパ球の減少する症例に出会うことがあるが、無血刺絡による頭部刺激（副交感神経反射）がダイレクトに脳中枢に飛び込むために代償機能が解除されるのではという仮説を考えている。従って、リンパ球が減るというリバウンドであるから、生活の見直しに加えて施術を続行して行くうちに元の正常な水準まで戻るというのを多く経験する。

98...
ケースレポート　夜間頻尿
切迫性尿失禁

プロフィール
症例 13S　78 歳、男性

主訴：切迫性尿失禁

主病：高血圧、C 型肝炎

現病歴：来院までの 1 年間、毎日始終排尿時にトイレにいくまでに尿を漏らしていた（尿意はある）。そのため常時紙おむつを着用し、外出にも支障をきたすようになっていた。
　　　また夜間も尿の失敗を恐れて頻尿となり睡眠障害をきたしていた。その間、泌尿器科にも通院中であったが良くならないので無血刺絡を受けるため 2004 年 12 月 21 日当院受診した。

随伴疾患または症状：肩こり（最近の）、C 型肝炎で通院中（週 3 回血管注射受けている）。健忘症。

検査数値：PSA-CLIA　0.18（4 以下）、HCV 核酸定量　1140KIU/ml（5 未満）

服薬内容：ブロプレス 4、アダラート L10×2、ガスター 20、サロベール×2、テオドール 100×2、ノイロビタン、ダーゼン

施術実績
夜間頻尿同一症例数 40 例以上　1 年間髄節刺激治療成績 38 例中著効率 82%　有効率 100%

無血刺絡部位
井穴刺激：なし→2 月から開始 H3、5、8、10→現在 H1、3、5、8、9、10

DSP：初診時 H、B、N、S-P→2 回目に L、Sc-P 追加

DSST による治療経過

施術回数 月日 症状	初回 12/21	2 12/22	3 12/24	7 1/4	9 1/7	19 1/28	27 2/15	52 5/11	59 6/15	62 6/24
切迫性尿失禁（尿失禁の治療は 12 月 22 日から Sc-P 刺激開始）	12/22　頻回の尿失敗。12/24　尿漏れ失敗なし。12/28　失敗なし。 2/15　5〜6 回に一回は少し間に合わなくて若干遅れる。 5/11　小さい失敗が時たまある。 6/15　2 週間、都合で施術に来られなかったが全く変わりなかった。 6/24　1 週間に一回間に合わないことがあるくらいとのことである。									

夜間頻尿	12/22 頻回。 1/7 1回となり睡眠障害が解消し、よく眠れると言って喜んだ。その後もよく眠れると言う。
健忘症	12/22 メモ書きをもらって用事に行く。 1/28 メモ書きなしで買い物に行けた。
気管支喘息の発作	当院受診後喘息発作半年間なし。酸素吸入もしていない。
肩こり	12/21（3+）、12/22（+）、1/4（+）、以降訴えなし

リンパ球推移と白血球の自律神経支配

	受診前 10/26	初診 12/24	1/19	2/25	5/27
白血球数	6400	6900	7500	7300	7900
リンパ球比率%	26.6	38.6	28.0	28.7	28.7
リンパ球数	1702	2663	2100	2095	2267

　初診時の薬剤服薬の内容は交感神経を高める薬剤がいくつか見られるのに初診時の正常リンパ球数・比率は代償性リンパ球症と思われる。C型肝炎の治療通院の関係上薬剤を中止できないでいることがリンパ球比率が上昇しない原因であろうと思われる。

コメント

　2回目受診時、初回治療で朝までぐっすり眠ってしまったとのことであった。2回目に尿失禁の訴えを聞き、Sc-Pの刺激を始めた。たった一回のSc-P追加で失敗がなく眠れたということである。

　同様な症例で77歳男性は小脳梗塞で小脳失調のため寝たきりとなった。オムツをあてて尿失禁であった。Sc-P施術一回で1時間の失禁時間の延長が見られた。また「おしっこ」と発語した。施術5回終了後は尿回数の減少がはっきりと見られた。排尿意を1日2回位は言えるようになった。同時に一週間に2回のグリセリン浣腸を必要としていた排便が無血刺絡開始5回終了後より2日に一回自然に出るようになり、Sc-P追加9回（無血刺絡16回）終了後、内服薬ラキソベロンとグリセリン浣腸でも出難かったのが、ラキソベロン10滴のみで排便できるようになったという症例を経験している。

　これなどは介護者である家族にとってどれ程の助けになるか分からない。このSc-Pの無血刺絡はなんといっても危険がなく、投薬をするわけでもないので排尿、排便で悩む症例の助けになれば幸いである。

99...
ケースレポート　五十肩
髄節パート（DSP）刺激と局所刺激療法の組み合わせ

プロフィール

症例 14K　72歳、女性

主訴：右腕が動かし難い

随伴疾患または症状：不眠症（痛みで眠れず眠剤服用中）

現病歴：当院に来られる前年の夏から、某市民病院整形外科に通院中であった。
　　鎮痛剤効果なく、一向によくならないので当院に来院した。
　　診察では帯結びできず、服が脱ぎにくいとの訴えがあった。

施術実績

同一症例数　38例　1年間髄節刺激治療成績18例中著効率64%　有効率100%

無血刺絡部位

井穴刺激：H3、5、8、10

DSP：本症に対する主要刺激髄節パート、S-P、Sh-P（右）　その他 H、B、N-P

DSSTによる治療経過

施術回数 月/日 症状	1 3/11	2 3/15	5 3/22	6 3/25	8 4/1	11 4/13	17 5/6	18 5/10	21 5/20
結帯できない 着脱し難い	3/11　不可（3+） 3/15　結帯可に。 3/22　草引きして痛み増す。				3/25　結帯可 4/1　エプロン結べるが手を使うと疼く （-70〜80%の改善）（+） 5/10　ラジオ体操可となる。				
夜間の痛み	3/11（3+）				3/25（2+）				5/20 (1+)
不眠と服薬	3/11（3+）眠剤、半錠服用しているが寝つき悪い。3/15（1+）薬なしで寝た。 3/22　痛みで3回位目が覚める。4/1　痛みで寝れない日があるが日中は痛くない。 5/10　夜間1回目がさめるのみ。								

リンパ球推移と白血球の自律神経支配

	3/11	4/8	5/13
白血球数	6900	8100	7100
リンパ球比率%	24.2	24.2	26.5
リンパ球数	1670	1960	1882

　初診時のデータは中等度のストレス状態にある。白血球数の上昇から活動力が高まったといえるが、リンパ球比率はまだストレス状態といえる。

コメント

　この方は著者が電話に出て応対した時某病院整形外科に通院しているのだが一向によくならないし、薬を使っても効果がないので止めているという。投薬を止めていたおかげで順調に回復軌道に乗り、5月下旬に2カ月と少しで治療を終了し、その後本人からお礼の電話を受けた。

100...
ケースレポート　手の痺れ
尺骨神経麻痺

プロフィール

症例 15T　60 歳、男性

主訴：字が書けない

　　右尺骨神経麻痺による鷲爪手（しゅうそうしゅ＝わしの爪 Claw hand）を認める。

主病：アルコール依存症（入院）、糖尿病（インスリン注治療中）

現病歴：入院中に診察に見えて無血刺絡を開始した。半年来字が書けず郵便や銀行での書字は妻が代筆していたが、医師に診察も受けておらず Claw hand を指摘して初めて理解したような状態であった。

随伴疾患または症状：両足趾裏の痺れ（アルコール性神経炎か糖尿病性か不明）で草履はけない、夜間頻尿（3〜5 回）。

施術実績

手の痺れ症例数 40 例　1 年間髄節刺激治療成績 24 例中著効率 79％　有効率 100％

無血刺絡部位

井穴刺激：H3、10

DSP：本症に対する主要刺激髄節パート N、S-P　その他 H、B-P　頻尿と足裏痺れに対し Sc-P

DSST による治療経過

症状＼施術回数 月日	1 6/21	2 6/28	3 7/5	4 7/12	5 7/22
書字（半年間）	不可	不可	不可	不可	可
片手でお盆持つ	不可　両手を使っていた				可
グーを作る	不可			可	
小指の腫れと痺れ（ギプス巻いていた）	(3+)		少し痛い	大分よくなった	
小指の横の動き	不可			可	
両足趾痺れ（10 本）草履履けない	(3+)			(+)〜(−) 履けるように	
夜間頻尿	3〜5 回	1〜2 回	1 回	1 回	

尺骨神経麻痺に随伴する症状がほとんど解決していった。Claw hand としての小指球筋萎縮や骨間筋萎縮が残されているが、その前に機能的な面から回復している。器質的回復には時間がかなりかかることが推定されるが、入院期間の中でのぎりぎりのところでの治療はここまでが限界であった。

　椅子に座ると痺れ、歩くと痺れない（梨状筋症候群の疑いがある）、寝間に入っても痺れていたのがなくなった。

　膀胱の神経支配は S2・3・4 であるから Sc-P 刺激でよい。

リンパ球推移と白血球の自律神経支配

	6/1	7/1
白血球数	8200	9400
リンパ球比率%	34.5	37.6
リンパ球数	2829	3534
好中球%	53.2	54.4
好中球数	4362	5114

　精神科に入院しているアルコール依存症の患者は、白血球数が1万を超える例をよく見る。むしろ減少している方が少ない。そのためリンパ球数も多いが好中球数も多い。これは一般精神科の処方全てに共通する薬剤服用の多さと関連している。睡眠薬の2種類は当たり前で3種類プラス安定剤や抗うつ剤や抗精神剤などが出されている。従って自律神経支配のバランス理論は当てはまらない例が出てくる。これは代償性リンパ球症でも述べたが、脳が薬剤のストレスから守るための偽性副交感神経機能保全状態である。

コメント

　限られた時間の中でどれだけ回復するか予想さえできなかった。最後の診察の時、患者さんから半年ぶりで書けましたというメモ書きを渡された時は嬉しかった。この例の経験でも髄節刺激理論の正しさを追認できた。機能的な回復と器質的回復にはタイムラグが存在することも知った。このような症例に多数出会えたのも、アルコール依存症の病院に勤務していたからであり、臨床医は患者さんから学ぶという基本を教えられた症例であった。

　なお足の指の痺れはついでに治ったようになった。つまり頻尿治療のための Sc-P の刺激は S1・2・3・4 を刺激するので、足趾及び足裏の神経支配は L5・S1・2 であるので同時に治ったということになる。L5 は刺激していないが知覚神経はオーバーラップしているのでその点で治ったのかもしれない。

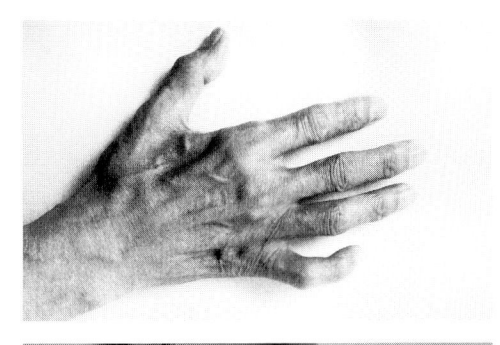

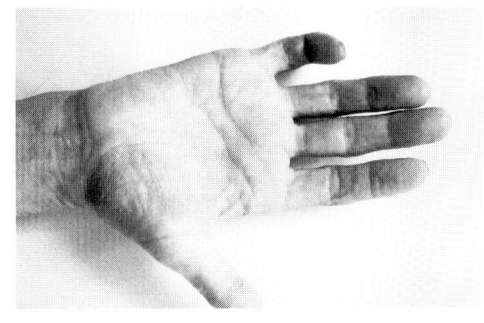

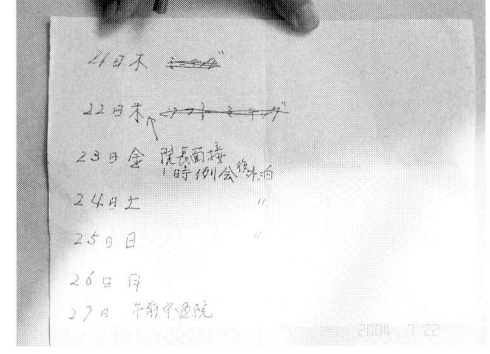

施術最後の写真：尺骨神経麻痺は依然存在するがこの状態で、半年以上文字を書けなかったのが書けたと言って手渡されたメモ書き。

＜追記＞

　これは初期の頃の例で、末梢神経麻痺でも DSP 刺激で治癒・改善することが確認された例の 1 つである。他に、自傷行為により正中神経障害をきたしていた患者さんも改善させた。

　しかし DSP 刺激に加え、無血刺絡末梢神経刺激療法を考案してから、治癒・改善速度は飛躍的に早まった。

　この例においても、尺骨神経ポイント（肘・手首）を無血刺絡しておればもっと早く改善したかもしれない。

　その後、同じ尺骨神経麻痺患者で、はじめ麻痺が軽微なため尺骨神経炎として診断し麻痺を見逃したまま半年以上、手首での尺骨神経無血刺絡をくり返していた例があった。この時点まで改善しなかったが、ある日わずかな左右手の大きさの違いを発見し、肘での尺骨神経ポイントを無血刺絡したところ、翌朝「手が握れました」と言って改善した症例を経験した。肘部管症候群であった。運動麻痺はその後改善したが、痺れは未だ回復していない。施術続行中である。

101...
ケースレポート　頭髪薄毛症

プロフィール

症例 16M　67歳、男性

主訴：頭髪が薄くなった（写真参照）

主病：高血圧症、高脂血症

現病歴：15年来当院に通院中の患者さんである。薄くなった頭髪を無血刺絡で治らないかという話から、刺絡では治ったという話はあるがということで、無血刺絡が始まった。

随伴疾患または症状：3月10日右足首捻挫後の腫れと痛みが3カ月経っても引かない。15年間続く右臀部の痛みとだるさが取れない。慢性肩こり。高血圧は2／24に拡張期血圧（DBP）が90～96となりアテレック10に変更した。無血刺絡前までに80台と下がっていた。

施術実績

同一症例数10人以上（頭髪がほとんどない人の発毛例が大多数である）

無血刺絡部位

井穴刺激：H3、10 → 3カ月後より中衝・関衝穴（H5、8）追加

DSP：本症に対する主要刺激パート H、B-P　その他 N、S、T、L、Sc-P

DSSTによる治療経過

症状 \ 施術回数 月/日	初回 6/11	7 6/29	9 7/6	10 7/9	12 7/16	15 7/27	28 9/10	77 3/4
薄毛			写真掲載の通り					
臀部だるさと痛み（仕事中）	3+	3+	2+	−20%	−50%	−90%	(−)～(+)	仕事中(−) 寝たら痛い
足首腫れ	3+	3+	1+	(−)に	(−)	治癒		
足首痛み	3+		2+	半減	(−)～(+)			
肩こり	3+	2+	1+	−90%	特に訴えなし			
高血圧服薬	施術後110台／70台となり減量後8／31中止。その後再上昇してARBとアテレック5で再開。現在120～130台／70台～80台							

リンパ球推移と白血球の自律神経支配

施術回数 年月日	0 2004/5/11	13 7/20	34 10/1	83 2005/3/26	102 6/3
白血球数	6100	5600	5600	5700	5400
リンパ球比率%	34.4	31.8	35.7	38.2	38.4
リンパ球数	2098	1781	1999	2177	2074
血圧mmHg	120/82	126/80	144/86	124/86	130/78
TCH mg/dl	235	186	235		209
内服：リポバス5×1錠	5/11　から9月末まで1錠　10/1　から半錠　翌年6/7中止				

　安定した自律神経バランスを15年間保っている方である。しかし自営の仕事での無理が、痛みや肩こり、高血圧に反映していた。無血刺絡開始と同時に生活の見直しの指導を始め遂に10年以上の抗高脂血症薬を中止できた。高血圧も克服できそうである。

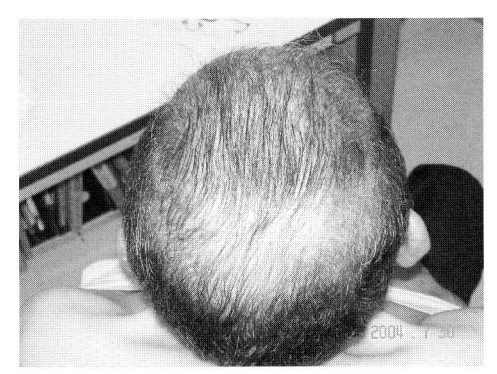

7月30日　頭部無血刺絡開始後：16回目

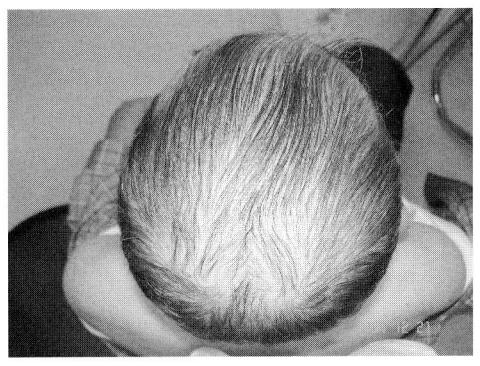

12月21日　約5カ月後：57回目

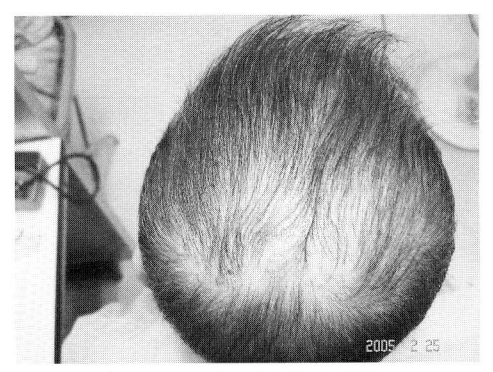

翌年2月25日　約7カ月後：75回目
ほぼ週に2回のペースで無血刺絡を施術した。

コメント
　何気ない会話から始めた無血刺絡が全ての面で奏功した症例である。職業柄立ち仕事で足

や臀部に不快感を抱き続けて治らないと諦めていた結果である。幸い、ライフスタイルの見直しに理解を充分して頂けたことが一番の要因であろうが、頭髪の薄くなったのまで治せるとは思っていなかった。頭部発毛については禿げ上がった男性高齢者に有効であることが経験済みである。かなり発毛している方もおられる。これはやはり頭部刺激による副交感神経刺激がホルモン分泌に関与していることを窺わせる。

　また同時に70台で夫婦生活が戻ったと言ってこられた方もいる。これから考えると、発毛を血流を増やす面とホルモン分泌の面から捉えると分かりやすい。栄養剤を振りかけるだけではだめで、脳を刺激してホルモンを分泌させなくてはならないということになる。マッサージも血流だけの面からしか捉えていない。そういう点で無血刺絡と頭皮への温熱シャワー療法は理に適っていると思う。温熱刺激は痛覚刺激と同じルートを走るので脳に対し副交感神経刺激効果が現れるものと思う。

　28歳の青年の薄毛の悩みや、18歳の開頭術後創部の薄毛・脱毛にもシャワー療法を勧めて効果を示した例があったので、無血刺絡以外でも毎晩の温熱シャワー療法を取り入れることを推奨する。

102...
ケースレポート　シェーグレン症候群

プロフィール
症例17F　62歳、女性

主訴：　ムーンフェイス。味がない、おいしくない。

主病：シェーグレン症候群（リウマチ専門クリニックで治療中。プレドニンは初診4カ月前の12月から服用中）

随伴疾患または症状：　肩こり、腰痛、夜間頻尿、不眠。

施術実績
同一症例数　他に1例（強皮症症例参照）

無血刺絡部位
井穴刺激：H3、4、9、10

DSP：本症に対する主要刺激髄節パート H、B、Eye、No-P　その他 N、S、L、Sc-P、

DSSTによる治療経過

施術回数 月/日 症状	初回 3/26	4 4/20	5 4/30	8 5/21	12 6/19	14 7/12	19 8/21	28 1/11
ムーンフェイス	3+		→	5/15消失				
味がない		3+		2+/1+	1+	2+	1+	治癒
夜間頻尿	2〜3回	1回		0回		1回		
プレドニン5mg×1錠 毎日	3/26　1錠 4/20　1/2錠 6/19　隔日1/2錠 8/18　中止後治癒							
セディール3錠毎日	3錠		3回服薬のみ		6/19中止			

リンパ球推移と白血球の自律神経支配

↓プレドニン中止

	3/26	4/30	7/24	8/21	9/8	10/16	11/12	12/15	1/11
白血球数	5700	4800	4500	4300	5000	4500	4400	5000	4600
リンパ球比率%	17.7	17.6	22.2	25.3	16.4	23.6	14.1	21.6	30.4
リンパ球数	1009	844	999	1088	820	1062	620	1080	1398

　リンパ球減少はステロイドによる交感神経緊張を示す。ステロイド中止後に2回のリバウンドとしてのリンパ球減少があった。この水準はプレドニン内服時よりも減少している。これはまだ本来の自己免疫力が回復していない証拠で、今までの経験から代償性リンパ球症でもそうだったが、どん底を経験しないとリンパ球の浮上はないというのが臨床上の印象である。従って、プレドニン中止後4カ月かかりやっと比率が30％を超えた。4カ月と一言で言うが長い。その間、医師患者の間でその不安をなくす努力が求められる。リウマチの項でも別の項でも述べたリンパ球の急減は医療者を不安に駆り立てる。今までの治療は間違っていないのだろうか？　これが一時的なリバウンドといえるには相当の経験を積まないと元の薬を出しての治療という姿に戻ってしまいそうである。しかし、私は薬を使わないで病気を治すという安保免疫学を信じて1年半も実践してきたという自信のもとこの不安にも打ち勝つことができた。信じなければ途中で挫折したであろう。

　この方は仕事（農業）の休養指示にて比率が回復したといえども依然数値は低水準で十分免疫力が回復したとはいえない状態である。この疾患の発症が安保教授のいわれる如く働き過ぎに起因するとすれば自分のライフスタイルの改善を自覚しなければ再発も有り得ると思われる。

コメント

　農家の主婦として働き過ぎが発病の誘因になったと思われる症例である。味がない、おいしくないという症状は7月まで続いた。しかし唾液減少は初回の頭部無血刺絡にて瞬間に改善した。即ち、施術直後に唾液が出たと訴えたことがこの病気が治ると信じた瞬間である。症状の改善はもっと早くにステロイドを離薬すれば実現したと思われる。また、随伴症状の肩こり、胃炎、腰痛、不眠は5回施術までに大半消失ないし軽快した。

103...
ケースレポート　不定愁訴症候群
洟が鼻の奥に流れる

プロフィール

症例 18Y　49歳、女性

主訴：①洟が鼻奥に流れる　②左足の痺れ（2、3年来）　③手足の冷え　④腰痛（2年来）
　　　⑤胃の膨満感　⑥左足外果痛

主病：自律神経失調症

随伴疾患または症状：10年前慢性膵炎でフォイパン投与され、点滴治療を受けた。そのた
　　めか体重が減り調子が悪くなり点滴をやめたらよくなった。16年前、子宮外妊娠で手術。
　　便秘症。

施術実績

鼻口歯の異常を訴える同一症例数33例　1年間髄節刺激治療成績16例中著効率88％

無血刺絡部位

井穴刺激：H3、8、10

DSP：H、B、N、S、L、Sc-P、Eye、No-P

DSSTによる治療経過

施術回数 月日 症状	初回 9/17	4 9/25	6 9/29	12 10/13	17 10/22	22 11/2	25 11/9	31 12/3	36 1/5	39最終 2/4
洟が鼻奥に流れる	9/17　治療開始 9/25　不変 9/29　楽になってきた 10/13　ましになっている 10/22　気にならなくる 10/29　14カ月間無かった**生理が再開**し6日間で終了した 11/2　流れない日もあったが、11/9は2日間流れた 12/3　気付いたらある程度。毎日でない。以降気にならない									
手足の冷え	9/17　夏でも長袖はおるくらい 10/5　足冷え不変 10/6　足冷えましになった 10/12　靴下以外の保温方法を教える 10/13　温感出現しよく眠れた 10/23　手の冷えなし。足冷え軽快 11/2　手の冷えなし。足冷え増強 11/9　改善、以降訴えなし									

腰痛	1カ月経っても良くならなかったので10／20背筋運動を教えた。 11／9　草刈しても次の日にこたえない様になった。
胃の膨満感	5回で改善、10回で消失。
便秘	便秘は1カ月を経たころから解消してきたが日により異なる。
①左足痺れ ②外果痛	①2回で軽快したが、ある日と無い日が交互にある。 ②2カ月かかったが11／9治癒した。

リンパ球推移と白血球の自律神経支配

	9／17	10／16	11／20	12／10
白血球数	5200	6000	4600	5600
リンパ球比率％	30.7	22.6	32.2	33.1
リンパ球数	1596	1356	1481	1854

　10月16日は本人も最悪の状態と表現していたようにリンパ球も最悪であった。腰から下肢の痛みと痺れが強まり歩くと痛かったという（リバウンドと推察される）。しかしそれをボトムに増加に転じ、症状の好転に遅れてリンパ球が大幅に上昇してきた。これも最悪の初診時にリンパ球がそれほどひどくない状態を示していて代償性リンパ球症に似る。しかしリバウンドを経てV字回復を見せ正常に近づいた。

コメント

　この症例を持ってきたのは顔面に関する症状、手、胃、腰、下肢に渡る不定愁訴の解釈である。それも最近に出た症状ではなく長く苦しんできた症状である。多くは更年期障害とか自律神経失調症とかの診断を受けドクターショッピングする例が多い。しかしこの不思議な症状群も自律神経免疫治療という面から考えると一元的に捉えることができる。それは各部に現れた症状は各部の交感神経性過敏症状ではないかということである。たとえば足の外果の痛みにしても、それを同部の局所性交感神経性過緊張による血流不全という風に私は捉えている。このテーマの「洟が鼻奥に流れる」という、医者生活30年の私でも理解に苦しむような症状である。実際に流れているのであれば耳鼻科で早くに見つかり手当てを受けていたであろうが、それが医師に理解不能なものであれば自律神経失調症か仮面うつ病かという診断になってしまうと思われる。しかし、無血刺絡により全てよくなり、気になるのは便秘くらいと言ったのは3カ月を超えてである。と同時にリンパ球も正常化に近づきそれを裏付けたような経過を辿ったのは偶然ではないと言えるだろう。多くの患者のリンパ球データが患者の改善に遅れて正常化するというのを知ったのもこの治療法を始めてからであった。「免疫力が高まる」とはまさしくリンパ球の数値が改善するという「白血球の自律神経支配の法則」が当てはまった好例の1つとして提示した次第である。

　なお、治療途中で思わぬ現象に出会った。表中にも記したが治療後40日位して14カ月

間なかった月経が再開した点である。これは他の更年期にあった女性にもみられたが止まった生理が再開したのはまさしく Sc-P の刺激によるものと考えられる。ここは S1 〜 4 までの仙骨孔を刺激するのでダイレクトに骨盤腔内の臓器を活性化するので同じ髄節を有する直腸（S2・3・4）の便秘にも効果を発揮するというわけである。即ち、副交感反応を高める（＝分泌・排泄能力）ことができるということの証明でもある。これが髄節刺激効果であるといえよう。

104...
ケースレポート　嗅覚低下

プロフィール
症例 19S　72歳、女性

主訴：においが無い、味がない

主病：嗅覚低下、味覚低下

現病歴：2004年6月に風邪を引き、咳・鼻水・咽頭発赤のため、耳鼻科受診した。その時に出された薬がきつかったのか服用後味と匂いが分かり難くなってきた。そのためその後赤十字医療センター耳鼻科を受診し薬を出されたが、改善しないまま当院の無血刺絡を受けに来院された（9月17日）。

随伴疾患または症状：2004年夏から両ふくらはぎが突っ張る、同春から腰痛症悪化で整形外科受診。萎縮性胃炎で内服中。不眠症（熟睡できない）。夜間頻尿3～5回。難聴・耳鳴り。

内服薬：内科からカロナール、クラリシッド、ムコスタ、メジコン、セレスタミン。耳鼻科整形外科からオパルモン、ウルグート、カリクロモン、メチコバール、コランチルである。

施術実績
同一症例数他に1例

無血刺絡部位
井穴刺激：H3、8、10 → 1、3、5、8、9、10

DSP：H、B、N、S、L、Sc-P　Eye-P、No-P。難聴に対しEar-P

DSSTによる治療経過

施術回数 月日 症状	初回 9/17	3 9/21	5 9/24	8 10/5	10 10/12	44 2/18	45 2/22	59 4/26	66 5/31	71 6/24
味覚低下	9カ月間効なし。味覚低下が舌の前か後ろかというのが分からないという。									
嗅覚低下	9/21　牛乳／歯磨きの匂い戻った。 9/24　一瞬分かる時がある。 10/5　大豆系（きなこ）の匂い戻った。 2/18　低い温度の匂いは駄目だが魚の匂いが分かってきた。 4/26　だいぶ良くなっている									

梨状筋症候群 腰痛／臀部／ 下腿のつっぱり	10/8 歩くと左臀部から下腿の痛みのためモービックを投与した。2回程度服用したのみでその後は服用していない。 5/31 完全に臀部～下腿のひっぱる症状は消失した。
熟睡できない	頻尿に合わせ夜間5回目覚めていたが、その後1、2回の目覚めだけで熟睡可能になった。
耳鳴り／難聴	耳鳴り：2/4 耳鳴り気にならなくなった。 　　　　2/22 ちょっとましな状態が続いている。 難聴：11月になりTVのボリュームを上げなくても聞けるようになった。
夜間頻尿	3～5回　10/12頃より1回に。多くて2回に。 　　　　0回の時もある（1/4）。 　　　　5/31 ほぼ2回位。
服薬	全ての薬を中止した。

リンパ球推移と白血球の自律神経支配

	9/17	10/19	12/3	1/7	2/8	4/19	6/7
白血球数	5400	6700	6400	6400	7200	6500	5600
リンパ球比率%	26.2	22.9	24.9	22.5	**22.1**	24.3	**30.2**
リンパ球数	**1415**	1534	1594	1440	1591	1580	**1691**

　9カ月もかかってやっと30％に到達し、数も1700近くと最高の数値を記録した。1月11日、私はリンパ球が余り改善しないので患者さんに尋ねた。毎週2回、電車にのってしかも1時間半もかけて当院に通院して来られる熱意があるのにどうしてリンパ球が増えないんでしょうと。熱心にしかも治りたい意欲が当方に伝わってくるのに不思議で仕方がなかったのでこの質問をした。何か不安とか心配事がおありですか？と。患者さんはこう答えた「夫が33年前になくなってから、一人暮らしで孤独の不安が常にあります。バイク事故にあってから音に対してすごくおびえます。気がかりなことに一層気にするようになりました」と。安保免疫学でいう心理的恐怖がリンパ球を下げていたのだ。第9回日本自律神経免疫研究会でも夫との死別後リンパ球が下がり続けた別の患者さんの症例を報告した（10カ月後30％を回復した）ことがある。

　このように心理的恐怖というのは自律神経免疫治療の最大の難敵であるといえよう。一言で心理的恐怖と片付けられないほど深刻な問題である。無血刺絡で症状はなくなったのにリンパ球が増えない。そういう症例には心理的支援をしてあげるしかない。これは一種の信仰に通じるものがある。医療者はそういう心の面からの治療も必要であると痛感する次第である。

コメント

　この方も難聴を残し、初診時の大方の症状が消失した。無血刺絡による髄節刺激治療は関連する髄節全ての症状が根こそぎ取り払われる不思議な治療法である。考案した著者自身が

驚きの連続であった。今ではどのように治っていくか予想が立てられるまでになった。そこには「白血球の自律神経支配の法則」が基盤にあり、それを見続けていくと患者さんの身体的、心理的不調が手に取るように分かってくるから不思議である。また病気を作り出すのも自分自身であるというのも分かる。病気。気は病と書く。気はストレスであると気付く。悩み、働きすぎ、病気への不安（心気症）、将来への不安（不安神経症）、薬への依存、薬の乱用等々がストレスになる。これらストレスにいつ気付くか、また気付かせてあげるかが医療者のまた別の面での役目でもあろう。

105...
ケースレポート　口唇の痛みと痺れ

プロフィール

症例20K　71歳、女性

主訴：くちびるの痛みと痺れ

現病歴：2年来、口唇の痛みのため、大学病院口腔外科その他で治療を受けていた。しかし治らないので無血刺絡の治療を受けるため当院を受診した。原因は夫婦間の問題であることがストレスとなっていることを自覚している。

随伴疾患または症状：不眠症、20年来の両側耳鳴り。

服薬状況：前医にて、ハルシオン0.25、オメプラゾン、デパス0.5×6～7錠、パキシル、ボルタレン、セファランチン、VD3、抗高脂血症薬、胃薬、抗炎症薬（蛋白分解酵素）など1日10種類、20錠ほど内服していた。

施術実績

鼻口歯の異常を訴える同一症例数33例　著効率（1年間髄節刺激治療成績16例中）88%

無血刺絡部位

井穴刺激：H3、5、8、10 →現在1、3、5、8、9、10

DSP：H、B、N-P　Eye、No、Ear-P

DSSTによる治療経過

症状 \ 施術回数 月/日	初回 10/1	2 10/5	8 10/15	18 11/6	24 11/17	33 12/3	52 1/28	64 3/23	77 5/25	83 6/10
口唇の痛み 疲れるとピリピリ		施術4回終了後よりかなり改善 (3+) → (+)	10/15 夕方のみ (-) ～ (+) 12/3 治った様と報告受ける					3/23疲れた時のみに出る 5/25午後に痺れる（稀に）(-) ～ (±)		
耳鳴り（蝉鳴く様）	10/1 (3+) →11/6 横這い (3+) →1/28 横這い (3+) →5/25一時期消失した 6/10 再発 (3+)									
不眠と服薬経過　酸棗仁湯2.5g	無	無	開始	ハルシオンの代わりに酸棗仁湯を10/15に処方した→11/6漢方で眠れた→12/28漢方なしで眠れた。以降漢方のみで調節している。						
ハルシオン0.25×1錠	1錠	1/2錠	中止							
デパス0.5×7錠	7錠	1錠	0	以降服薬していない。						
パキシル20×1錠	半錠	0	以降服薬していない。							
初診時にオメプラゾン、ボルタレン他4錠の中止を決めた。										

初診時に交感神経緊張を促すプロトンポンプ阻害薬、鎮痛解熱剤を中止し抗不安薬、睡眠導入剤などを減薬から休薬へと指示し同時に無血刺絡を行った。幸い5回目の来院時には口唇の痛みが大幅に和らぎ8回目には症状がなくなる時間が出現してきた。不眠には漢方製剤を導入し、睡眠導入剤を離脱していけるように併用から始めたがこれが奏功し、睡眠導入剤を切ることができた。幸い漢方ではリンパ球を減らすような傾向にはなっていないので、未だ中止の指示を出していないがいずれ離薬の方向に持って行きたいと思っている。ストレスと共存しながら如何に治療を進めるか、難しいが心のケアも含めて対処する必要があると思う。

リンパ球推移と白血球の自律神経支配

	10/1	11/5	12/1	1/8	3/2	4/1	5/6
白血球数	8600	5900	5800	5300	5000	7800	5800
リンパ球比率%	18.9	28.3	29.5	32.5	32.6	21.2	30.0
リンパ球数	1625	1670	1711	1723	1630	1654	1740
好中球比率%	73.9	62.8	60.6	57.5	57.0	71.0	60.7
好中球数	6355	3705	3515	3048	2850	5538	3521
交感神経緊張状態	強	中	中	微	微	強	弱

　この症例も他の多くの服薬症例と同じく、初診時には白血球増加傾向を示し減薬、休薬と共に白血球数が一定の数値で落ち着くようになった。この時の薬剤の影響を排除されたバランスが本来の自律神経の心身状況を反映している。

　2回目の採血から7回目の採血までほとんど5,000台の安定した数値を示し、6回目に急増したのは膝の腫脹（水腫）、不眠の影響、口唇の痺れの影響などが一過性に現れて上昇した時期で、この時には精神的ストレスを患っている時であることが分かる。しかし、どうしてそうなったかを当の本人が理解をして納得するところまでこの治療法の意義を勉強してきたので、その対処法を自分なりに見つけ出すことができるようになった。それが次月の結果に現れている。治療開始数カ月間は、無血刺絡依存のような状態であり、自分で治すという意識よりも治してもらうという意識の方が強かった。それが次第に自己回復力という心の内面的（心療内科的）な教育を並行して指導することより、刺絡依存の状況から脱しつつある。しかし、完治するまでにはまだまだ月日はかかるように思える。心と体をつなぐ治療の難しさを痛感した症例である。

コメント

　口唇の異常を訴える症例はかなり多い。当院のような医院で無血刺絡全体の5％以上の症例が集まった。即ち、歯科、耳鼻科、口腔外科を受診して異常を認められないと言われたり、

治す方法がないと言われたりした方々ばかりである。

　幸いこの無血刺絡による髄節刺激治療はこういった症例を最も得意とするところである。その意味は口腔に現れる病変を交感神経緊張の病態と把握するところからスタートしているからである。福田－安保理論は自律神経バランス、特に交感神経緊張における病態が種々の疾病の元になるという理論であるから、この口唇に関する症状もその面から治すというアプローチをとることによって治せるという訳である。それを神経髄節理論と組み合わせるとほとんど全ての症例に奏功することが可能となる。この疾患は絶対に薬物や心理療法だけでは無理である。本症における治療法は局所の髄節神経支配を取り入れて治すことのできる簡単でかつ明瞭な治療法である。

＜追記＞

　この方の後日談である。夫婦間のストレスで口唇の痺れが起きていたと述べたが、その後ご主人が病気で突然入院した途端口の痺れがなくなったという。本人もやっぱりストレスだったと改めて理解した出来事があった。この時ばかりは刺絡依存が治っていた。交感神経緊張を柔らげるのに無血刺絡はその緩和のお手伝いはできるが、心理的ストレスまでも取り除くには本人の心の問題が一番であるということを思い知った次第である。

106...
ケースレポート　パーキンソン病治癒例
既治療例

プロフィール
症例21Y　74歳、男性

主訴：畳から立ち難い、両足が重い、言葉がすらすら出ない

主病：パーキンソン病

現病歴：2003年7月、朝起き難く、胸悪くなったため某病院受診。その時、脳外科でパーキンソン病と診断された。MRIで複数のラクナ梗塞を指摘されたが脳神経には異常なかった。

　以後同科で抗パ剤の投薬治療を受けていたが、立ち難い、足が重い、言葉がスラスラ出ない、緊張すると両手が震える、疲れると前屈み歩行になるなどの症状の改善が見られないため、2004年9月21日当院を受診した。

　姿勢反射障害はない。筋固縮は両側に軽度。ヤール分類は通常生活でⅡ度、疲れると歩行障害出現でⅢ度。

随伴疾患または症状：高血圧、白内障、緑内障

施術実績
パーキンソン病PD（症候群含めて）28例　1年間髄節刺激治療成績PD　16例中著効率88％

無血刺絡部位
井穴刺激：初期 H3、5、8、10 →現在 1、3、5、8、9、10

DSP：H、B、L、Sc-P、Eye-P →現在 H、B、L、Sc、Eye、Ear-P

DSSTによる治療経過

施術回数 月/日 症状	初回 9/21	2 9/24	3 9/28	5 10/5	12 11/9	15 11/23	20 12/17	28 1/22	35 2/18	44 4/26	48 6/21
ヤール分類	Ⅱ(Ⅲ)					Ⅱ(Ⅲ)	Ⅰ	Ⅰ	0	0	0
ECドパール	3	3	2	2	1	1	0	ECドパール＆FPは12/14に中止			
シンメトレル50	3	0	0	0	0	0					

FP2.5	1	1	1	1	1	1	0 12/17 中止後も着替え等に変化なくそのまま休薬続けた。	
畳から立ち難い	(3+)	(3+)	(3+)	10/5、11/9 手をついてすっと立った。				4、5月には筋固縮消失。4月より2週に一回の無血刺絡を受けに通院している。
両足重い		(3+)		10/13 改善。11/5 施術10日空くと重い。				
言葉スラスラ出ない		(3+)		10/5 スラスラ出た。 11/5 施術10日空くと出難くなる。				
筋固縮（両側）歯車様	両側(±)	左(±) 右(−)		11/9左(±) 右(−)		左(+) 右(−)		
振戦（両）	時に	9/24 3日間(−)		疲れたら有るというが診察では無い				
疲れて前屈小股歩行	前屈有			10/22(−)			大股	
加速歩行	無			10/19 有一回 11/23 有一回				

リンパ球推移と白血球の自律神経支配

施術回数 月日	初回 9/24	10 10/26	16 11/26	26 1/14	41 3/29	49 7/12
抗パ剤	3種類	2種類	2種類	0	0	0
ドーパ剤	3錠	2錠	1錠	0	0	0
白血球数	7200	6400	6400	5800	5900	5500
リンパ球比率%	16.5	34.0	30.3	31.8	29.5	41.5
リンパ球数	1188	2126	1939	1844	1741	2283
好中球%	77.3	58.0	62.3	58.2	64.2	49.8
好中球数	5566	3712	3987	3376	3788	2739
血中DA濃度（pg/ml）	不計測	63	36	13	21	5>

　初診時、好中球比率高くリンパ球数・比率が低い副交感神経機能低下状態が伺われる。しかし好中球数はやや多い程度で激しい交感神経過緊張というわけでもない。抗パ剤を2種類に（服薬量では4錠）減量してからはリンパ球数の大幅な増加と好中球数の大幅な減少が見られ交感神経緊張は解除されたといえる。同時に症状も減量に呼応して改善していった。白血球の自律神経支配を示す典型的なパターンである。

コメント

　発症後1年少ししか治療を受けていなかったため、減薬と無血刺絡治療がうまくかみ合いスムーズに改善正常化した症例である。わずか4カ月で（施術20数回）治ることができたが、これには服薬していたFP錠が進行を遅らせていたのではないかと考える。FP錠には神経保護作用があるとされ、今まで無血刺絡とFP錠併用により効果のあった例は7例を数え比較的相性がよい印象である。現在4名のFP服用者がいる。一方他の症例においては抗パ剤であるドーパ剤や抗コリン剤、ドーパミンアゴニスト（中でも麦角系）、アマンタジ

ンなどは交感神経刺激作用を有していると考えられ、それがますます中脳黒質細胞の組織破壊を招き変性脱落に追い込んでいくのではないかと考えられる。現に既存治療者の全てに減薬減量の指示を出しても当初より悪化をきたす例はない。さすがに内服ゼロに近づくと無動症状が悪化するが、これはリバウンドであり元の姿（初発状態）に戻ったわけである。ここから無血刺絡による自己回復力が試されるわけで、ゆっくりではあるけれども確実に改善していっている症例を現在も加療中である。無血刺絡での改善は全例に認めるが年数、服薬数量の多いものほど回復に時間がかかる。反対に未治療者ではわずか1カ月も経たないうちに改善する例が多い。見方を変えれば、抗パ剤による治療によってすぐに動けるようにはできるが、永遠に治らない道を歩んでいるといえる。ドーパ剤でドーパミンを補充することによって生体は動くようにできるが黒質細胞はドーパミン分泌を停止し（フィードバックがかかる）、その交感神経刺激作用によりますます組織破壊を進行させて行くと思われる。従ってウェアリングオフ現象はそのドーパ剤による分泌細胞への直接の交感神経性血流障害と組織破壊によって自前で作るドーパミン分泌生産活動が奪われることによって起こるのではないかと推論する。

107...
ケースレポート　パーキンソン病
既治療例

プロフィール

症例22M　61歳、男性

主訴：手の震えの増強、すくむ、加速歩行悪化などの歩行障害進行

主病：パーキンソン病

現病歴：8年前よりパーキンソン病にて大阪のS病院神経内科に通院していた。8年間アーテン錠のみで治療していたが、ここ2、3年前より加速歩行が悪化してきたのと、坂道でとくにひどい'すくみ'や振戦が増強してきた。そのため2005年1月末からメネシット錠を投与されたが、薬に頼らない治療としての無血刺絡を受けるため当院に2月5日来院された。

随伴疾患または症状：痛風、高血圧

服薬状況：ブロプレス8×1、アルマール10×1、メネシット100×1、アーテン2×2、ザイロリック100×2

施術実績

パーキンソン病PD（症候群含めて）28例　1年間髄節刺激治療成績PD　16例中著効率88％

無血刺絡部位

井穴刺激：H3、5、8、10 → H1、3、5、8、9、10

DSP：H、B、N、S、L、Sc-P

DSSTによる治療経過

施術回数 月日 症状	初回 2/5	2 2/8	3 2/9	4 2/11	7 2/16	18 3/11	30 4/12	44 5/17	55 6/14	58 6/24
アーテン／メネシット／FP	2/5メネシット中止		2/10アーテン休止、頓用で5月まで内服				4/12からFP投与			
振戦 （両側、右→左）	振戦は現在まで悪化、軽快を繰り返してきた。　6/14　茶碗持てる、受話器持てる、素麺を掴める、寝ていても震えを止めるために体の下に入れなくて済むなどの話をされた。									
仮面顔貌	（3+）		（2+）	施術直後より笑顔は出るようになった。疲労で悪化、休むと表情和らぐなどの変化が見られる。最近は硬い表情が以前よりもましになっている。						

動作緩慢	（3+）→（+）	施術後7、8回まで困難であったがズボン上げ、寝返りが可能になったのが9回終了後（2/19）からである。以降着脱動作は徐々に改善し、最後まで残った最もつらい動作はこのズボンの上げ下げだったが6月頃よりしやすくなったという。
寝返りうてない ズボンの着脱困難		
筋固縮（両側）	（±）	（−）〜（±） 2/23なしに近くなる。以降5月まで両側に出る日と出ない日とがあり、多くは右にわずかに認める日もあったが6月は認めていない。
前傾／すり足歩行	（3+）	（+）〜（2+） 8月現在もやはり前傾／すり足歩行であるが初診時よりはかなり改善してきた。しかし'け躓く'時があるのでまだ著功までに至ってない。
加速歩行	（3+）→（−）〜（+）	無い日の方が多いが時に認める。5/17 （+）
後方突進現象	（3+）	初診時、棒状転倒する状態であったが、2/18、一歩出て踏み止まった。以降徐々に改善。
すくみ	（3+）	初診時に見られた'すくみ'は早い段階で消失した。

　抗パ剤を中止後、症状は悪化の兆しを見せることなく全てに改善していった。真っ先に認めた改善点は順に

① 仮面顔貌で笑顔の出現である。
② 回れ右がスムーズにできたのと「すくみ」がすぐに消失した。
③ 歩行距離が伸びた。施術3回終了後に約2kmの距離を独歩して家族を驚かせた。
④ retropulsion（後方突進）テストで一歩が出て止まったのが4度目の受診時であった。
⑤ ズボンの上げ下げ、寝返りが8回終了後より改善した、などである。

　一方、改善が遅いのは

① 振戦、
② 筋固縮、
③ すり足歩行、
④ 突進歩行（加速歩行）である。

　特に疲れると振戦の増強、突進歩行、仮面顔貌の再現などである。

　FP錠服薬を4／12から開始したが、動作緩慢と振戦に対して使用した。しかし目立って改善したという印象はないが徐々に改善傾向にある。1カ月経っても突進歩行は相変わらず見られる時があり、筋固縮もあった。しかし振戦は疲労を覚えて悪化する時を除いて2カ月目からはかなり良くなってきたし、椅子から立つ動作もスイと立てるようになった。仮面顔貌も大変良い時を認めるようになった。これがFP錠内服によるものか、無血刺絡4カ月目の効果かどちらか分からないがADLは初診時より格段に良くなっている。

リンパ球推移と白血球の自律神経支配

	2/5	3/2	4/1	5/6	6/1	7/6	8/5
白血球数	6600	6900	6800	6500	6100	7000	8300
リンパ球比率%	28.0	34.6	31.3	30.0	36.9	31.3	32.1
リンパ球数	1848	2387	2128	1950	2251	2191	2664
好中球%	64.1	53.3	58.6	60.9	53.9	58.4	59.8

採血時間帯	午前	午後	午後	午後	午後	午後	午後
血中ドーパミン濃度	31	11	8	5＞	9	19	31

　初診時から現在まで白血球数に変動がないのは薬剤の影響が軽微であったことを意味する。
　8年間抗コリン剤だけでの単独治療だったので交感神経刺激は軽微と予想される。リンパ球の値は順調に増加し4月12日からのFP錠投与も影響なさそうである。リンパ球比率・数の上昇から見て脳内ドーパミンは増加しているはずであり実際血中濃度も初診時のエルドーパを服用中と同じになってしまった。しかし著明な改善に至らないのは同時に脳内副交感神経の分泌効果から酵素モノアミンオキシダーゼ-B（MAO-B）の増加も手伝っていると推定される。そこでこの血中ドーパミン濃度の上昇を確認してFP錠を2錠に増量した。これが有効か否かは症状の軽減の確認と血中ドーパミンの減少とで確認しなければならない。

コメント

　8年間もの間これほどの症状を抱えながらアーテン錠のみで頑張ってこられた患者さん及びその家族の方に敬意を表したい。奥さんが大の薬嫌いで服薬を極力抑えるようご主人に言い続けてきたのがその理由である。これが、休薬、断薬をスムーズにさせ、無血刺絡効果を高めたといえるだろう。刺絡療法にとって副交感神経機能を高めるのを邪魔する最大の敵は交感神経を刺激する薬剤の数々である。その敵である薬の内服をたった2錠で通してこられたというのが幸いしたといえるだろう。しかしもう一つの敵は自分自身にある。頑張りすぎる自分を抑制することも大事なことである。
　この方も頑張りすぎて病状が悪化するのを何度も経験し、徐々に悪しき連鎖から逃れる方法を身に付け出した。これにより無血刺絡はさらに有効に作用し、週に2回から1回、2週に一回と間隔をあけて改善していくことが可能になるだろう。そして最後に内服も止められれば理想である。もうしばらく頑張って頂きたいと願う。

＜追記＞
　第72項の症例Dである。FP錠を2錠に増やした結果であるが9月時点で血中ドーパミン濃度は予想通り19と減少した。

108...
ケースレポート　パーキンソン病
未治療例

プロフィール

症例23K　75歳、男性

主訴：起座しにくい、支えられないと歩けない、声がでにくい

主病：パーキンソン病

現病歴：2004年8月まで草刈、果物の手入れ、車の運転等できていたが、9月に入ってから急にADLの低下をきたし、ほぼ全面介助の状態になった。無血刺絡治療を受けるため、同年9月7日当院を受診した。仮面顔貌、介助歩行、後方突進テスト陽性、小声、左右筋固縮、姿勢反射障害、無動などみられたが振戦はなかった。
　　ADL評価で最低レベルでありヤール分類ではステージⅤと分類される。

随伴疾患または症状：2003年10月転倒し某病院脳外科受診。CTで異常なしと言われた。

施術実績

パーキンソン病PD（症候群含めて）28例　1年間髄節刺激治療成績PD　16例中著効率88％

無血刺絡部位

井穴刺激：H3、5、8、10

DSP：H、B、N、S、L、Sc-P　10／5よりEye-Pを10／15よりEar-Pを追加

DSSTによる治療経過

症状＼施術回数 月日	初回 9/7	18 10/12	19 10/13	22 10/19	33 11/9	46 12/3	49 12/11	50、53最終 12/15、12/25
FP服薬1錠	投薬なし	開始	毎日	隔日	11月末から断薬			
ヤール分類＆ADL	Ⅴ	Ⅳ　6日間施術が空き起座に介助要し、歩行障害や仮面顔貌出現や固縮悪化した。		Ⅲ 10／23ズボン、ソックス穿けた	Ⅲ 11／6には自分で見繕い可能になる。11／12近所へ運転するようになる。			
仮面顔貌	施術後より笑顔出現でニコニコして来院するようになる。								
小声	声も徐々に出るようになり、11／2にははっきりと大きな声がでた。								

立つ座る歩行	介助要す	10/1杖なしで可能になってきた。10/12起座歩行時支えないで歩けるがよろつく。	FP開始後よりよろつきなくなる。11/2にはしっかり歩け、スッと立てた。	12/3 FP中断後より第一歩の躊躇出現、前屈み出現となる。しかしスッと立てるし第一歩もでるが施術を3日休むと第一歩出難くなる。
後方突進テスト	初回転倒（3+）10/13不安定（2+）		11/27、12/15強く押すと有（+）	
筋固縮（左＞右）	左右共	9月末頃から軽快。9/29には左に強いが右わずかになる	11/9、27左右共なし	12/15左右共なし

リンパ球推移と白血球の自律神経支配

	9/7	10/5	11/2	12/3
白血球数	5400	4400	4700	4600
リンパ球比率%	**24.8**	30.8	**35.1**	33.9
リンパ球数	**1339**	1355	**1650**	1559
好中球%	67.5	56.3	55.9	58.7
好中球数	3645	2477	2627	2700
ドーパミン濃度	不計測	70	20未満	23

　初診時のリンパ球数比率とも低値で副交感神経機能低下状態にある。幾分相対的には交感神経緊張寄りだがそう強くはない。施術に反応して順調にリンパ球が30%台をキープしていき副交感神経機能は順調とみる。

　この例がFPによく反応したのは、比較的血中ドーパミンの分泌は高かった（70pg/ml）のにステージV、IVに止まっていたのはモノアミンオキシダーゼ-B（MAO-B）の活性が強く脳内ドーパミンが有効利用されていなかった可能性が強いと推察した。従ってFP錠がよく効いた理由であろう。他にもドーパミン濃度24で発症した74歳女性の例があるが、これもMAO活性の強い症例と推察する。

コメント

　この症例はFP錠服用と無血刺絡にかなりよく反応し、瞬く間に起立、歩行などADLの改善がみられた。FP錠も交感神経刺激作用を有するかもしれないが神経細胞保護作用を有するということで投薬を試みた。他の症例にもFP錠を投与しているがリンパ球の減少は見ていないので交感神経には影響が少ないと判断して、無血刺絡だけで改善が今ひとつの例には3錠までを限度に使用してみるつもりである。ただし血中ドーパミン濃度が高い例に用いている。

　現在この方は無血刺絡終了後半年経過するが、家の果物栽培と脚立に登って仕事をするし、自動車の運転も続け元気に暮らしている。

109...
ケースレポート　パーキンソン病
未治療例

プロフィール

症例24T　81歳、女性

主訴：動作が鈍くなった、歩行がのろくなった

主病：パーキンソン病

現病歴：2003年12月25日、大腸がんの手術を受けた。手術後より動作、歩行共に鈍くなってきた。それ以前から話す言葉がslowになってきているのを感じていた。外出には手押し車を必要とし、杖を離せない状況になってきていた。ペン習字が好きであったが5文字位書くのが精一杯になってきた。

現症：診察では、仮面顔貌。単調言語。小声。右上肢筋固縮。propulsion & retropulsion（前方突進＆後方突進）陽性。前屈み／小刻み歩行。回れ右は拙劣。振戦、突進歩行、すくみ等なし。

随伴疾患または症状：高血圧でブロプレス8／ノルバスク5を服薬中。左目失明し外斜位。

施術実績

パーキンソン病PD（症候群含めて）28例　1年間髄節刺激治療成績PD　16例中著効率88％

無血刺絡部位

井穴刺激：H3、5、8、10 → H1、3、5、8、9、10

DSP：本症に対する主要刺激髄節パート H、B、N、S、L、Sc-P、Eye、Ear-P

DSSTによる治療経過

施術回数 月/日 症状	初回 11/24	2 11/26	15 12/18	22 1/2	41 2/15	56 3/26	65 4/16	76 5/24
筋固縮（歯車様）	R+	RL±	L±	R±	RL±	R±	RL−	RL−
ADL ヤール分類	杖歩行で外出困難　ベッドに昇れない→12/3昇れた　ステージⅢ→ステージⅠに。				1/25　全く問題なく生活可能となる　3月までステージⅠ〜Ⅱ→4月からステージ0に。			
仮面顔貌	(+)				(−)			

Slow speech	(+)	11／26　改善したように思えるが、本人はスムーズな会話ができないと言う。
書字困難	(+)	11／26　3年振りとかで巻紙に一杯の漢字を書いてきた。書字は回復した様子。
杖／車椅子歩行を併用	(3+)	11／26　坂道往復楽に歩けた。 11／27　杖突かずに来院。 12／17　倍近く歩ける。以降杖無し歩行。 1／29　大阪に外出した。
突進現象	(+)	11／30　突進現象なし。以降もなし。

　この方は歩行困難が目立っていたがその他の症状は比較的軽く、重度の障害を持っているというのはなかった。

　それでも姿勢反射障害が出現し始めており（前方・後方突進現象）、いずれ悪化していったであろうことは想像される。

　早くに無血刺絡治療を受けたからこのように正常に戻れたと思う。

リンパ球推移と白血球の自律神経支配

	11/24	12/14	1/4	2/1	3/7	4/2	5/13	6/1
白血球数	6600	3600	4200	4500	不計測	2900	不計測	4500
リンパ球比率％	36.1	40.2	35.9	34.6	不計測	34.1	不計測	30.4
リンパ球数	2383	1447	1508	1557	不計測	989	不計測	1368
血中ドーパミン濃度	5未満	5未満	11	8	14	12	8	13

　この方も初診時の服薬量が少なくリンパ球に影響がなかった症例である。

コメント

　この方は近所の人の話では、いつも散歩時に車椅子を押してトボトボと歩いていたという。それが無血刺絡を受けてから元気に歩いている姿を見られて「元気になったなあ」と言われたと言って喜んでおられた。わずか数回の無血刺絡でほとんどの症状が解消した例である。この方以外にも初診時未治療の方は例外なく1カ月以内に改善する場合が多い。そのため1カ月で来られなくなった方が3人もいる。著者としてはもっと続けて施術を続けたほうが良いと思うのだが、患者の立場からすると大方よくなると治ったと思い診療を中断するのであろう。

　この患者さんは今でも大腸がんの術後フォローのため、手術を受けた病院に通院している。今も検査のため施術を中断している。このように術後の検査でまたストレスをためるようなことを指摘されれば、本病が悪化することが予想される。しかし80歳を超えた患者さんに自律神経免疫治療の理解を求めるのは無理なような気がするが、それをうまく指導するのも当医の役目であろうと思っている。

110...
ケースレポート　掌蹠膿胞症

プロフィール

症例 25U　68歳、男性

主訴：手掌・膝窩・足部の発赤・角化・膿胞・びらん・出血・痂皮を伴う皮疹（膝窩、足が重症）

主病：掌蹠膿胞症（写真参照）

現病歴：20数年以上にわたる掌蹠膿胞症で、びらん・出血・疼痛のため歩行にも支障をきたし遠方への外出もできない状態であった。色々と治療したが治らないと諦めていた。以前より、自律神経免疫治療の本に関心を持ち、刺絡治療を受けたいと思っていたが近くで無血刺絡をしているのを聞き当院に来られた。

随伴疾患または症状：43歳時、左片麻痺（右頚動脈血栓症）、平成3年胃がん全摘出術

施術実績

同一症例なし

無血刺絡部位

井穴刺激：H1、3、5、8、9、10

DSP：本症に対する主要刺激髄節パート H、B、N、S、L、Sc-P

DSSTによる治療経過（投薬はビオチン1gを1／25より出したが飲んでいない）

症状		初回 12/7	3 12/14	7 12/21	9 1/4	25 3/4	31 4/1	38 5/27
膝裏	糜爛	(3+)	(−)	(−)	(−)	(−)	(−)	(−)
	出血	(3+)	(−)	(−)	(−)	(−)	(−)	(−)
	痂皮化	(3+)	(2+)	(+)	(+)	(−)	(−)	(2+)
	発赤	(3+)	(2+)	(2+)	(2+)	(2+)	(+)	(2+)
足		膿胞・びらん・出血・痂皮を認めたが徐々に膿胞消失、落屑・発赤大幅に減り、電車で外出できるまでになった（写真参照）。						
手掌		当初より軽度の膿胞症であったが7回目には痕跡のみとなりその後ほぼ治癒に近くなった。						

写真の如く急速に症状の軽減が見られた。特に手は現在ほぼ完治である。膝裏は包帯を巻いて夜間の無意識の掻きむしる行為から守ろうとしているが、やはり掻いて症状を悪化させ

ている。しかし膿疱から糜爛というパターンは生じていない。

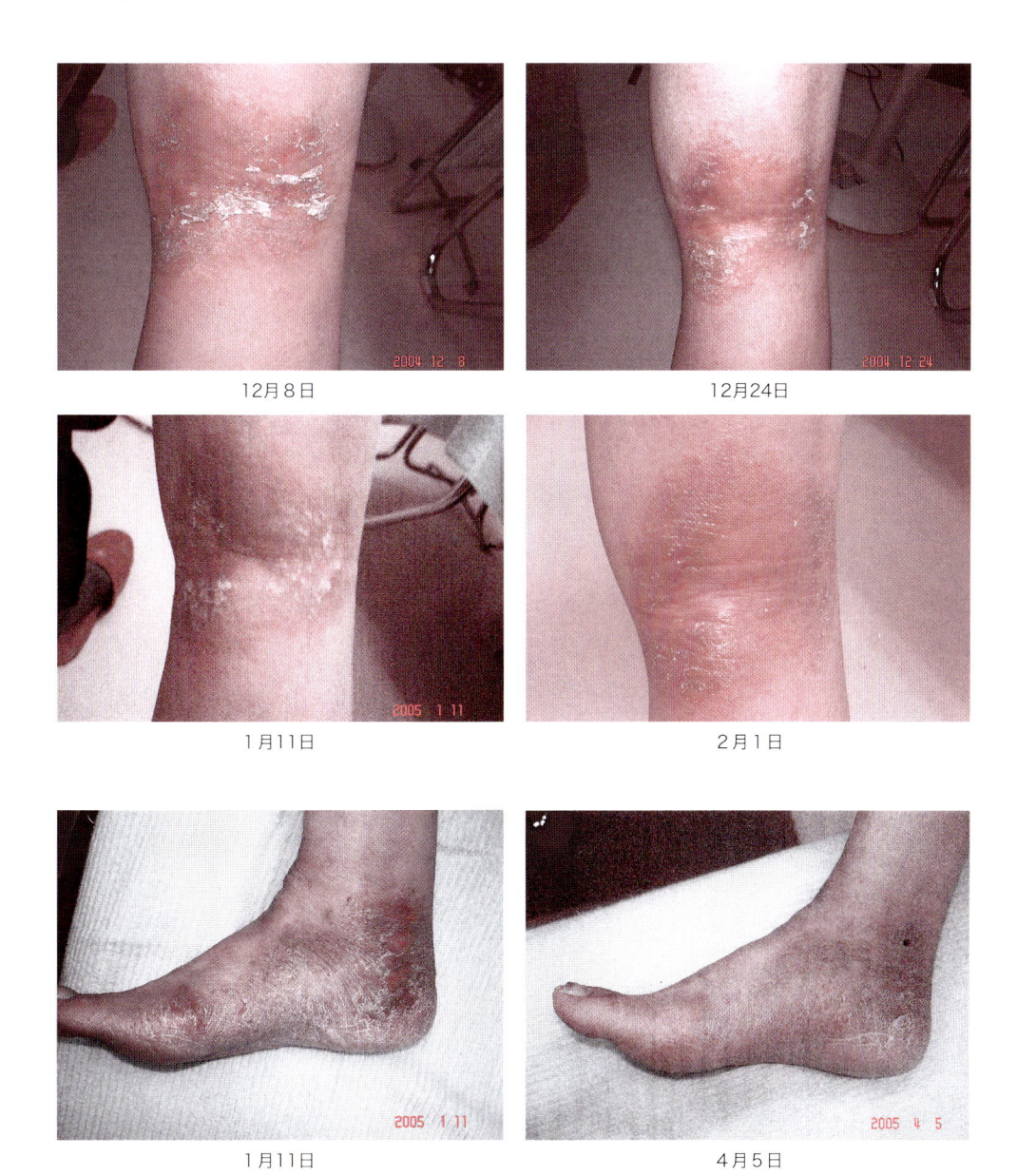

	12月8日	12月24日
	1月11日	2月1日
	1月11日	4月5日

リンパ球推移と白血球の自律神経支配

	12/7	1/11	3/4	4/22
白血球数	8700	7700	8300	7200
リンパ球比率%	30.0	27.3	**19.0**	26.1

リンパ球数	2610	2102	**1577**	1879
好酸球%	**11.4**	9.0	6.9	5.7
Cr（クレアチニン）1.3以下	1.4	1.3	1.5	1.3
UA（尿酸）7以下	10.4	7.8	8.2	7.1

　3月4日の19％、1577というリンパ球比率・実数の高度交感神経緊張状態がこの症例の本来の姿であると思われる。従って初診時のリンパ球実数の正常値と比率の軽度低下は私の立てた仮説の代償性リンパ球症である可能性がある。

　好酸球が減少し半減したのはアレルギーの関与を疑わせ無血刺絡が奏功したと推察している[注1]。

　＜注1＞
　　耳鳴り症例で報告した皮膚炎患者の治癒過程での好酸球正常化の類似例である。第89項症例に同じ。

コメント

　この症例は代替医療に興味を持ち自分で温熱療法に似た治療もされている。しかし、20数年にも及び本症と闘ってこられたが、それ以外にも脳梗塞と胃がんを患い、なぜこうした難病に倒れたかの原因を追究しないと再び別の難病を患う可能性がある。手と足はほぼ略治となり症状の軽減してきた頃より治療に通う回数が減ってきており、治療への姿勢が変化してきている。どうしても克服しようという強い意志があればもっと早く改善していったのではないかと思うのだが、このあたりの治療への取り組みは百人百様であり、難しい問題でもあることを痛感している。

111...
ケースレポート　関節リウマチ・不定愁訴症候群

プロフィール
症例 26O　54 歳、女性

主訴：手のこわばり、体がだるい

主病：関節リウマチ

現病歴：下腹の痛み、手足の痺れ、冷え、耳鳴り、頭痛、両頬の痺れ痛みなどの不定愁訴で婦人科にかかっていた。そこで、2004 年 4 月血液検査したところ、RF 定量で高値を示したため、リウマチ専門医に 7 月 15 日に受診し、プレドニンの投薬治療を受けた。朝の両手のこわばりが 2 時間続き、両手の痺れも出てきたので無血刺絡を受けるため 2004 年 8 月 31 日当院を受診した。関節痛なく、診察では手背の腫脹を認める。関節リウマチの初期急性期の症状と思われる。

　プレドニン 5 mg 内服は 7 月 29 日から始めていた。

随伴疾患または症状：何十年来の肩こりと冷え性。10 年以上続く右耳鳴り、4、5 年来の顔面のピリピリ痛、両手指 10 本の痺れなどが存在するという。

　4、5 年前のリウマチ検査は正常だったとのことである。

施術実績
関節リウマチ症例 10 例　全例有効

無血刺絡部位
井穴刺激：H3、8、10 → 1、3、5、8、9、10

DSP：本症に対する主要刺激髄節パート H、B、N、S、L、Sc-P　耳鳴りに Ear-P

DSSTによる治療経過（効果判定は初診時100として本人の言よりマイナス％で示してある）

	初回 8/31	3 9/3	3 9/8	5 9/14	9 10/15	17 11/20	23 12/10	25 12/17	45 2/16	64 4/30
朝のこわばり 2時間	一週間は徐々に悪化。9/8はまし			−50％	−50	−70	−80	30分	30分	30分以内
下腹の痛み（20年前の帝切後より）	100			9/14 −20％ 10/15 0〜−40 11/20 −50			12/10 0〜−70 2/16 −100治癒			<注>
肩こり（数十年）	8/31 100 9/3 軽快			9/14 −50％ 10/15 −40〜−60 11/20 −70 12/10 −80					2/16 −60	
足冷え（数十年）	100	100	楽に	9/14 −100％ 10/15 温かい 11/20 −70 12/17 だいぶまし 2/16 −100治癒						
両足趾先の痺れ（昨年から）	100		100	9/14 −10 10/15 −50		11/20 −90 12/10 −〜±		12/17 普段なし 2/16 −100		
右耳鳴り（10年以上）	8/31 100		9/8 軽快			11/20 −50				
服薬プレドニン	受診後プレドニン他の4剤全て中止した。									

＜注＞
 6月までに耳鳴りのみ残し他の愁訴なくなった。手の甲の腫れは9／26頃にとれてきた。

リンパ球推移と白血球の自律神経支配

施術回数 月/日 症状	受診前 4/24	初診 8/31	9 10/15	13 11/2	21 12/8	33 1/8	42 2/5	50 3/5	58 4/9	66 5/11
白血球数	5400	4800	5200	5100	4100	4800	4500	3500	5100	4700
リンパ球比率％	37.8	38.7	28.2	20.2	42.5	30.4	27.8	37.0	33.5	32.8
リンパ球数	2041	1858	1466	1030	1743	1459	1251	1215	1709	1542
好中球比率％	51.8	51.2	60.4	70.1	46.7	56.0	58.5	43.9	51.9	52.4
CRP	なし	0.1	0.1	なし	なし	0.1	0.1	0.1	0.1	0.1
RA／RF定量（15以下）	＋／34	−	未実施			−／13	−／16	＋／26	＋／25	＋／29

① 初診時のデータであるプレドニン内服時のリンパ球数・比率はその後の全ての症状が全快、軽快した時のデータを上回る。最悪の症状とプレドニン内服というこの方にとっての最高の交感神経緊張を表しているはずの状態が最良の白血球分類を呈していた。こういった矛盾は他のパーキンソン病治療中のドーパ剤内服例にもみられた。私はこれを代償性リンパ球症として第9回日本自律神経免疫治療研究会において発表した（前述）。あとリンパ球が無血刺絡に反応しV字回復を示すことが代償性リンパ球症の特徴であるとも述べた。症状最悪時に最良のリンパ球状態を呈するというこういった現象はよく見ると珍しいことではなかった、というのが理解できた。その後もリンパ球推移を見ていてこの症状で何故このリンパ球比率なのか、という疑問が湧いたときこの病態である可能性を念頭において患者さんに説明することにしている。この概念を導入してから、一見良いリンパ球比率を見ても決して安心することなく治療に当たれるようになったことは大きな収穫であっ

た。
② 12／8にリバウンド後の最良結果にもかかわらずCRPが常に陰性であるのにRF定量が増えてきている。RF定量法が関節リウマチの経過観察のバロメータとするならば、まだ十分改善したといえども安心はできない。現に急性期初期の状態で受診されているから、揺さぶりは十分考えられる。その後の1,200台から約1,700へと変動するリンパ球数は副交感神経の不安定性を暗示しているのではないだろうか。注意してフォローする必要がある。

コメント
　この方は他の医療機関を巡り無血刺絡を知り当院へ来られた。元気になり最近では仕事に出かけられるようになった。従って受診も週に1回でも十分なところまで回復している。しかし油断は禁物である。何十年とあった交感神経性の愁訴は、愁訴をきたすストレスがあったからでありそのストレスが何であったのかを理解されないと再び同じことが繰り返されると思われる。"病気の本態はストレスである"という福田－安保理論を十分説明し納得されない間は常に危険が付きまとうということを頭にいれて診療に当たるべきであると心している。

112...
ケースレポート　関節リウマチ

プロフィール

症例 27K　64 歳、女性

主訴：両手首・足首の関節が痛い、特に左中指基節骨の腫れ（写真）と痛み

主病：関節リウマチ

現病歴：3 年前から関節リウマチを患い、ロキソニン 1 日 2 錠、リウマトレックス週に 3C を服用し、湿布薬を使っている。特に左中指の MP 関節から PIP 関節の腫れが目立ち痛い。無血刺絡を受けに当院を受診した。

施術実績

関節リウマチ症例 10 例　全例有効

無血刺絡部位

井穴刺激：H1、3、5、8、9、10

DSP：本症に対する主要刺激髄節パート H、B、N、S、L、Sc-P、手足肩関節全ての局所無血刺絡

DSST による治療経過

	施術回数 月日	初回 3/29	6 4/9	10 4/19	12 4/27	15 5/11	19 5/20	21 5/31	25 6/8	27 6/17	28 6/18
症状	左中指の腫れ	3/29（3+）→4/9（2+）→4/19（3+）と（2+）の繰り返し。6/17 は腫れていたが 6/18 は皺ができている。家事のし過ぎで悪化することに気付いている。									
	両肩関節痛&両手首痛	施術後、肩関節は楽に上がる、使えば痛い、の繰り返し。中指の腫れと痛みが全ての関節痛の代表を務めている。掃除機をかけたりする家事で悪化を繰り返す。									
	こわばり	4/19 多少　5/11 感じない　6/8 気にならない 10 分位									
服薬	ロキソニン 2 錠	4/1 からモービックに→ 5/18 効なくロキソニンに変更→ 5/25　効なく中止。のまなくても悪化なし。									
	リウマトレックス 3C／週	3/29　週に 3C　4/27　週に 2C　5/31　週に 1C　6/12 より中止　のまなくても体調に変化はないが痛みが増強しリバウンドに入る。									

リンパ球推移と白血球の自律神経支配 (このあとのデータは第81項症例1を参照)

	3/4	4/1	5/6	4/9
白血球数	8000	8300	7800	ANA40 (+) RF22 (+−)
リンパ球比率%	18.0	21.1	18.2	
リンパ球数	1440	1751	1420	
CRP	1.7	2.0	1.2	

　関節の腫脹と疼痛を交互に繰り返しており、好中球比率も70％を超え交感神経緊張の真っ只中にある。免疫抑制状態であり、無血刺絡と綱引きをしている状態と解する。リウマトレックス中止後から再スタートと考える。

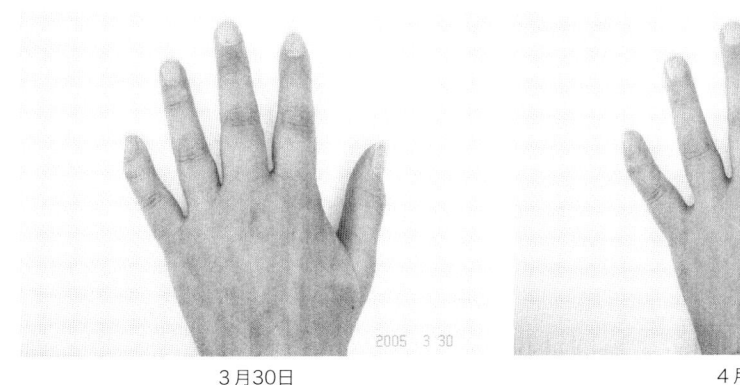

3月30日　　　　　　　　　　　4月6日

　左中指基節骨の腫れに注目してほしい。わずか1週間で腫れは引いている。しかしこの後腫脹、緩解を繰り返すことになる。これがリウマチの本態であろう。ストレスから解放された時、治癒という言葉を使えるのであろうが、それは心の中の葛藤との決別を自覚した時に訪れるのかも知れない。

コメント

　3年間免疫抑制剤や鎮痛剤を使っても関節浮腫や痛みを抑制できなかった。無血刺絡を受けてから、これら薬剤を止めても浮腫や痛みの進行には関係なかった。むしろリウマトレックスをのんでもしんどい、ロキソニンをのまなくても痛みの程度は変わらないなどの事実に気付き、今は服薬ゼロの状態になった。ここの文は5月時点での記載であり、その後のこの方の情報は第81項症例1の表にして提示している。もちろんリンパ球の急減急上昇はリバウンドであり、症状も山を越えた感がある。今後、無血刺絡によって自己回復力を増すことにどれほどのお手伝いができるかが問題である。ライフスタイルの見直しも考慮に入れて対応していかなければならないと考えている。

113...
ケースレポート　強皮症

プロフィール

症例 28M　57 歳、女性

主訴：右手掌部（C6）の痺れ痛み、皮膚が硬い

主病：強皮症、帯状疱疹後神経痛（PHN）

現病歴：20 年前から 2 年前まで 10 本の指だけの強皮症だけだったが、その後全身に強皮症が広がり 2004 年 12 月 T 医大に入院となり、プレドニン治療（最高 8 錠）を開始した。また 12 月 26 日から右上肢 C6 領域（肘から手掌）に帯状ヘルペス出現し、神経痛（PHN）を前腕から手に残した。第一は神経痛の無血刺絡治療を希望し来院された。

随伴疾患または症状：つばが出ない（シェーグレン症候群）、両手痺れ痛み（レイノー現象）などがある。ムーンフェイス（+）。関節炎（-）、手指腫脹（-）。

施術実績

同一症例なし

無血刺絡部位

井穴刺激：H1、3、5、8、9、10

DSP：本症に対する主要刺激髄節パート H、B、N、S、T、HG、L、Sc-P、シェーグレン症候群；Eye、Nose-P、PHN；右上肢 C6 領域

DSST による治療経過

施術回数 月/日 症状	初回 3/26	4 4/2	6 4/12	7 4/15	11 4/23	13 4/30	18 5/14	21 5/27	28 6/10	30 6/18
PHN	100%	4/2 半減		4/15 -70%		5/6 痛み増強		-80	-85%	
手が硬いため運転不可			4/12・5 カ月振りに運転した。以後車で通院している。							
つばが出ない	初回施術でつばが出た			4/20　夜間口渇なくなった。 6/8　口渇なくなる						
レイノー（R）現象	毎回 R 現象認める。 井穴刺激も反応鈍い。 初診頃に稀にチアノーゼ有ったがほとんど見ない							R 現象やや縮小傾向		

| マスク使用 | ムーンフェイスのためマスク使用。
4／30　外して来院。
以後ムーンフェイス消失へ向かっている。
7、8月　ほぼ消失。 |

服薬状況

	3／26	4／7	4／19	5／1	5／15	5／30	6／15	7／15	8／26
プレドニン5内服 3.5錠	17.5mg (3.5錠)	3錠 15mg	2.5 12.5	2 10	1.5 7.5	1錠 5	半錠 2.5mg	1.5mg	1mg

リンパ球推移

↓初診（3／26）

施術前後の推移	無血刺絡施術前　2004／12月からプレドニン8錠まで服薬						施術後		
年月日	2002 12／3	2003 9／19	2004 10／12	12／16	12／28	2005 2／8	3／8	4／5	6／10	8／3
白血球数	7400	7400	6200	8200	9000	8700	9000	7700	5700	6900
好中球	57.8	61.3	52.7	64.7	80.9	80.7	76.0	71.0	50.2	53.1
リンパ球比率%	31.4	25.1	32.6	23.0	14.8	14.3	18.0	22.3	38.0	32.7
リンパ球数	2324	1554	2021	1886	1332	1244	1620	1771	2166	2256

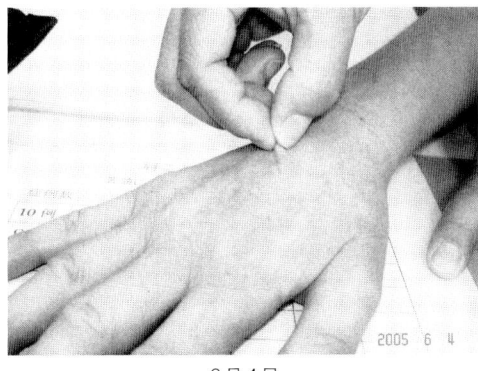

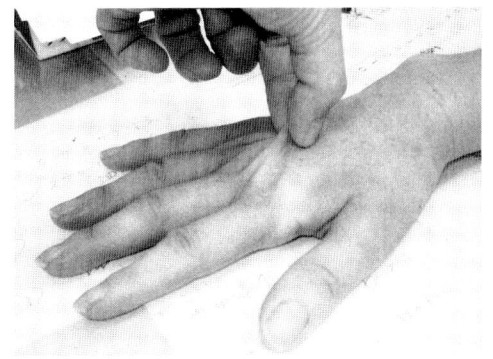

6月4日　　　　　　　　　　　7月5日

左：初診2カ月経過後。皮膚つまみで皮膚が持ち上がらない。
右：左写真の1カ月経過後、皮膚が持ち上がった。

白血球の自律神経支配とコメント

　2002年から入院まで約2年間の白血球数とリンパ球数・比率で見る限り交感神経緊張は軽い。しかし入院してプレドニンを8錠まで増量した経緯は不明だが、年末から3月の当院受診までに好中球が5,000未満であったのが一気に7,000へと上昇しプレドニンにより激しい交感神経緊張にさらされていることがわかる。そのため口渇やレイノー現象などが消え

ない日々が続いている。しかし依然プレドニンによる副作用のムーンフェイスは強く（当院初診前までに3.5錠まで減量していたが）外出時にはマスクをしていた。無血刺絡後はそれこそ日一日と改善をし、半月後には強皮症による手の硬化が和らぎ運転できるまでに回復、ムーンフェイスは1カ月後にはマスクを外せるまでに回復、レイノー現象は来院毎に見られているが2カ月を過ぎた頃から蒼白範囲が縮小しておりチアノーゼも診察中に見たのは1回だけである。またプレドニンもT医大の主治医の指示による減量が可能となり、2カ月半を経て半錠まで減らすことができた。今後はいつプレドニンを断薬するかにかかっており、6／10のリンパ球と好中球の正常化から副交感神経／交感神経のバランスがよいところまで回復しているので、あとは人の持つ自然回復力に任せるのが良いと判断する（その後1.0mg→10月末に0mgとなった）。それの手伝いができるのが無血刺絡であると確信する。

　帯状疱疹後神経痛はそれこそ一直線に回復が進み、途中の痛みの増強、停滞を経て手のひらだけに限局する神経痛になっている。完治するかどうかは未だ経験がないがRSDでも完治に近いところまで回復したところをみてもその可能性はあると思う。

＜追記＞
　その後、続けて2例の急性期帯状疱疹後神経痛を経験した。すべて治癒した。この例は急性期ではないため、経過観察中であるが8カ月後本人の言葉では9割方治っているという。

114...
ケースレポート　RSD（反射性交感神経性萎縮症）

プロフィール
症例29M　38歳、男性

主訴：左肩鎖関節脱臼術後灼熱痛（RSD）

主病：アルコール依存症

随伴疾患または症状：椎間板ヘルニヤ／OPLL（後縦靱帯骨化症）による杖歩行、両足趾痺れ（第1〜4）、坐骨神経痛。夜間頻尿、不眠症

現病歴：

　　平成11（1999）年車にはねられ左肩鎖関節脱臼。

　　平成13（2001）年までに某A病院で3回の反復手術。その時痛みで病院を脱出したという。

　　その後より鎖骨を中心とする灼熱痛が生じ、徐々にその痛みの範囲の拡大が起こる（RSDの始まり。写真）。

　　平成14（2002）年、18歳以来の持病のぎっくり腰でA病院入院し椎間板ヘルニヤと言われた。

　　平成15（2003）年、腰痛で某B病院受診し、そこのDrに初めて肩のRSDを指摘されO大学病院麻酔科へ紹介された。同科で5、6回の頚部への神経ブロックを受けたが上腕と顔面半分の麻酔に怖くなって中断。しかも徐々にRSDの範囲が広がり、衣擦れの際の痛み、触られる不安と恐怖でアルコールを飲んで痛みを紛らせるうちアルコール依存症となった。

　　平成16（2004）年5月、アルコール依存症専門病院に入院。入院中に著者の無血刺絡治療を受けた。第一回目は5／31から9／6まで受けたが不完全なまま退院。

　　第二回目は2005年1月より再開した。

入院中の服薬内容：セルシン5×3錠、ルジオミール50×2、ベゲタミンB×1、ユーロジン×1、ドラール20×1、レンドルミン×1、ロヒプノール1×1

施術実績
同一症例なし。

無血刺絡部位

井穴刺激：H3、5、8、10

DSP：本症に対する主要刺激髄節パート H、B、N、S-P

上腕のC5・6・7・8・T1のデルマトーム上の刺激点　その他 L、Sc-P

DSSTによる治療経過

施術回数 月/日 症状	初回 1/10	34 4/29	47 6/20
RSD左肩痺れ痛み	3+	±	−
腰痛の杖有り歩行	有り	無	無

リンパ球推移

	1/4	2/3	3/2	4/4	5/23	6/20
白血球数	7000	8000	7700	9500	7400	6400
リンパ球比率%	30.8	40.6	41.8	29.8	28.2	34.5
リンパ球数	2156	3248	3219	2831	2087	2208

　RSDそのものは消失した。触れればかすかな痺れが残っている程度である。精神的重圧のため1月から4月末までの入院中に服薬していた抗精神薬は多数多量であり、治療の成功と共に5月の退院後には服薬量は3分の1に減り、6月になってベゲタミンBだけを頓用でいけるまでに回復した。この入院中の多量の服薬量が白血球数増加、及び代償性リンパ球症の病態を演出していた。パーキンソン病でもそうであったが精神疾患でも多くの薬が改善と共に減量されていくと、白血球数、リンパ球数・比率は患者の本来の姿である数値に落ち着くようになる。この症例もまさしく最終6月のデータがこの患者さんの健康状況を表しているといえるだろう。

コメント

　第一回目の施術は16回で終了せざるを得なかった。かなりRSD範囲の縮小をみたが未だ完治には程遠い状態であった。今回も入院に要する時間は限られていたが、週に2回の無血刺絡を受け（著者と著者の指導を受けた医師が交互に施術）、一回ごとにRSDの縮小を続け入院治療最終の4／29の時点では完全消失までこぎつけた。その後軽い痺れを伴う後遺症は残してはいるものの、患部である鎖骨の手術部位は人の手で触られても耐えられる状況であり、入浴時タオルで洗えるまでに回復した。その後、無血刺絡末梢神経刺激療法であるSCM-Pへの施術により、完治へと導けた。今後、再発はないと思われる。

　この治療が多くのRSDで苦しむ患者さんへの福音となれば幸いである。

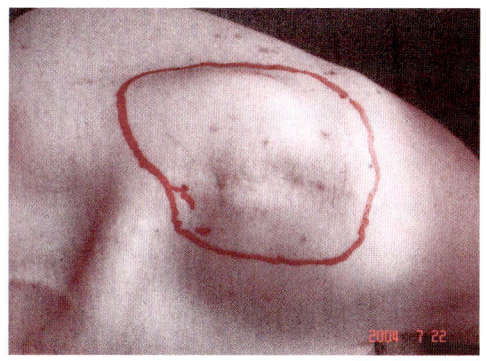

Section VI　ケースレポート

7月22日

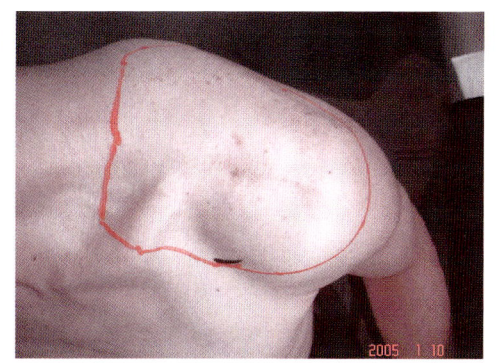

1月10日

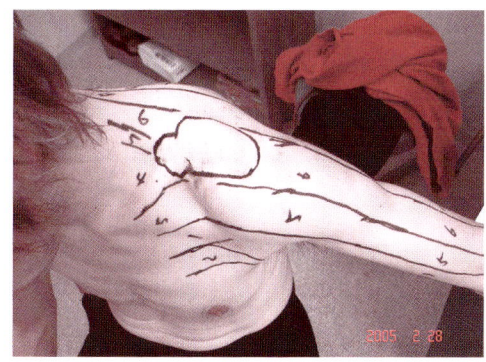

2月28日

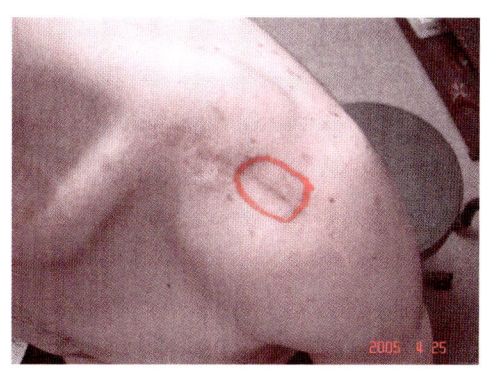

4月25日

上左：第1回目施術終了後のRSD範囲　　　　　上右：第2回目施術開始時のRSD範囲
下左：施術実例写真。デルマトームとRSDの関係　下右：完治直前。この日でRSD消滅

115…
ケースレポート　陰股部痺れ（血管撮影後後遺症）

プロフィール

症例300　66歳、男性

主訴：右陰嚢から大腿部にかけての痺れ（陰股部痺れと記す）

主病：アルコール依存症

随伴疾患または症状：20年来の慢性頚肩部痛、5、6年来の両手痺れ、日中夜間頻尿（30分～1時間毎）、ふらつき歩行、10年以上の不眠症。

現病歴：約15年前、某医大で心臓カテーテルの検査中に穿刺部位より出血をきたし（血が噴出したという）、終了後右大腿部から陰嚢に及ぶ広範な皮下出血をきたした。この時に生じた同部の痺れが後遺症として残り、この苦痛で睡眠薬をのんで自殺を図ったこともある。

　今回、アルコール依存症として入院中に著者の無血刺絡治療を受けた。

施術実績

同一症例数：なし

無血刺絡部位

井穴刺激：H1、3、5、9

DSP：本症に対する主要刺激髄節パートL、Sc-P　その他H、B、N、S-P

DSSTによる治療経過 （5／6入院）

症状		初回 5/10	2 5/13	3 5/17	4 5/20	5 5/24	6 5/27	10 6/14	12 7/5	13最終 7/12
症状	陰股部痺れ	3+	睾丸を含む陰股部痺れは劇的に一回の施術で消失してしまった。							
	両手の痺れ	3+	同時に両手の痺れも消失し以後退院まで再発しなかった。							
ふらつき歩行 つっかけ履けない		3+	＋ つっかけ履けた				シャキッ と歩けた	すっすっと歩けるようになった		
頚肩部痛		3+	－	－	－～±		－			
頻尿（夜間8回） 日中1/2～1時間毎		約8回	一気に2回と減少。最後は一回まで減少。							1回
			初回施術後3、4時間毎に延長、後半では5時間も延長した時があった。								

不眠症：眠剤3種	ドラール・レンドルミン・ロヒプノールを服薬していたが、6/3に1種類減薬。6/21に熟眠できた。7/5には10日間全薬中止して眠れたと報告を受けた。
食欲不振	1カ月半食欲不振が続いていたが、施術後より回復し10日後からは食欲は普通に戻った。

リンパ球推移

	5/6	5/18	6/1	6/17	7/1	7/23
白血球数	3300	4200	3400	4300	4100	5200
リンパ球比率%	32.8	52.7	31.0	**25.2**	**39.0**	32.8
リンパ球数	1082	2213	1054	**1084**	1599	**1706**

白血球の自律神経支配

　6月25日頃に睡眠薬を全面離薬して以降、リンパ球比率・数とも上昇に転じたのは、交感神経緊張が解けたものと解釈できる。無血刺絡後8日目の5／18のリンパ球急上昇は無血刺絡による自律神経へのゆさぶりが過剰な副交感反応を起こしたのではないかと考えている。もうすでに何度もリンパ球の急落、急増について症例提示したのでこの書物を通じて読まれた方はお気付きのことと思う。リンパ球も好中球と連動して素早く増減することを私も学んだ。

　症状の改善は通常リンパ球増加に先行する。しかし、症状が大幅に改善してもリンパ球が増えない例は存在する。それは局所の交感神経緊張症状が改善されても、全身即ち脳を含めての改善がなお停滞していることを意味する。即ち安保免疫学でいうところの心理的恐怖(不安)の継続である。事実、配偶者や、子供や、大切にしていたペットなどの死別を契機にリンパ球の減少している例の継続を経験してきた。それほど心に受けたストレスは交感神経の過緊張をもたらすものである。それは年余に及びリンパ球数が回復しない例が存在する。しかし無血刺絡療法を受けているうち、数カ月、半年以上経過してなお低水準であっても、心のケアと共にリンパ球数が回復していく例を経験した。従って、あきらめずに根気よく無血刺絡を含め自律神経免疫治療を継続するのと、心のケア（励まし）も含めての治療を強調したい。

コメント＆おわりに

　無血刺絡初期の頃の1例であるこの症例を最後に持ってきて提示したのは、髄節刺激治療で治ることを確信できたうえに自殺を考え、アルコール中毒にまでなった患者の心境はどのようなものであるかが理解できた貴重な症例だからである。15年以上にも及び、どうすることもできなかった症状がたった一本のセッシにより救われたのである。医療過誤や薬害によりもたらされた人体へのストレスによる病変は、それらの過剰診療や過剰投薬による悪し

き連鎖を断ち切ることでしか救えないと思われる。

　そして人という生き物が自然に備わった治癒力を向上させる治療法に転換するべき時期が到来していると感ずる。日本自律神経免疫治療研究会の中での刺絡治療及び私の無血刺絡はそれができる1つの選択肢であり、自律神経免疫治療はストレスで生み出された病める人達を治していける簡単でしかも確実な治療法になっていると確信する。今後、この治療法が広く医療者の方々に採用され今まで不治とされてきた様々な疾病を克服できる一助となれば、著者はこのうえない幸せである。

付録：DSP選択早見表

A群：傍脊椎DSPのみ無血刺絡

疾患症状名	H	B	N	S	T	HG	L	Sc	E	Eye	No	O
パーキンソン病	○	○	○	○			○	○		○	○	
頭痛・不眠・認知症・薄毛	○	○	○									
耳鳴り難聴・ふらつき	○	○	○						○			
抑うつ	○	○										
振戦	○	○	○	○								
胸郭出口症候群			○	○								
肩甲骨肋骨症候群			○	○	○							
寝違え[#1]			○	○								
ムチ打ち[#2]	○	○	○	○								
頚椎ヘルニヤ[#3]			○	○								
腰痛疾患等[注1]							○	○				
消化器関連[注2]	○	○			○	○						
胃痛	○	○			○	○						
便秘	○	○						○				
腎疾患	○	○			○	○	○					
泌尿器生殖器[注3]	○	○						○				
神経性頻尿	○	○						○				
高血圧・異型狭心症	○	○										
関節リウマチ	○	○	○	○	△	△	○	○				
膠原病強皮症[注4]	○	○	○	○	○	○	○	○		△		△
シェーグレン症候群	○	○	○							○		○
尋常性乾癬	○	○	○	○	○	○	○	○				
掌蹠膿疱症	○	○	○	○			○	○				
アレルギー性鼻炎	○	○	○							○	○	
アレルギー性結膜炎	○	○								○		
各種眼疾患[注5]	△	△								○		
歯・口腔・鼻疾患	○	○	○							○		○
帯状疱疹後神経痛[注6]	△	△	△	△	△	△	△	△	△	△	△	△
RSD[注6]	△	△	△	△	△	△	△	△	△	△	△	△

＜注1＞
　　腰椎ヘルニヤ・腰椎後縦靱帯骨化症・腰椎すべり症などを含む。

<注2>
胃潰瘍・糖尿病・胆石症など迷走神経支配を受けている臓器すべて。

<注3>
前立腺、子宮

<注4>
シェーグレン症候群を伴う場合は Eye-P、O-P の顔面パートも刺激する。

<注5>
リンパ球30％台以下はオプション（△）である。

<注6>
帯状疱疹後神経痛（PHN）：ヘルペスの出現したデルマトームを調べそれに見合う無血刺絡髄節刺激をすればよい。例えば、前腕橈側 C6 領域に出来た PHN であればまず S-P 髄節パートの刺激に加え MCN-P や RNW-P、MN-P の刺激も加えるとより早く痛みが緩和する。これは RSD（反射性交感神経性ジストロフィー）においても同じである。

＜♯1、2、3＞
頸部をとりまく疾患群には先に述べた SCM-P を無血刺絡すればかなり有効である。特にむち打ち症のような機能性病変は S-P と併用すれば確実に治る疾患である。

B群：傍脊椎 DSP に加えて無血刺絡末梢神経刺激療法を併用する（本文参照）

①上肢疾患：

症状疾患名	MN	RNW	UN	MCN	MABN	RN	AXN	BrPl	SCM
肩こり（僧帽筋）									○
手根管S	○								
手病変（掌）	○	○	○						
手のこわばり	○		○						
手の冷え・むくみ	○	○	○						
尺骨神経麻痺			○（肘）						
尺骨神経炎			○（リスト）						
手の橈骨側病変		○				○			
前腕橈骨側病変				○		○			
前腕尺骨側病変					○			○腋窩	
テニス肘（外顆）				○		○			
ゴルフ肘（内顆）					○			○腋窩	
上腕三頭筋病変						○			
上腕二頭筋病変				○				○缺盆	

症状疾患名									
腕のだるさ				○	○	○		○缺盆	
三角筋病変						○			

②下肢疾患：

症状疾患名	DPN	SPN	CPN	PTN	SuN	TiP	SaN	FN	LFCN	ON	ScN
足背側病変	○	○	○								
足底疾患				○	△						
かかと病変			○	○	○		○				
下腿外側病変		○	○			△					
下腿内側病変							○				
ひざ内側病変							○				
ひざ外側病変							○	○	○		
大腿前病変<注>								○			
大腿外病変									○		
大腿内病変								○		○	
大腿後病変											○

＜注＞

大腿前部の訴えにはある決まった訴えがある。第61項参照。

ON（閉鎖神経）：この著書の中で閉鎖神経の記述はない。股関節内転障害のときに無血刺絡する。これは特に表在性に刺激できるポイントがない（前枝は長内転筋と短内転勤の間を走り後枝は短内転筋の下を走るので）ので記載しなかった。大腿直筋の内側縁の真下あたりを走行するので、およそ鼠径部からこの内側縁に沿って刺激しても有効な例があった。

C群：傍脊椎DSPに加え無血刺絡末梢神経刺激と局所刺激療法の併用

症状疾患名	K-P	Ti-P	F-P	Sh-P	
関節リウマチ	○		○	○	腫脹痛み箇所への刺激と末梢神経刺激も追加
胸郭出口症候群				○	BrPl-Pも追加すればさらに有効
肩関節周囲炎				○	SCM-Pも追加すれば確実に効果
下腿痙攣		○			CPN、SaN追加も有効
膝関節痛	○	△			膝窩部に訴えのある場合にTi-P刺激
梨状筋症候群	○	○	○		傷害髄節に応じて選択。下記を主体に検討

特別疾患

梨状筋症候群：傷害髄節レベルを探り出しその支配領域にある末梢神経を刺激

傷害髄節レベル	DPN	SPN	CPN	PTN	SuN	TiP	ScN	SaN
L4領域	○			○			○	○
L5領域	○	○	○				○	
S1領域		○	○	○	○	○	○	
S2領域				○	○	○	○	

索　引

※数字は項を表す

A-Z

ACTH　34
AXN-P　54, 78
BrPl-P　52, 78
C3・4・5穴　32
Claw hand　60, 100
Concentric zone pattern　31
MAO-B　72, 107, 108
Onion skin pattern　31
OPLL　114
O脚　76
Pressing Pain Stimulation Technique（PPST）　2, 4
RSD　33, 82, 83, 114
SCMポイント：SCM-P（Sternocleidomastoid Point）　53, 78, 82
Sh-P　49, 78
SOD酵素　72
X脚　76

あ

悪性症候群　41
足・足裏の痺れ　37, 67, 90, 93
足関節痛　48
足の痺れ　48
足の浮腫　48
足パート（Foot Part=F-P）　48
アトピー性皮膚炎　38
安保免疫学　79, 80, 104, 115
アルコール性神経炎　33, 36
アレルギー性結膜炎　43
アレルギー性鼻炎　34, 44

い

胃癌術後例　35
譩譆（いき）　34
胃酸分泌抑制剤　4
胃疾患　35
意舎（いしゃ）　35
異常知覚性大腿痛　62
胃倉（いそう）　35
痛み　82
委中（いちゅう）　47
嫌なもの反射　38
胃兪（いゆ）　35
委陽（いよう）　47

陰郄（いんげき）　60
陰谷（いんこく）　47
陰股部痺れ　115
インフォームドコンセント　10
陰部大腿神経　61
陰包（いんぽう）　63
陰陵泉（いんりょうせん）　46

う

ウェアリングオフ現象　72, 106
うつ病　88
雲門（うんもん）　49, 52

え

翳風（えいふう）　42
腋窩刺激法　52
腋窩神経　33, 78
腋窩神経ポイント：AXN-P（Axillary Nerve Point）　54, 78
エルゴタミン製剤　34, 79
エルドーパ剤　72
塩酸セレギリン　72, 107

お

オートクレーブ　6
オンオフ　41, 72
温感　11, 12, 15
温度覚　38
温熱シャワー療法　38
温熱療法　38

か

解谿（かいけい）　66
外膝眼（がいしつがん）　46
外傷性腋窩神経障害　49
潰瘍性大腸炎　35
カウザルギー　83
踵痛　48
膈関（かくかん）　34
顎関節症　44
角孫（かくそん）　31
膈兪（かくゆ）　34
下肢が重い　11
下肢病変　36
下肢浮腫み　36
下腿痙攣　36, 37, 47

下腿静脈瘤　47
下腿外側面
　―の痛み　64
　―の痙攣　64
　―の痺れ　64
　―のだるさ　64
　―の浮腫み　64
下腿後部痛　47
下腿浮腫　37, 47, 90, 95
下腿リンパ浮腫　39, 95
肩関節周囲炎　40, 54, 78, 96, 99
肩関節パート（Shoulder Joint Part=Sh-P）　49, 78
肩こり　32, 33, 53, 90, 93
肩パート　26, 28, 33, 78
仮面顔貌　39, 72, 107, 108, 109
禾髎（かりょう）　44
がん　35, 83
肝胃パート　11, 26, 35
頷厭（がんえん）　31
眼球後部痛　43
間欠性跛行　36, 74, 75
眼瞼重い　43
眼瞼痙攣　43
眼瞼発赤浮腫　43
関元兪（かんげんゆ）　37
完骨（かんこつ）　31
関衝（かんしょう）　8, 15
眼精疲労　43
関節浮腫　39, 82, 111, 112
関節リウマチ　8, 39, 49, 81, 111, 112
感染回避　2, 6, 7
眼底出血　43
眼パート　11, 43
肝兪（かんゆ）　35

き
キーガン（Keegan）のデルマトーム　20, 21, 22, 23
　―の正当性　24
　―と足の太陽膀胱経を融合させた8分割傍脊椎髄節パート図　25, 26
気海兪（きかいゆ）　36, 71
気管支喘息　34
気戸（きこ）　52
器質性肩こり　73
器質的変形　13
機能性肩こり　73
嗅覚低下　44, 104
胸郭出口症候群　33, 49
強間（きょうかん）　30, 31
胸鎖乳突筋　32, 53
　―ポイント　32

頬車（きょうしゃ）　44
胸髄の脊髄動静脈奇形　13, 92
強皮症　11, 33, 34, 81, 83, 113
胸腰筋膜ポイント：TLF-P（Thoracolumbar Fascia Point）　71
胸腰筋膜腰痛症　36
曲垣（きょくえん）　27, 33
棘下筋　34
曲差（きょくさ）　30, 31
曲泉（きょくせん）　46, 63
玉枕（ぎょくちん）　31
居髎（きょりょう）　62
筋々膜性腰痛症　28, 69, 70, 71, 75
筋収縮性頭痛　79, 88
緊張性頭痛　79, 88
緊張性頭痛リバウンド例　14
筋肉硬化　12
筋皮神経ポイント：MCN-P（Musculocutaneous Nerve Point）　57

く
薬指　5
薬指井穴刺激　8
口がネバネバ　44
首凝り　53
首肩こり症　32, 33, 73
首パート　26, 28, 32
くも膜下出血　79

け
頸横神経　28, 32, 53
経渠（けいきょ）　58
迎香（げいこう）　44
脛骨神経　74
脛骨神経パート（Tibial Nerve Part=Ti-P）　47
頸神経　32
頸椎症　33
頸椎ヘルニヤ　13
頸部神経根症　33
瘈脈（けいみゃく）　42
厥陰兪（けついんゆ）　34
血液脳関門　72
結帯　78
血中ドーパミン濃度　72, 107, 108
結髪　78
げっぷ　11
缺盆（けつぼん）　52
結膜下出血　43
下髎（げりょう）　37
肩外兪（けんがいゆ）　27, 33
肩髃（けんぐう）　49

肩甲挙筋　34
肩甲骨肋骨症候群　28, 34
肩甲上神経　34, 54
肩甲背神経　34
腱鞘炎　55
肩井（けんせい）　27, 28, 33
肩中兪（けんちゅうゆ）　27, 33
肩貞（けんてい）　49, 54
健忘症　98
懸釐（けんり）　31, 79
肩髎（けんりょう）　49
顴髎（けんりょう）　44
懸顱（けんろ）　31, 79

こ
交感神経系　80
交感神経　4, 32, 34, 41, 44
　　―過緊張　10, 12, 28
　　―緊張　5, 11, 13, 14, 39, 41, 44
　　―刺激薬剤　4, 35
　　―刺激作用　8
　　―の害　84, 147
口腔疾患　11
口腔パート　44
後脛骨神経ポイント：PTN-P（Posterior Tibial Nerve Point）　67
後脛骨動脈　67
高血圧　80
膠原病　33, 81
膏肓（こうこう）　34
膏肓症候群　28, 34
合谷（ごうこく）　34
抗コリン剤　72
好酸球　89, 110
高脂血症　35, 80
後縦靱帯骨化症　14, 36, 75, 114
口唇痺れ　44
口唇の痛みと痺れ　44, 105
口中痺れ　44
後頂（ごちょう）　30, 31
好転反応（リバウンド）　14
後頭神経痛　14, 53
口内炎　44
更年期障害　37
光明（こうめい）　65
肓門（こうもん）　35
合陽（ごうよう）　47
呼気　34
巨骨（ここつ）　49
腰パート　11, 26, 36
五十肩　28, 34, 49, 53, 54, 78, 99

五処（ごしょ）　30
固縮　72
古典型偏頭痛　34, 79
巨髎（こりょう）　43
ゴルフ肘　56
魂門（こんもん）　35
崑崙／昆侖（こんろん）　48, 68

さ
細胞毒性　72
鎖骨下窩刺激法　52
鎖骨胸筋三角　52
鎖骨上窩刺激法　52
鎖骨上神経　28, 32, 53, 73, 78, 82
坐骨神経　51, 61, 74, 75
坐骨神経痛　14, 23, 36, 37, 70, 74, 75, 91, 92, 114
坐骨神経ポイント　51
三角筋部　78
三叉神経核性分布　24, 30, 31
　　歯科口腔鼻目の疾患と―　24, 31, 32
　　パーキンソン病と―　24
三叉神経末梢性分布　31
三焦経　27, 28, 30
三焦兪（さんしょうゆ）　35
攢竹（さんちく）　43

し
シェーグレン症候群　11, 34, 44, 81, 83, 102, 113
痔核症　37
子宮筋腫　37
自己無血刺絡　2, 34, 79
　　―での気管支喘息治療　34
　　―での古典型偏頭痛治療　34, 79
　　―での慢性頭痛治療　34
　　―での乳房腫瘤消失例　34
　　―での皮下腫瘤治療、膝痛治療　34
志室（ししつ）　36, 71
ジスキネジア　72
姿勢反射障害　72
自然治癒力　76
舌の痺れ　44
絲（糸）竹空（しちくくう）　43
しちの凝り　34
膝関（しつかん）　46, 63
膝関節症　63
膝関節痛　63, 76, 93, 94, 95
膝上二穴（しつじょうにけつ）　46, 76
湿布塗布剤　4
四白（しはく）　43
痺れ　82
脂肪肝　80

耳門（じもん）　42
シャープペンシル　2, 6, 34
尺沢（しゃくたく）　57
瀉血刺絡　1, 38
尺骨神経　33, 60
　―炎　60
　―溝　60
　―手背枝　60
　―障害　60
　―掌枝　60
　―ポイント：UN-P（Ulnar Nerve Point）　60
　―麻痺　24, 60, 100
鷲爪手（しゅうそうしゅ）　100
臑会（じゅえ）　49
手根管症候群　33, 59
手術後の交感神経緊張状態　13
出血　6
手背部橈骨側の知覚異常　55
臑兪（じゅゆ）　49
純粋無動症　72
小円筋　34
小海（しょうかい）　60
照海（しょうかい）　48
承泣（しょうきゅう）　43
承筋（しょうきん）　47
承光（しょうこう）　30
小後頭神経　28, 32, 53
上後鋸筋　34
上後腸骨棘　37
承山（しょうざん）　47
上肢
　―の拘縮症状　49
　―のだるさ　33
　―の浮腫み　33
上肢浮腫　49
少商（しょうしょう）　15
少衝（しょうしょう）　15
承漿（しょうしょう）　44
症状疾患別無血刺絡部位選択表　40
上星（じょうせい）　30
掌蹠膿疱症　33, 34, 83, 110
少沢（しょうたく）　15
小腸経　27
小腸兪（しょうちょうゆ）　37
上殿皮神経ポイント：SCIN-P（Superior Cluneal Nerve Point）　69
小脳梗塞　98
少府（しょうふ）　60
承扶（しょうふ）　51
衝門（しょうもん）　61
商陽（しょうよう）　8, 15

衝陽（しょうよう）　48
上髎（じょうりょう）　37
消濼（しょうれき）　55
上腕骨外顆炎　57
上腕骨内顆炎　56
刺絡　1
自律神経系　80
自律神経免疫治療　115
次髎（じりょう）　26, 37, 70
囟会（しんえ）　30
心気症　14
腎機能低下　37, 80
神経因性膀胱　37, 77
神経性頻尿　37, 77, 96
人工関節置換術後　13, 76, 82, 93
深刺　3
尋常性乾癬　33, 34, 83
尋常性白斑　34
振戦　72
神庭（しんてい）　30
神堂（しんどう）　34
深腓骨神経　64
深腓骨神経ポイント：DPN-P（Deep Peroneal Nerve Point）　66
心房細動　14
申脈（しんみゃく）　48
神門（しんもん）　60
心兪（しんゆ）　34
腎兪（じんゆ）　36
心理的恐怖　104, 115

す
頭維（ずい）　31
水溝（すいこう）　44
髄節　20
髄節刺激治療　115
髄節刺激理論　16, 31, 87
髄節パート（DSP）　11, 27
　臓器及び組織の―　29
髄節刺激療法　16, 17
　―刺激部位別分類　19
　―の手技分類　18
　　痛圧刺激による―　18
　　注射針による―　18
　　レーザーによる―　18
　　電子鍼による―　18
　　温熱による―　18
　　傍脊椎―　19
　　無血刺絡局所―　17, 19
髄節刺激理論　16, 17, 21, 24, 30, 31
水泉（すいせん）　48

すくみ　39
頭痛　79, 88
ステロイド　4, 81
ステロイド反応性疾患　34
ステロイド皮膚症　43
ステント留置術　13, 14, 39
ストレス　4, 41

せ
生活の見直し　76
井穴刺激　8, 14, 15
井穴刺絡療法　1
生殖器関連疾患　77
精神安定剤　4
正中神経　33
正中神経障害　24
正中神経ポイント：MN-P（Median Nerve Point）　59
睛明（せいめい）　43
脊髄　20
　頸髄（C）　20
　胸髄（T）　20
　腰髄（L）　20
　仙髄（S）　20
　尾髄（Co）　20
脊柱管狭窄症　36, 75, 83
脊柱起立筋（仙棘筋）　71
施術拒否　7, 10, 14, 28
切迫性尿失禁　77, 98
背パート　26, 34
閃輝暗点（せんきあんてん）　34, 79
前脛骨筋腱　66
仙骨パート　26, 37
全身刺絡療法　1
全身倦怠例　14
浅刺　3, 4, 9, 34
前頂（ぜんちょう）　30
浅腓骨神経　64
浅腓骨神経ポイント：SPN-P（Superficial Peroneal Nerve Point）　65
前立腺性排尿困難　14
前立腺肥大　37, 77, 97

そ
総腓骨神経の高位分岐　74
総腓骨神経ポイント：CPN-P（Common Peroneal Nerve Point）　64
僧帽筋　27, 32, 73
　—硬化　13
足背部
　—の痛み痺れ　65, 66
　—の腫脹　65
　—の冷感　65
外側脊髄視床路　38
外側前腕皮神経　57
外側大腿皮神経ポイント：LFCN-P（Lateral Femoral Cutaneous Nerve Point）　62, 76
素髎（そりょう）　44

た
太淵（たいえん）　58
太谿（たいけい）　48, 67
大迎（だいげい）　44
大耳介神経　28, 32, 53
大杼（だいじょ）　33
大鐘（だいしょう）　48
代償性リンパ球症　41, 72, 86, 103, 110, 111
大小菱形筋　34
帯状疱疹後神経痛　82, 113
大腿神経　61
大腿神経ポイント：FN-P（Femoral Nerve Point）　61, 76
大腸兪（だいちょうゆ）　26, 36
大椎（だいつい）　33
大陵（だいりょう）　32, 59
唾液湧出　11
兌端（だたん）　44
だるさ（だるい）　11, 82
胆経　27, 28, 30
男性機能回復　34
胆石症　35, 80
胆兪（たんゆ）　35

ち
地倉（ちそう）　44
秩辺（ちっぺん）　37
中衝（ちゅうしょう）　8, 15
中殿皮神経　36
中殿皮神経ポイント：MClN-P（Middle Cluneal Nerve Point）　70
中脳黒質　24
中脳黒質細胞　72, 106
中府（ちゅうふ）　49
肘部管症候群　60
中髎（ちゅうりょう）　37
中膂兪（ちゅうりょゆ）　37
治癒反応　7, 82
聴会（ちょうえ）　42
聴宮（ちょうきゅう）　42
長掌筋腱　59
長母趾伸筋腱　66
鎮痛剤　4

つ

椎間関節症　71
椎間板ヘルニヤ　36, 37, 75, 91, 114
　　腰椎―　13, 14, 36, 71
痛圧刺激法（無血刺絡に同じ）　2, 4
痛覚　38
痛覚刺激　2, 6
通天（つうてん）　30
通里（つうり）　60
杖つき歩行　39
爪楊枝　6
爪もみ療法　14, 34, 72

て

手が温かい　11
テニス肘　55
デルマトーム　16, 17, 20, 21, 22, 23, 24, 25, 31, 32
　　―と髄節　20
　　　上肢の―　22
　　　下肢の―　23
電子鍼　2, 14, 42
天宗（てんそう）　34, 49, 54
天窓（てんそう）　28, 32
天柱（てんちゅう）　31, 32
天牖（てんゆう／てんよう）　31
天髎（てんりょう）　27, 33

と

橈骨神経深枝　58
橈骨神経浅枝　57, 58
橈骨神経手首ポイント：RNW-P（Radial Nerve at the Wrist Point）　58
橈骨神経ポイント：RN-P（Radial Nerve Point）　55
橈骨神経溝　55
瞳子髎（どうしりょう）　43
頭仙骨系副交感神経　28, 37
糖尿病　80
　　―インスリン治療　35
　　―性神経障害　13, 33, 35, 36
頭髪薄毛症　101
同名半盲　79
犢鼻（とくび）　46
督脈　27
督兪（とくゆ）　34
刺抜きセッシ　2, 6
ドーパミンアゴニスト　72, 106
ドライアイ　43

な

内関（ないかん）　59
内膝眼（ないしつがん）　46
内臓がん　35
内臓疾患　80
内側前腕皮神経ポイント：MABN-P（Medial Antebrachial Cutaneous Nerve Point）　56
内側大腿筋間中隔　63
長田式無血刺絡法　2, 4, 18
なしじょうきん　74
涙目　43
難聴　42, 97, 104

に

西條・水嶋理論　2, 3
西條一止　34
二頭筋部　78
尿失禁　37, 77
認知症　13, 30, 72, 79, 86

ね

眠気　11

の

脳空（のうくう）　31
脳戸（のうこ）　30, 31
脳腫瘍　79
脳卒中後遺症　83
脳内ドーパミン　72, 107, 108
脳内副交感神経　30
脳内ホルモン　30
脳パート　11, 26, 28, 30, 31, 86
のどの痛み　53

は

パーキンソン病　24, 30, 34, 72, 106, 107, 108
パーキンソン病のリバウンド　14
肺がん　34
肺兪（はいゆ）　34
歯が浮く　32, 53
白内障　43
歯茎痛　44
8分割傍脊椎髄節パート（傍脊椎髄節パート）　16, 25, 26, 27, 28
　　―の名称　26
　　―刺激点作成　27
　　―図解説　28
発汗　11
白環兪（はっかんゆ）　37
白血球の自律神経支配の法則　3, 5, 7, 41, 104
魄戸（はっこ）　34

発毛　34, 77, 101
鼻パート　44
涙が鼻の奥に流れる　103
反射性交感神経性ジストロフィー（萎縮症）　83, 114

ひ
冷え　82
鼻穿（びせん）　44
腓骨頭　64
膝疾患　46
膝陽関（ひざのようかん）　46
膝パート（Knee Part=K-P）　46
臂臑（ひじゅ）　49
皮膚押圧　6
腓腹神経ポイント：SuN-P（Sural Nerve Point）　68
百会　30, 31
百会パート　11, 26, 27, 28, 30, 86
脾兪（ひゆ）　35
飛陽（ひよう）　47
標治法　3
頻尿　14, 87, 96

ふ
不安神経症　14
風池（ふうち）　31, 34, 79
風門（ふうもん）　33
副交感神経系　80
副交感神経
　―刺激効果　3
　仙骨部―　29
　脳内―　30
副交感反応　1, 2, 3, 4, 5, 9, 10, 11, 16, 17, 24, 51
　―を高める　38
伏在神経　46
伏在神経ポイント：SaN-P（Saphenous Nerve Point）　63, 76
副作用　72
副神経外枝　32, 53, 73
副腎皮質ホルモン　34
福田－安保理論　2, 3, 4, 31, 32, 38, 79, 82, 111
浮郄（ふげき）　47
不定愁訴症候群　103, 111
ぶどう膜炎　43
浮白（ふはく）　31
附分（ふぶん）　33
不眠　88, 102
不眠症　79, 88, 99, 104, 105, 114, 115
ふらつき歩行　115

へ
閉鎖神経　61
秉風（へいふう）　49, 54
ヘルペス後神経痛　82
変形性膝関節症　76, 93, 94
便意　11
偏頭痛　79
　古典型―　34
　―の自己無血刺絡　34

ほ
胞肓（ほうこう）　37, 70
膀胱経　27, 28, 32, 33, 34, 36, 37
膀胱兪（ぼうこうゆ）　37, 70
傍脊椎髄節刺激療法　17, 19
僕参（ぼくしん）　48
発赤反応　28
本治法　2, 3, 4, 9

ま
末梢神経刺激ポイント分類　51
間中善雄　1
慢性湿疹　89

み
ミオトーム　32
味覚低下　104
水嶋研究　3
耳鳴り　42, 89, 97, 104, 105
耳鳴り増強例　14
耳パート　42

む
ムーンフェイス　102, 113
無汗症　33, 57
むくみ　82
無血刺絡（痛圧刺激法）　87
　―で悪化　10
　―と気管支喘息　34
　―と肺がん　34
　―法　1, 2, 4, 5
　―法直後の副交感反応遅延または不応例　12
　―法におけるリンパ球推移　5
　―法の刺激回数　9
　―法による井穴刺激効果　8
　―法用具解説　6
　―法の手技順序　15
　―法の初期無効例、不変例　13
　―法の効果判定　11
　―法の不変例　13
　―法の利点・欠点　7

―法のリバウンド　14
　　―法の反応態度　10
　　―類似療法　2
　　―による末梢神経刺激療法　17, 19, 32, 50
むちうち症　33
無動　72

め
目・鼻パート　72
メイジュ症候群　43
迷走神経　28, 34, 80
目がクシャクシャする　43
目のかすみ　43
目のコロコロ　43

も
網膜色素変性症　43
網膜はく離　43
モノアミンオキシダーゼ-B　72, 107, 108

や
ヤール重症度　72
夜間頻尿　77, 87, 90, 91, 96, 97, 98, 100, 102, 104, 114, 115
野球肘　56
薬害　72
薬物依存　72
ヤコビー線　26

よ
腰眼（ようがん）　36, 71
陽綱（ようこう）　35
腰痛　71, 74, 75, 92
腰痛及び疼痛リバウンド例　14
陽白（ようはく）　43
陽輔（ようほ）　65
陽陵泉（ようりょうせん）　46, 64

ら
絡却（らっきゃく）　31

り
リウマチ　8, 33, 34, 39, 49, 81, 111, 112
りじょうきん　74
梨状筋　74
梨状筋症候群　23, 36, 37, 74, 75, 92
利尿剤　4
リバウンド　7, 10, 13, 14, 38, 72, 106
流涙　11
両手痺れ　115
緑内障　43

リンパ球人間　41
リンパ球比率　72
リンパ球比率・数　4

れ
レーザー　2
霊道（れいどう）　60
レイノー現象　8, 113
レイノー症状　81
レイノー病　12, 13
列缺（れっけつ）　58

ろ
労宮（ろうきゅう）　59

わ
和髎（わりょう）　34, 42
腕神経叢ポイント：BrPl-P（Brachial Plexus Point）　52

参考文献

文献

Keegan, J, J. Dermatome hypalgesia with posterolateral herniation of lower cervical intervertebral disc. J.Neurosurgery 1947;115-139

J. Jay Keegan and Frederic D. Garrett. The segmental distribution of the cutaneous nerves in the limbs of man. The Anatomical Record 1948;102;409-437

専門書

金子丑之助『日本人体解剖学第3巻』南山堂、1970

Ben Pansky, E.L.House：Review of Gross Anatomy（日本語訳本）3rd Edition 1978

Werner Platzer：Atlas der topographischen Anatomie（日本語訳本）1985

Netter：Atlas of Human Anatomy『ネッター解剖学アトラス原著　第3版』南江堂、2004

Anne M.R. Agur：『グラント解剖学図譜　第4版』医学書院、2004

J.G. Chusid：Correlative Neuroanatomy & Functional Neurology 16th Edition 1976

E.A. Kahn：Correlative Neurosurgery 2nd Edition 1969

E.L.House, B.Pansky：A Functional Neuroanatomy（日本語訳本）2nd Edition 1974

A.B.Baker, R.J.Joynt：Clinical Neurology 1985 Edition

P.J.Vinken, G.W.Bruyn：Handbook of Clinical Neurology vol.2 Localization in Clinical Neurology

水澤英洋 他編：『最新内科学体系第68巻　神経変性疾患』中山書店、1997

亀山正邦・高久史磨 編：『今日の診断指針　第5版』医学書院、2002

疾病対策研究会 編：『難病の診断と治療指針』東京六法出版株式会社、1997

吉矢生人　監訳：『図解局所麻酔ハンドブック』南江堂、1982

兵頭正義：『ペインクリニックの実際』南江堂、1971

山本亨、若杉文吉：『図解痛みの治療』医学書院、1971

星野一正：『臨床に役立つ生体の観察』医歯薬出版、1980

山下　詢：『臨床経絡経穴図解第2版』医歯薬出版、2003

王　暁明他：『経穴マップ』医師薬出版、2004

西條一止：『臨床鍼灸学を拓く』医師薬出版、2003

間中喜雄：『医家のための鍼術入門講座　改定第4版』医道の日本社、1997

安保　徹：『自律神経と免疫の法則』三和書籍、2004

一般書

福田　稔：『難病を治す驚異の刺絡療法』マキノ出版、1999

福田　稔・安保　徹：『免疫を高めて病気を治す自律神経免疫療法』マキノ出版、2005

福田　稔：『奇跡が起こる爪もみ療法』マキノ出版、2002

安保　徹：『医療が病を作る』岩波書店、2001

安保　徹：『免疫学問答』河出書房新社、2002

安保　徹：『免疫学の威力』悠飛社、2003

安保　徹：『こうすれば病気は治る』新潮社、2003

安保　徹：『免疫革命』講談社インターナショナル、2003

安保　徹：『免疫革命　実践編』講談社インターナショナル、2004

安保　徹：『「薬をやめる」と病気は治る』マキノ出版、2004

安保　徹他：『パーキンソン病を治す本』マキノ出版、2003

作田　学：『パーキンソン病最新治療と生活法』講談社、2004

福永秀敏：『パーキンソン病が分かる本』法研、2002

<著者紹介>

長田　裕　（ながた　ひろし）

昭和23年7月兵庫県生まれ。昭和49年、和歌山県立医科大学を卒業し、同医大脳神経外科の研修医となる。昭和51年、和歌山赤十字病院（現日本赤十字社和歌山医療センター）脳神経外科勤務。

昭和52年、神戸市立中央市民病院脳神経外科勤務。昭和55年、神戸市内の一般病院脳神経外科勤務を経て、昭和57年10月、和歌山県立医科大学紀北分院内科の助手となる。その後内科病院勤務ののち昭和63年9月より現在の地で長田医院を開業し現在に至る。

福田－安保理論に傾倒し平成16年より日本自律神経免疫治療研究会会員となる。

資格

昭和55年、日本脳神経外科学会専門医（第1194号）
平成10年、日本臨床内科医会認定医（第9730035号）

所属学会

日本自律神経免疫治療研究会、日本臨床内科医会、日本脳神経外科学会、全日本鍼灸学会会員、日本東洋医学会会員

無血刺絡の臨床　痛圧刺激法による新しい臨床治療

2006年2月25日　初版発行
2011年8月15日　第2版発行

著　者	長田　裕
	©2011 H.Nagata
発行者	高橋　考
発行所	三和書籍

〒112-0013　東京都文京区音羽2-2-2
電話 03-5395-4630
FAX 03-5395-4632
郵便振替 00180-3-38459
http://www.sanwa-co.com/

印刷・製本　モリモト印刷株式会社

乱丁、落丁本はお取替えいたします。定価はカバーに表示しています。
本書の一部または全部を無断で複写、複製転載することを禁じます。
ISBN978-4-86251-110-2　C3047　Printed in Japan